JN297566

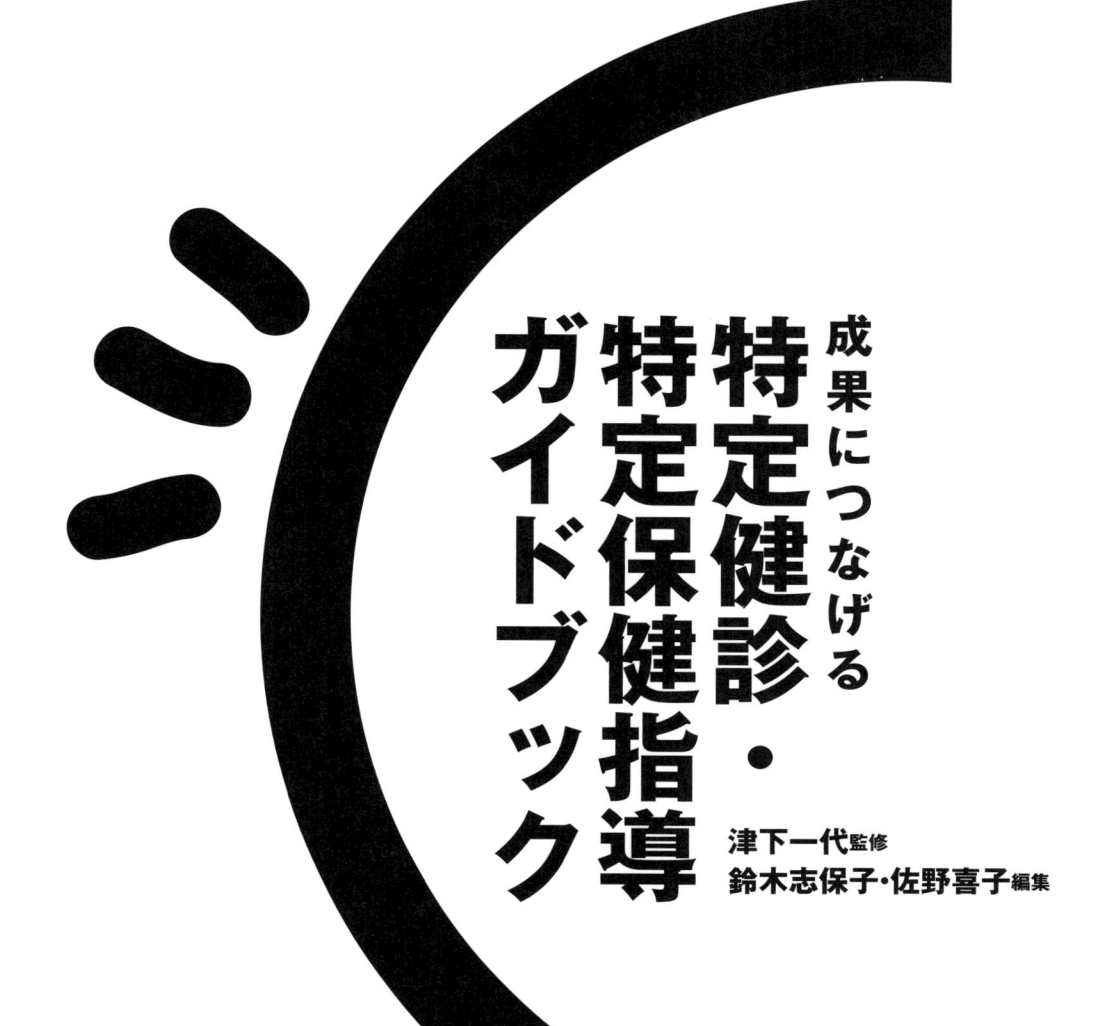

成果につなげる
特定健診・特定保健指導ガイドブック

津下一代 監修
鈴木志保子・佐野喜子 編集

中央法規

はじめに

　2008（平成20）年度から始まった特定健診・特定保健指導制度では，健診受診率・保健指導実施率が徐々に高まっているところです。これまで保健事業に関心が薄かった医療保険者が取り組み始めたことや，対象者に対するさまざまな働きかけが功を奏して，2011（平成23）年度には約65万人が保健指導を終了したと報告されました。終了まで到達しなかった人を含めると，これまで特定保健指導を体験した国民の数は数百万人に及びます。全国で多くの保健指導者が活躍されたことでしょう。

　保健指導の効果検証も進んでいます。積極的支援該当者が保健指導を受けた場合と受けなかった場合とを比較すると，終了者では翌年の健診データが有意に良好であるという結果が出ています。また，「平成24年国民健康・栄養調査」においても「糖尿病の可能性を否定できない者」が1997（平成9）年に統計をとり始めてから初めて減少に転じたと報告されましたが，厚生労働省課長のコメントとして，特定健診・特定保健指導の効果の一端ではないか，と語られたのは，関係者としてとても喜ばしく思ったことでした。

　生活習慣病は増える一方ではなく，生活習慣改善の取り組みを確実に行えば予防可能であることをこの5年間が示したといえるのではないでしょうか。

　医療保険者にとっても政府にとっても，医療費増大は喫緊の課題です。「成果につなげる保健指導」であれば先行投資につながると考える保険者も増えてきました。現場の保健指導者も，一人ひとりの対象者に丁寧に取り組むなかで実績を上げてきています。

　しかし，やればやるほど悩みは出てくるものです。通り一遍の結果説明では気づかなかったことですが，行動変容へと導こうと熱心に語りかけても対象者から拒否的な態度にあったり，うまく結果につながらなかったり，
○検査結果をどのように説明したらわかりやすく，行動変容へ導けるのだろうか？
○意欲の低い対象者にはどう対応すべきか？
○繰り返し保健指導を受ける人にはどのように対応すべきだろうか？
○結果につながる行動目標の具体的な立て方は？
○制度に否定的な医師や保険者にどう説明したらよいのか？
○保健指導の評価をどのように行えばよいか？
○特定保健指導と地域づくりの連動の具体例を知りたい
などなど。

本書は2007（平成19）年に発行された『新しい特定健診・特定保健指導の進め方』の後継企画として誕生しました。前回は制度やメタボリックシンドロームの解説，具体的な保健指導の方法にページをさいたところ，多くの保健指導者にご活用いただきました。

　今回は第1期5年間の成果と課題を踏まえ，現場で役立つ情報を満載しました。執筆者はいずれも保健指導を統括したり指導者を養成する立場にあり，現場の悩みや工夫を知り尽くしている人ばかりです。保健指導に対する熱い気持ちも伝わってくるのではないでしょうか。きっと今日，明日からの指導に役に立つ内容ですし，少し落ち込んだときには勇気をもらえるかもしれません。

　2013（平成25）年6月，政府は「日本再興戦略」を発表，「健康寿命の延伸」を国家の重要な戦略として位置づけました。国民が健康でイキイキとした生活を送ることができれば，労働人口も増え，社会保障費も抑えることができます。2014（平成26）年には健診データやレセプトデータを活用した「データヘルス計画」もスタート，特定保健指導のほか重症化防止や一次予防も含めて戦略的に保健事業を組み立てていく時代の入り口に立っています。

　課題を解決するためには保健指導者の力量が不可欠です。保健指導実施率だけでなく，保健指導の効果をもっと高めることが期待されています。

　一人ひとりの対象者に真剣に向き合う保健指導者に，本書が少しでもお役に立てればうれしく思います。

2014年2月

執筆者を代表して

津下　一代

成果につなげる
特定健診・特定保健指導ガイドブック●CONTENTS

はじめに

第1章 第2期特定健診・特定保健指導の概要

1 ｜ ますます重要になる生活習慣病対策／2
2 ｜ 生活習慣病の現状と対策／5
3 ｜ 特定保健指導の狙い──メタボリックシンドロームに着目する根拠／12
4 ｜ 特定健診・特定保健指導制度の仕組み／19
5 ｜ 第2期の変更点／25
6 ｜ 健診結果の情報提供と適切な対応／28
7 ｜ 効果を高めるための保健指導のコツ／39
8 ｜ 健康日本21（第2次）と第2期特定健診・特定保健指導の位置づけ／50

第2章 第1期特定健診・特定保健指導の成果と課題
──データから読み解く

1 ｜ 特定健診・特定保健指導の振り返り／54
2 ｜ 第1期の成果／57
3 ｜ 第1期の反省と課題／65

第3章 第2期特定健診・特定保健指導の課題
──第1期の成果と反省を活かして

1 ｜ 特定健診受診率の向上に向けて／72
2 ｜ 指導実施率と指導スキルの向上に向けて／80

第4章　行動変容へ導く保健指導に向けて

1. はじめに／96
2. 個別支援の進め方——支援の目的と期待されるスキル／98
3. 継続支援の進め方——電話支援およびメール支援／122

第5章　効果的な食事・運動指導に向けて

1. はじめに／138
2. 食事指導の基本／139
3. 運動指導の基本／169
4. 運動指導のリスクマネジメント／178

第6章　第1期の取り組み事例から学ぶ

1. 市町村国保での効果的な取り組み／188
2. 職域での効果的な取り組み／198
3. 特定健診・特定保健指導の裏側で見えたもの
   ——国保連での効果的な取り組み／207
4. 市町村における衛生部門と国保部門が連携した取り組み／220

第7章　保健指導の評価と改善

1. よりよい保健指導を実施するための仕組み——PDCAサイクル／228
2. 計画を練る——PlanからDoへ／231
3. 評価——DoからCheck, Actionへ／247
4. 生活習慣病対策の展望
   ——健康日本21（第2次）と特定健診・特定保健指導の有機的な推進／257

参考文献／264

索引／269

執筆者一覧

第 1 章

第 2 期特定健診・特定保健指導の概要

1　ますます重要になる生活習慣病対策
2　生活習慣病の現状と対策
3　特定保健指導の狙い───メタボリックシンドロームに着目する根拠
4　特定健診・特定保健指導制度の仕組み
5　第 2 期の変更点
6　健診結果の情報提供と適切な対応
7　効果を高めるための保健指導のコツ
8　健康日本 21（第 2 次）と第 2 期特定健診・特定保健指導の位置づけ

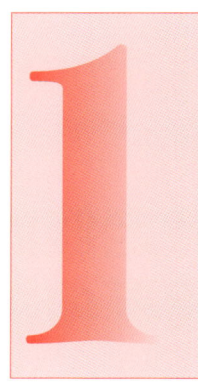

1 ますます重要になる生活習慣病対策

　感染症の時代を乗り越えて、世界中で生活習慣病対策の重要性が高まっています。**図表1-1，1-2**は国際糖尿病連合（IDF）公表資料ですが、世界全体で糖尿病患者が3億8200万人に達し、アジア地域では特に大きな増加が予想されています。世界保健機関（WHO）においても、世界の死因の約60％を占める非感染性疾患（NCD：Non Communicable Disease）を重点課題として位置づけ、2008（平成20）年には「予防と管理に関するグローバル戦略」を策定し、各国に生活習慣病対策の強化を促しています。

　わが国においては、かねてより健康診査（以下、健診）や健康教育、健康日本21などの政策により生活習慣病対策を進めてきました。医師、保健師（看護師）、管理栄養士、健康運動指導士などの生活習慣病に関する専門職が養成され、地域や職域において生活習慣病予防活動が行われてきました。しかしながら、2007（平成19）年に発表された健康日本21の中間評価において男性の肥満者が増加し続けていること、糖尿病の有病率や透析患者数等に歯止めがかかっていない現状が明らかとなり、生活習慣病対策強化の必要性に迫られました。医療費や介護給付費など社会保障費の増大も社会問題化してきたことから、平成20年度に特定健診・特定保健指導制度が開始されました。

　本制度の骨格は、

①医療保険者に健診・保健指導の実施を義務づけ
②内臓脂肪症候群に着目して保健指導対象者を選定する階層化基準を設定
③健診・保健指導の方法を標準化、標準的な保健指導プログラム策定
④電子的にデータを集約・評価するシステムを導入

であり、「責任、目的、標準化、評価」を保健事業のなかに組み込んだ制度であると

図表1-1　世界の糖尿病の現状（2013）

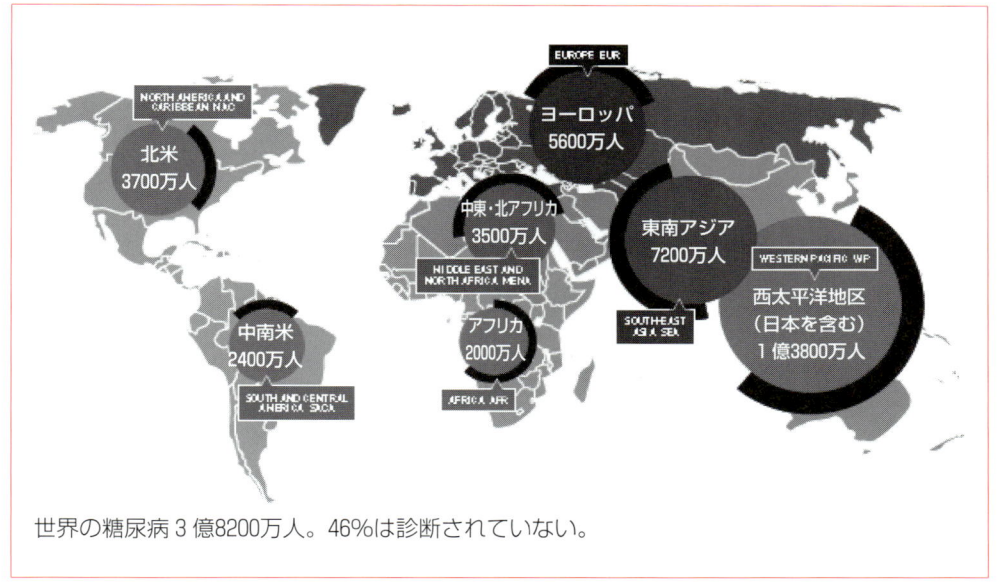

- 北米　3700万人
- 中南米　2400万人
- ヨーロッパ　5600万人
- 中東・北アフリカ　3500万人
- アフリカ　2000万人
- 東南アジア　7200万人
- 西太平洋地区（日本を含む）　1億3800万人

世界の糖尿病 3 億8200万人。46％は診断されていない。

出典　IDF DIABETES ATLAS 6th Edition, 2013 Update

図表1-2　ますます増加する糖尿病

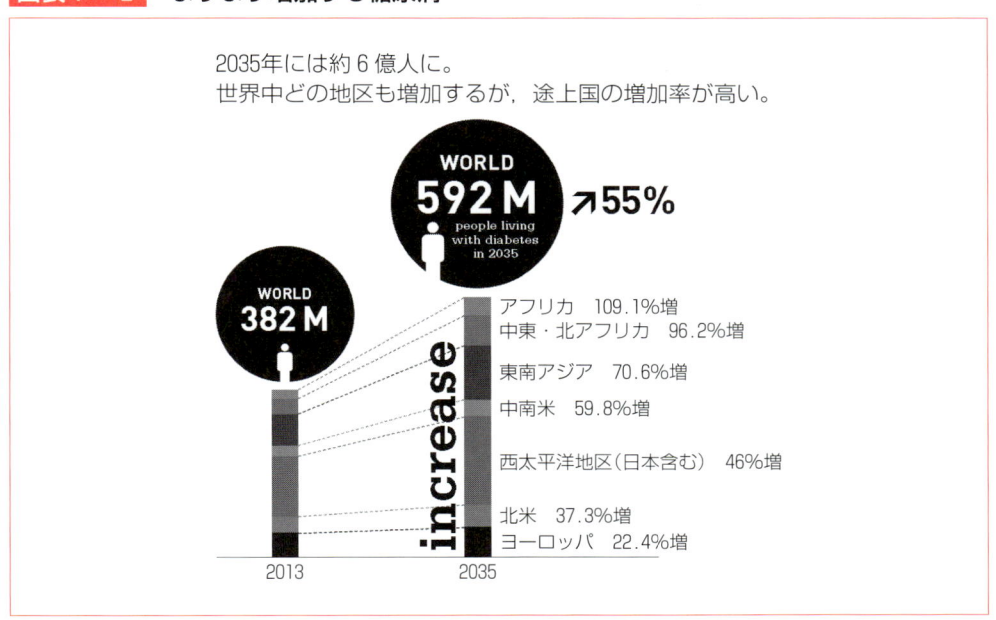

2035年には約 6 億人に。
世界中どの地区も増加するが，途上国の増加率が高い。

WORLD 382 M（2013）→ WORLD 592 M ↗55%　people living with diabetes in 2035

- アフリカ　109.1％増
- 中東・北アフリカ　96.2％増
- 東南アジア　70.6％増
- 中南米　59.8％増
- 西太平洋地区（日本含む）　46％増
- 北米　37.3％増
- ヨーロッパ　22.4％増

出典　図表1-1と同じ

いえます。

　第1期特定健診・特定保健指導（2008（平成20）～2012（平成24）年度）5年間を終え，厚生労働省で実施状況や効果について検証が進められました。実施率の課題は指摘されていますが，制度は全国的に導入され特定保健指導参加者においては効果がみられていること，健診データ分析の体制が整ってきたことなどの成果が確認されました。第2期特定健診・特定保健指導（2013（平成25）～2017（平成29）年度）には，より効果性の高い事業を目指して，「標準的な健診・保健指導プログラム【改訂版】」が発表されました。

2 生活習慣病の現状と対策

　ここでわが国の生活習慣病関連データを概観し，生活習慣病対策の必要性を再確認しましょう。保健指導者にとって，「何のためにこの事業をやっているのか」という立ち位置を明確にすることが，よりよい保健指導のために必要なことだからです。

1　死亡数・死亡率から（図表1−3）

　男性では50歳代から死亡者数が増加しており，女性より早い立ち上がりです。壮年期死亡は本人や家族が無念なだけでなく，社会の損失です。さらに，75歳頃より死亡率が急に増加しています。40〜74歳の年代では男女の格差が開いていくのも特徴です。壮年期の死亡を減らすことは健康日本21の主要な目的の1つであり，国民の願いでもあります。

2　死亡原因：死亡割合から（図表1−4左）

　生活習慣病が約6割，そのうちがんと循環器疾患（脳血管疾患，心疾患）が半分ずつを占めます。このなかには，予防できた疾病も多かったと推察されます。がんは喫煙，肥満，身体活動不足等により発症が高まることが知られています。脳卒中は，高血圧，喫煙，内臓脂肪型肥満，食事，身体活動度，脂質，糖尿病，飲酒，ストレス，心房細動などの要因から9割の説明がつくとされています。心筋梗塞も内臓脂肪型肥満，糖尿病，高血圧，高コレステロール血症，喫煙，身体活動不足がリスク要因です。これらのリスクを減らしていく対策が不可欠です。

図表1-3　年齢階級別死亡数と年齢階級別死亡率

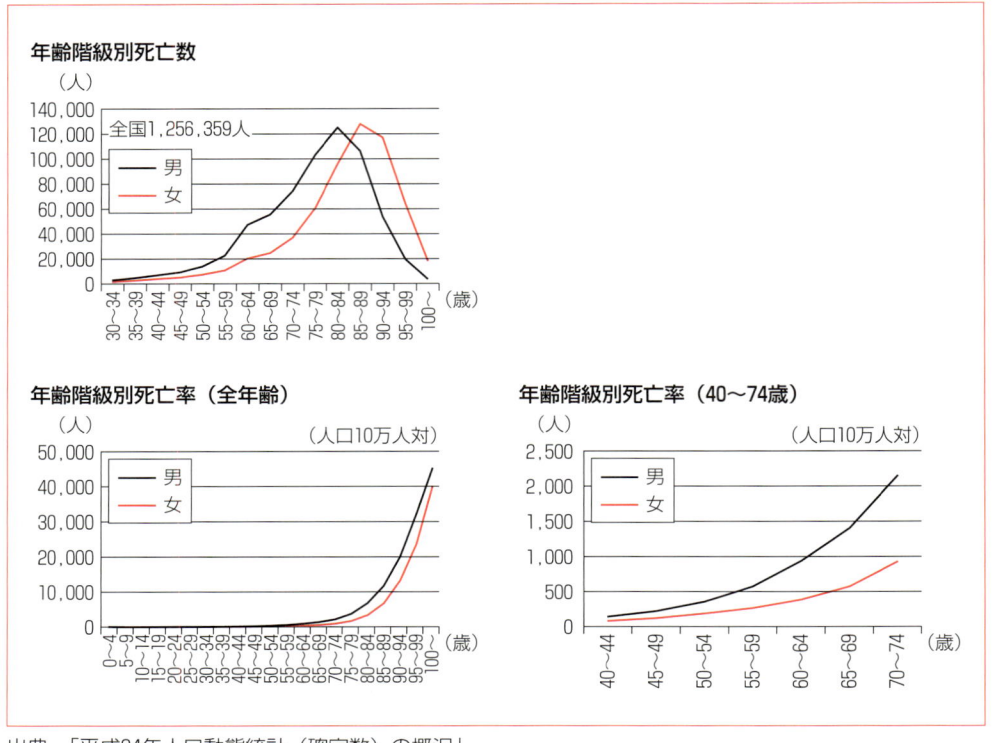

年齢階級別死亡数（全国1,256,359人）

年齢階級別死亡率（全年齢）

年齢階級別死亡率（40～74歳）

出典　「平成24年人口動態統計（確定数）の概況」

図表1-4　生活習慣病と医療

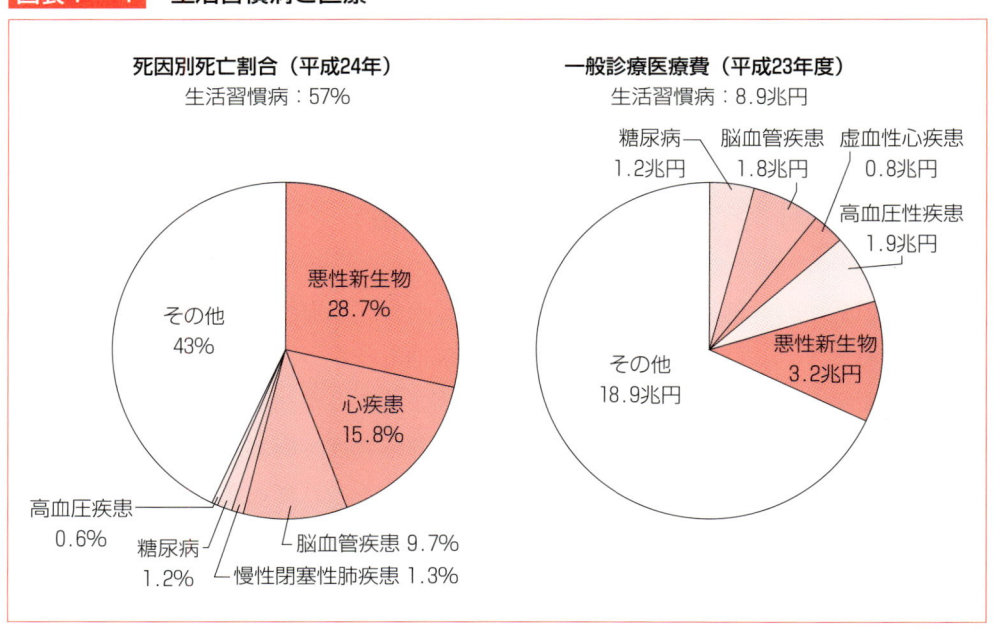

死因別死亡割合（平成24年）
生活習慣病：57%

- 悪性新生物　28.7%
- 心疾患　15.8%
- 脳血管疾患　9.7%
- 慢性閉塞性肺疾患　1.3%
- 糖尿病　1.2%
- 高血圧疾患　0.6%
- その他　43%

一般診療医療費（平成23年度）
生活習慣病：8.9兆円

- 糖尿病　1.2兆円
- 脳血管疾患　1.8兆円
- 虚血性心疾患　0.8兆円
- 高血圧性疾患　1.9兆円
- 悪性新生物　3.2兆円
- その他　18.9兆円

出典　「平成24年人口動態統計（確定数）の概況」，「平成23年度国民医療費」

3 医療の状況から

　国民医療費は生活習慣病関連で年間9兆円近くかかっています（**図表1－4右**）。直接の死因とはなりにくい高血圧や糖尿病などの医療費の割合が大きいことがわかります。患者数の増加や薬剤費の上昇などの要因が考えられます。年齢別に医療の状況をみると，高血圧，脂質異常症，糖尿病は40歳代から漸増しています（**図表1－5**）。心筋梗塞，脳血管疾患，腎不全などの重症疾患は50歳代後半頃より増加，男性が女性よりも多く，10歳程度早く発症しています（**図表1－6**）。病名の組み

図表1－5　通院中の病気①

（人口1,000人対）

凡例：高血圧 男／高血圧 女／糖尿病 男／糖尿病 女／高脂血症 男／高脂血症 女／脳卒中 男／脳卒中 女／心筋梗塞 男／心筋梗塞 女／腎臓 男／腎臓 女

出典　「平成22年国民生活基礎調査」

図表1－6　通院中の病気②――重症化した生活習慣病

（人口1,000人対）

凡例（歳）：30～39／40～49／50～59／60～69／70～79

＊　60歳代男性と70歳代女性が同程度

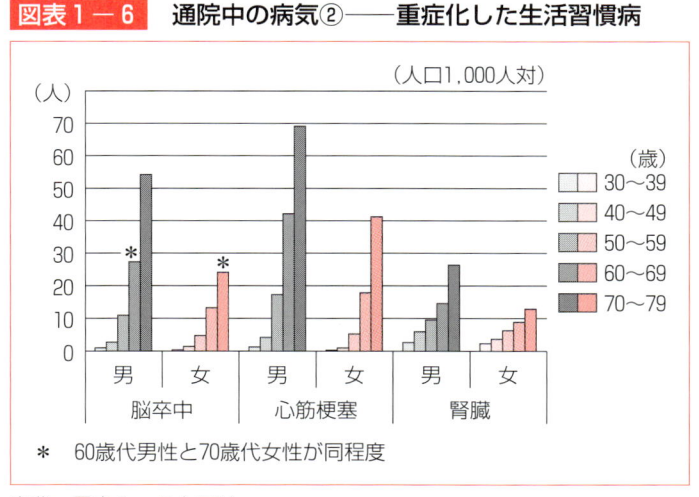

出典　図表1－5と同じ

図表1-7 主傷病および副傷病でみた推計患者数――性・年齢階級×糖尿病・高血圧（症）・脂質異常症との組み合わせ別

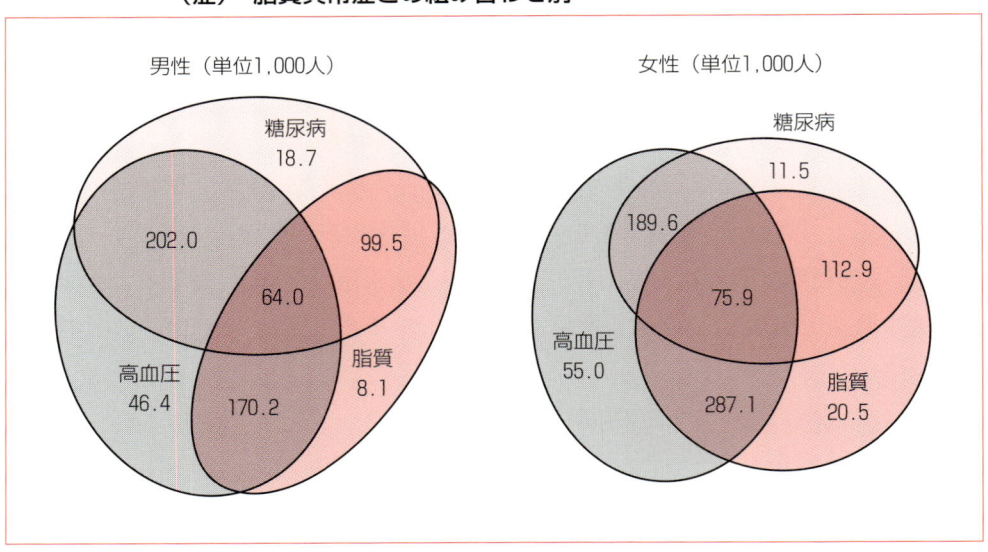

男性（単位1,000人）
- 糖尿病 18.7
- 高血圧 46.4
- 脂質 8.1
- 糖尿病∩高血圧 202.0
- 糖尿病∩脂質 99.5
- 高血圧∩脂質 170.2
- 三疾患 64.0

女性（単位1,000人）
- 糖尿病 11.5
- 高血圧 55.0
- 脂質 20.5
- 糖尿病∩高血圧 189.6
- 糖尿病∩脂質 112.9
- 高血圧∩脂質 287.1
- 三疾患 75.9

出典　「平成20年患者調査」より作図

合わせをみると，糖尿病，高血圧，脂質異常症をいくつか重ねて治療している人が多く，これらの疾患の共通の原因となる生活習慣にアプローチする必要があります（図表1-7）。

4　介護の状況から（図表1-8～1-10）

　要介護認定者の増加による介護給付費の増大も社会問題です。要介護の原因として，脳血管疾患，認知症，高齢による衰弱，関節疾患，転倒・骨折が主なものですが，脳血管疾患では重度者が多く，65～74歳の前期高齢者において割合が高い状況です。認知症については，脳血管疾患によるものだけでなく，アルツハイマー病も高血圧や糖尿病との関連があるため，生活習慣病予防が重要です。

5　将来の予測

　現時点で医療費，介護給付費の増大が社会問題化していますが，今後さらに高齢者の増加に対応していかねばなりません。高齢化率（65歳以上人口の割合）をみると，2010（平成22）年には23％でしたが，2020（平成32）年には29.1％，2030（平成42）年には31.6％へと増加します。75歳以上割合については，11.1％（「10人に

図表1－8　認定者数の推移

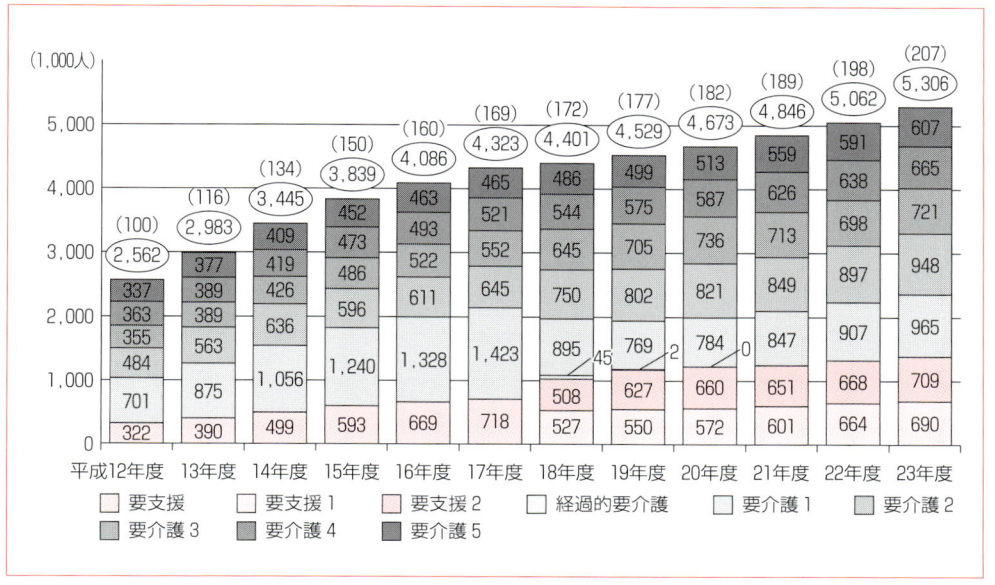

（凡例）
□ 要支援　□ 要支援1　□ 要支援2　□ 経過的要介護　□ 要介護1　□ 要介護2
□ 要介護3　□ 要介護4　■ 要介護5

年度	合計	指数	要介護5	要介護4	要介護3	要介護2	要介護1	経過的要介護	要支援2	要支援1	要支援
平成12年度	2,562	(100)	337	363	355	484	701				322
13年度	2,983	(116)	377	389	389	563	875				390
14年度	3,445	(134)	409	419	426	636	1,056				499
15年度	3,839	(150)	452	473	486	596	1,240				593
16年度	4,086	(160)	463	493	522	611	1,328				669
17年度	4,323	(169)	465	521	552	645	1,423				718
18年度	4,401	(172)	486	544	645	750	895	45	508		527
19年度	4,529	(177)	499	575	705	802	769	2	627		550
20年度	4,673	(182)	513	587	736	821	784	0	660		572
21年度	4,846	(189)	559	626	713	849	847		651		601
22年度	5,062	(198)	591	638	698	897	907		668		664
23年度	5,306	(207)	607	665	721	948	965		709		690

注1　（　）の数値は、平成12年度を100とした場合の指数である。
　2　東日本大震災の影響により、平成22年度の数値には福島県内5町1村の数値は含まれていない。
出典　「平成23年度介護保険事業状況報告」

図表1－9　要介護度別にみた介護が必要となった主な原因の構成割合

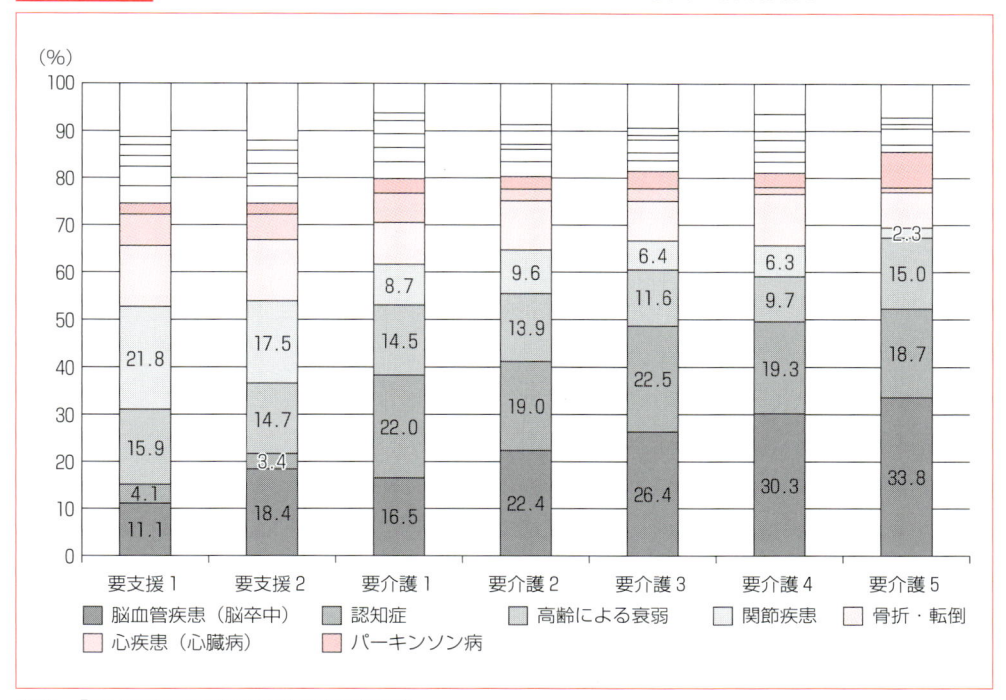

要介護度	脳血管疾患	認知症	高齢による衰弱	関節疾患	骨折・転倒	心疾患	パーキンソン病
要支援1	11.1	4.1	15.9	21.8			
要支援2	18.4	3.4	14.7	17.5			
要介護1	16.5	22.0	14.5	8.7			
要介護2	22.4	19.0	13.9	9.6			
要介護3	26.4	22.5	11.6	6.4			
要介護4	30.3	19.3	9.7	6.3			
要介護5	33.8	18.7	15.0	2.3			

出典　「平成22年国民生活基礎調査の概況」

2　生活習慣病の現状と対策

図表1-10　介護が必要となった主な原因（年齢別）

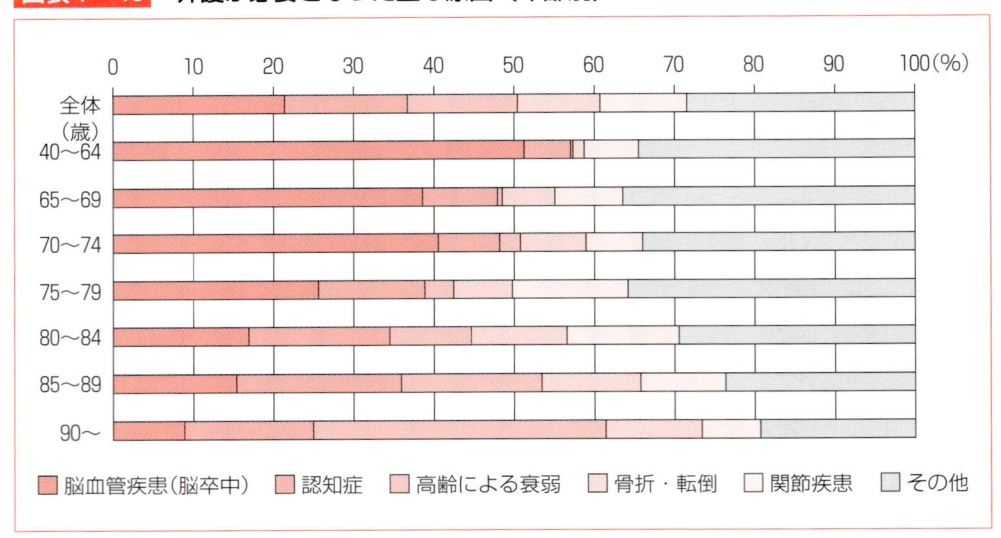

（グラフ：全体、40〜64歳、65〜69歳、70〜74歳、75〜79歳、80〜84歳、85〜89歳、90歳〜の年齢別における介護が必要となった原因の割合）

凡例：脳血管疾患（脳卒中）／認知症／高齢による衰弱／骨折・転倒／関節疾患／その他

出典　図表1-5と同じ

図表1-11　日本の将来推計人口

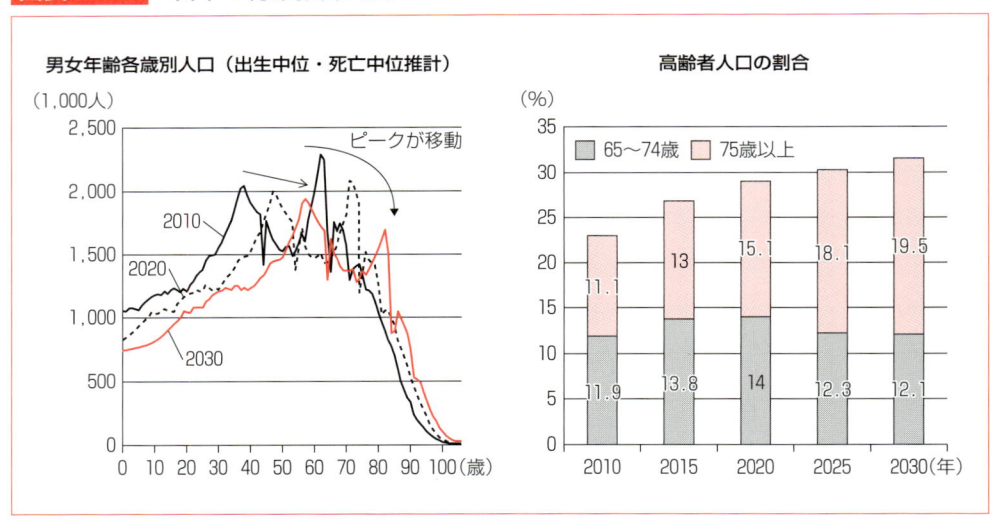

男女年齢各歳別人口（出生中位・死亡中位推計）
（2010、2020、2030年の人口推移グラフ、ピークが移動）

高齢者人口の割合
年	65〜74歳	75歳以上
2010	11.9	11.1
2015	13.8	13
2020	14	15.1
2025	12.3	18.1
2030	12.1	19.5

出典　国立社会保障・人口問題研究所「日本の将来推計人口（平成24年1月推計）」より著者作図

1人」)から19.5%(「5人に1人」)へと,ほぼ倍増することが予測されています(**図表1−11**)。一方,現在40歳前後の団塊ジュニア層が50歳代後半となり,生活習慣病患者が著しく増加する年代に入ってきます。その後の若年人口は急激に減少するため,労働力ならびに社会保障費の確保をどうしていくのかが課題となっています。

　このような現状を眺めてみると,医療費や介護費等の負担の少ない社会の実現には,健康で多くの方が高齢期まで働ける社会をつくることができるかどうかが鍵となってくるでしょう。生活習慣病を早期に予防すること,生活習慣病になってもGood Controlを目指すことが重要です。一般的な健康づくりキャンペーン等にはあまり関心を示さない人に対してもアプローチできる機会として,特定健診・特定保健指導の場面を活用したいものです。

3 特定保健指導の狙い
——メタボリックシンドロームに着目する根拠

特定保健指導は,

① 健診結果の説明を通して,自分の身体のなかで育ちつつある病気の芽を認識してもらうこと
② 健康状態を改善するために,どのように生活習慣を改善できるのかを,対象者と指導者が一緒に考え,実行可能な行動目標を立てること
③ 行動目標を実行できるように,継続的に支援すること
④ 対象者が達成感を得られること,生活習慣が健康にとって非常に重要であることを実感し健康管理を自ら行える人を増やすこと

を狙っています。

本人が生活のなかで「変えられること」を見つけ,実行することによって,健康状態の改善を目指すわけです。保健指導の機会が対象者にとって「貴重な時間」になることが期待されます(**図表1−12**)。

特定保健指導ではメタボリックシンドローム(以下,メタボ)と喫煙に着目した保健指導を行います。メタボは内臓脂肪型肥満を基盤として,脂質異常,血圧,血糖のうちの2項目以上が該当した場合と定義されます(**図表1−13**)。内臓脂肪を減らすことにより検査値改善の効果を期待できる病態です。

図表1−12　行動変容までの流れ

健診結果の理解＝自分の身体のなかで起こっている変化を理解

↓

心の動き・気づき　　あっ！そうか！（納得）／やらないとまずいな！（危機感）

↓ 何から始めますか？

食生活／運動・身体活動／改善のノウハウ／社会資源の情報　→　行動目標設定

↓

行動変容　　できた！（自信・達成感）／体調がいいな！（感覚）　←　実行支援・評価・励まし（Positive feedback）

↓

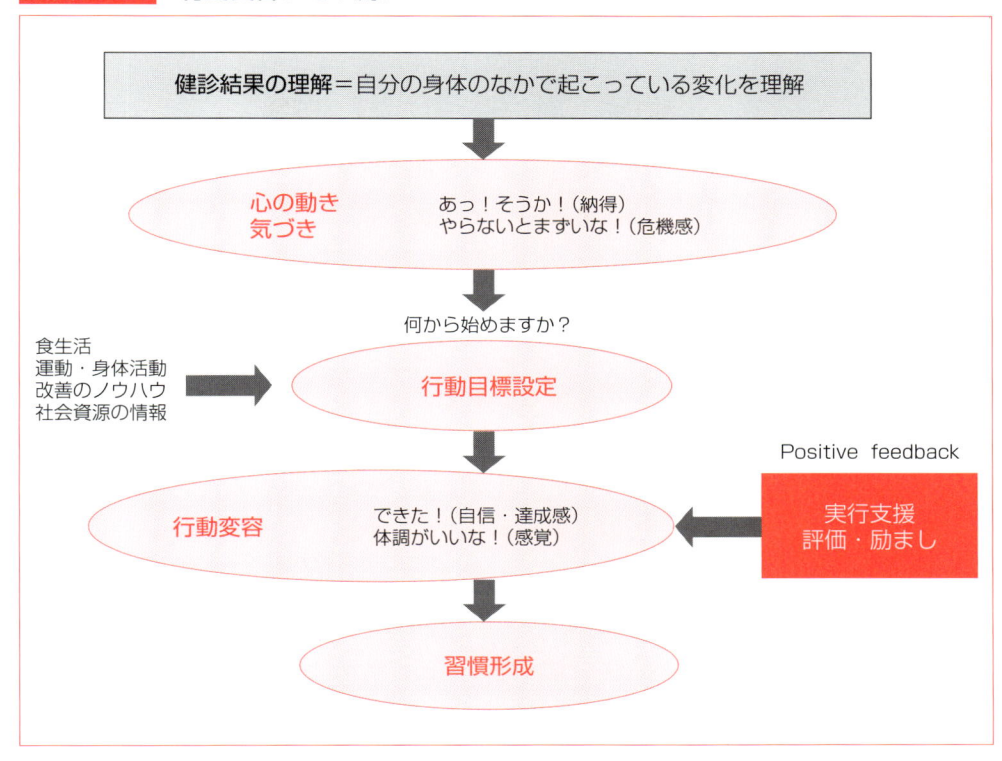

習慣形成

図表1−13　メタボリックシンドロームの診断基準

内臓脂肪（腹腔内脂肪）蓄積	
ウエスト周囲径 （内臓脂肪面積≧100cm^{2}に相当）	男性≧85cm 女性≧90cm
上記に加え以下のうちの2項目以上	
高トリグリセライド血症 低HDLコレステロール血症	≧150mg/dL ＜40mg/dL
収縮期血圧 拡張期血圧	≧130mmHg ≧85mmHg
空腹時血糖	≧110mg/dL

資料　メタボリックシンドロームの診断基準検討委員会，2005．

1　メタボリックシンドロームの病態

　ここでメタボの病態を押さえておきましょう。「なぜ内臓脂肪を減らすことが健康に有用なのか？」をうまく説明できると，対象者が減量の必要性を納得し，行動変容へのモチベーションを高めることにつながります。

　脂肪細胞の機能に関する研究はこの20年間に急速に進歩し，脂肪細胞が単なる脂（あぶら）の貯蔵庫ではなく，さまざまな生理活性物質（アディポサイトカイン）を分泌して，生体の機能を調整していることがわかってきました。

　たとえば，レプチンは食欲を抑制するホルモンです。レプチンを増加させ，なんとか食欲にブレーキをかけようと反応しています。アディポネクチンは動脈硬化を防ぐ善玉ホルモンです。インスリン抵抗性を改善して糖尿病を予防する，血管の傷を修復するという働きをもっています。正常のホメオスタシスの範囲内では，脂肪細胞の肥大は食欲を抑えて肥満を予防し，糖尿病や動脈硬化から身を守る働きをもっているのです。

　ところが，内臓脂肪細胞が脂肪を溜め込みすぎて異常に膨らんでくると，アディポサイトカインの分泌に変調をきたします。たとえばTNF-αの過剰分泌により血糖値が上がりやすくなりますし，アンジオテンシノーゲンの過剰分泌により血圧が高くなります（図表1－14，1－15）。さらに，アディポネクチン分泌量が減少するため，動脈硬化が進行し，心筋梗塞や脳梗塞の基盤をつくってしまうのです（図表1－16）。

　しかし，これらの変調は内臓脂肪量を減少させることによって回復し得ることがわかってきました。内臓脂肪を減らすとアディポネクチンが増加してくるなど，動脈硬化を予防する方向へ改善してくるというわけです。

図表1－14　脂肪細胞の走査電子顕微鏡写真

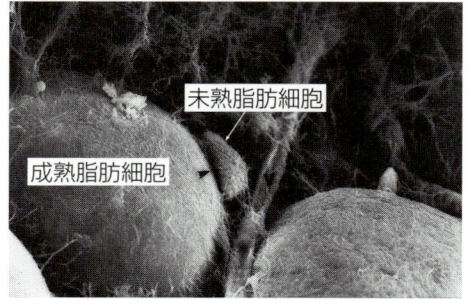

資料　国際医療福祉大学・杉原甫教授より

図表 1−15　脂肪細胞から分泌されるアディポサイトカイン

- リポプロテインリパーゼ
- アディプシン
- C3a
- IL6（免疫系の活性化因子）
- コレステロール輸送蛋白
- PAI-1（血栓形成）
- PAGF（前駆脂肪細胞増殖因子）
- アディポネクチン
- レプチン（飽食シグナル）
- レジスチン
- TNF-α（インスリン抵抗性）
- アンドロゲン エストロゲン
- アンジオテンシノーゲン → アンジオテンシンⅢ（血圧上昇）

中性脂肪

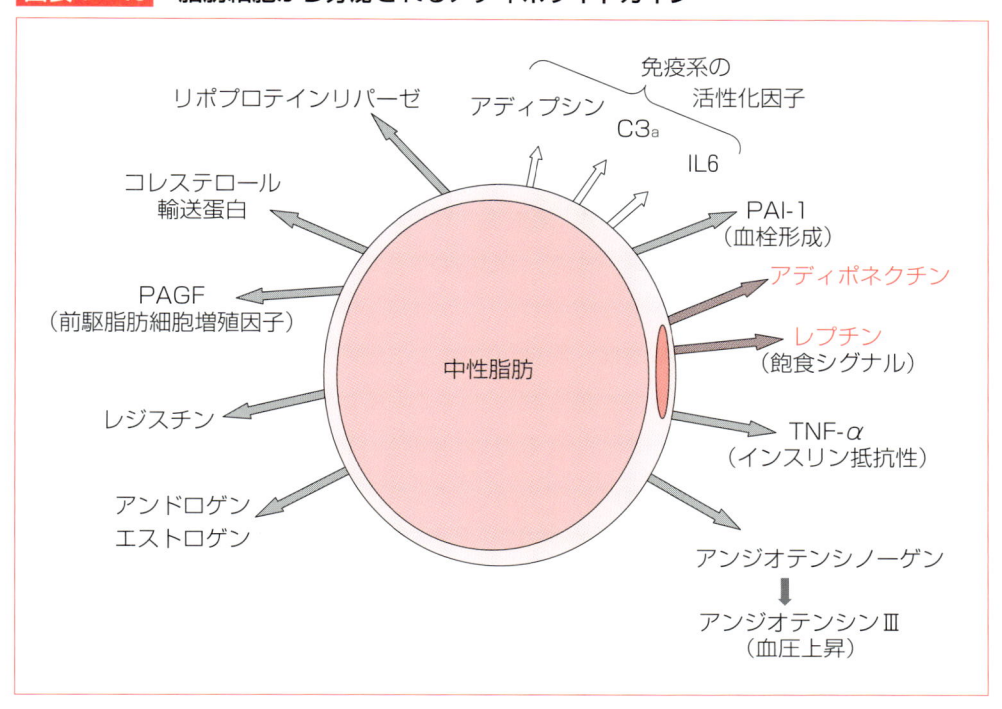

図表 1−16　メタボリックシンドロームにおける各種病態の発症機序

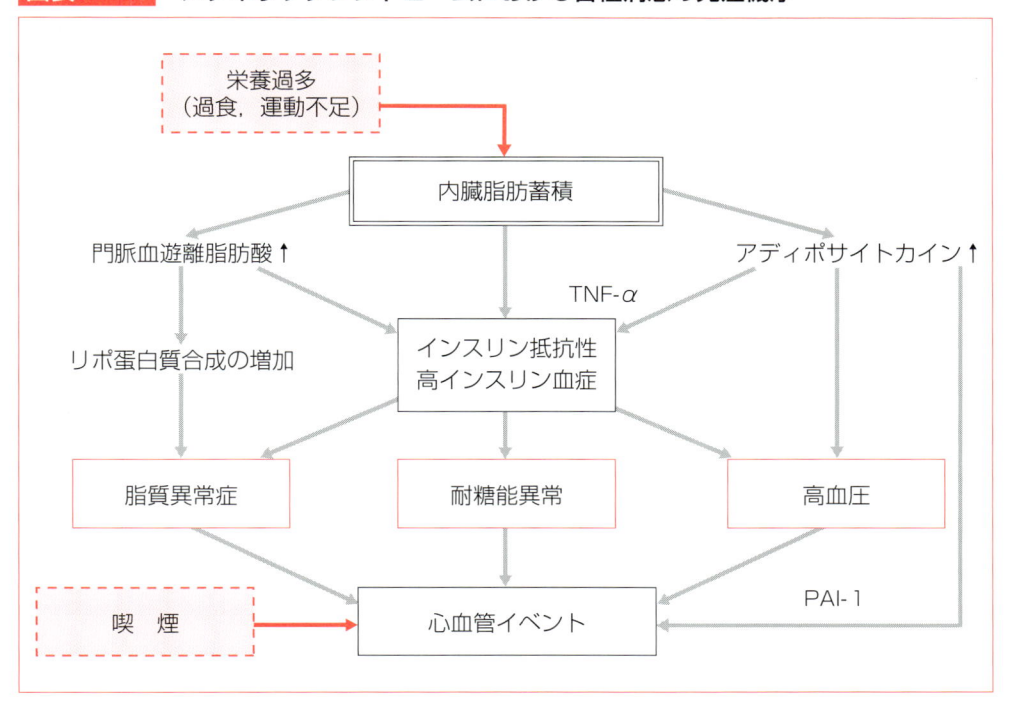

栄養過多（過食，運動不足） → 内臓脂肪蓄積

- 門脈血遊離脂肪酸↑ → リポ蛋白質合成の増加 → 脂質異常症
- TNF-α → インスリン抵抗性 高インスリン血症 → 耐糖能異常
- アディポサイトカイン↑ → 高血圧
- PAI-1

脂質異常症・耐糖能異常・高血圧 → 心血管イベント

喫煙 → 心血管イベント

2　内臓脂肪量と腹囲（ウエスト周囲長）

　メタボは内臓脂肪量の増加に伴う病態ですから，内臓脂肪量をできるだけ正確に知ることが不可欠です。内臓脂肪量を正確に測定するには腹部CT検査がGold standard（究極の判断基準）ですが，簡便性，費用，放射線被曝のため，一般の健診に広く用いることはできません。また，保健指導の効果を検証するために繰り返し測定することにも問題がありそうです。

　そこで，メタボの診断基準では，腹囲（ウエスト周囲長）を用いています。腹囲の測定部位は臍の高さであって，最も細いウエストではないことに注意します。呼吸や姿勢などにも十分留意して，できるだけ再現性の高い測定を行うことが重要です（**図表1-17**）。

　腹囲の基準値について，2005（平成17）年の診断基準ではCTの内臓脂肪面積$100\,cm^2$に相当する男性85cm，女性90cmとしています。平成24年度厚生労働科学研究「特定健診・保健指導におけるメタボリックシンドロームの診断・管理のエビデンス創出に関する横断・縦断研究（研究代表者：門脇孝）」においてオールジャパンのコホート研究により再度検証され，現行の基準の妥当性が確認されました。すなわち，腹囲が大きくなるにつれ，脂質，血糖，血圧のリスク保有，リスク2個以上重複のオッズ比が増加することが示されました（**図表1-18，1-19**）。

　愛知県の特定健診のデータをもとに，性・年代・肥満の有無別に，リスク2個以上の割合を検証したところ，非肥満者でも年齢が高くなるごとにリスク保有率が高

図表1-17　標準的なウエスト周囲長測定法

- 腹囲は，立位で臍の高さで計測します。
- 両足をそろえ，両腕は身体の横に自然に下げ，お腹に力が入らないようにします。
- 呼吸は意識せず，普通にし，呼気（吐き出した）の終わりに目盛を読み取ります。
- 巻き尺が，背中や腰に水平に巻かれているかを確認します。
- 正確な計測を行うためには下着をつけないでください。

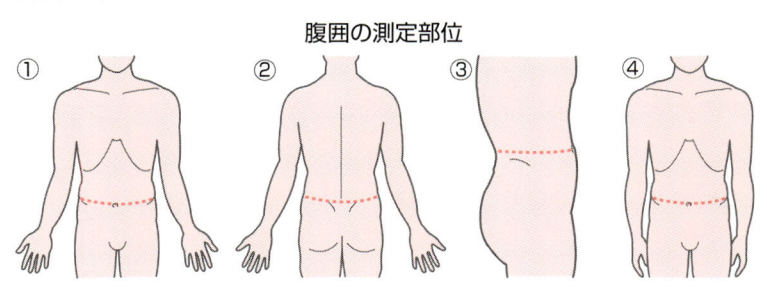

腹囲の測定部位

出典　厚生労働省「平成16年国民健康・栄養調査必携」

図表1-18　ウエスト周囲長（臍レベル）カテゴリー別の平均リスクファクター数

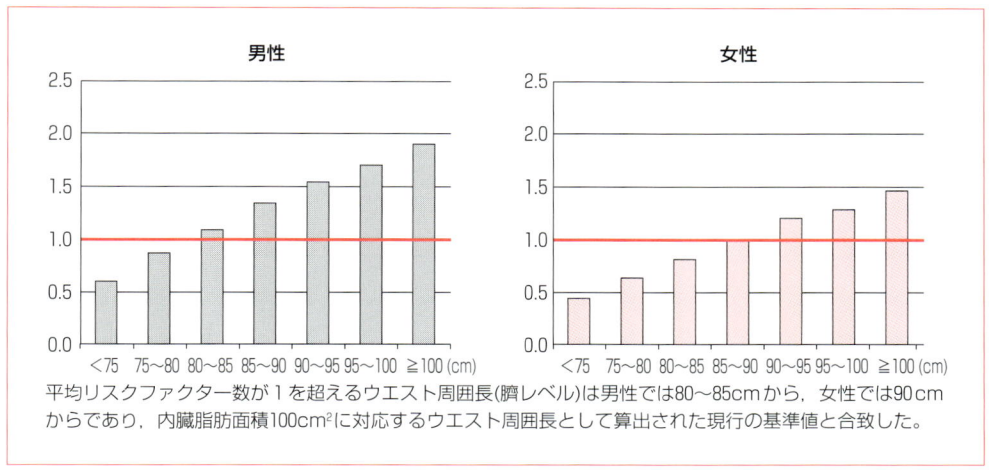

平均リスクファクター数が1を超えるウエスト周囲長（臍レベル）は男性では80～85cmから，女性では90cmからであり，内臓脂肪面積100cm²に対応するウエスト周囲長として算出された現行の基準値と合致した。

資料　平成24年度厚生労働科学研究「特定健診・保健指導におけるメタボリックシンドロームの診断・管理のエビデンス創出に関する横断・縦断研究（研究代表者：門脇孝）」

図表1-19　ウエスト周囲長（臍レベル）カテゴリー別のリスクファクター重積者（オッズ比）

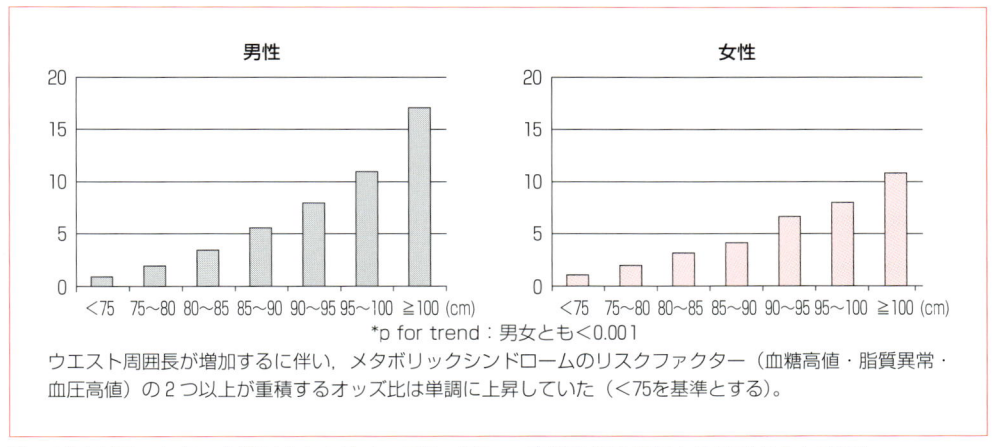

*p for trend：男女とも<0.001

ウエスト周囲長が増加するに伴い，メタボリックシンドロームのリスクファクター（血糖高値・脂質異常・血圧高値）の2つ以上が重積するオッズ比は単調に上昇していた（＜75を基準とする）。

注　リスクファクター2個以上となるオッズ比（75cm未満の場合を男女それぞれ1とする）
資料　図表1-18と同じ

くなりますが，肥満者はどの年代でも非肥満者よりも高リスクであることがわかります（**図表1-20**）。特に若年期では非肥満者のリスク保有率は低いのですが，肥満であることによって検査値異常を起こしやすいことがわかります。

　生活習慣病のなかには，加齢や遺伝などのために生活習慣に問題が少なくても発症する場合がありますが，メタボは過食，運動不足といった生活習慣を原因として起こってくる病態です。早期に体重を減量する対策を行えば病状の進行を抑えることができるため，この段階に着目して保健指導を重点的に行うのが特定保健指導の特徴です（**図表1-21**）。

図表1-20 高血糖・高血圧・脂質異常のリスクを2個以上もつ人

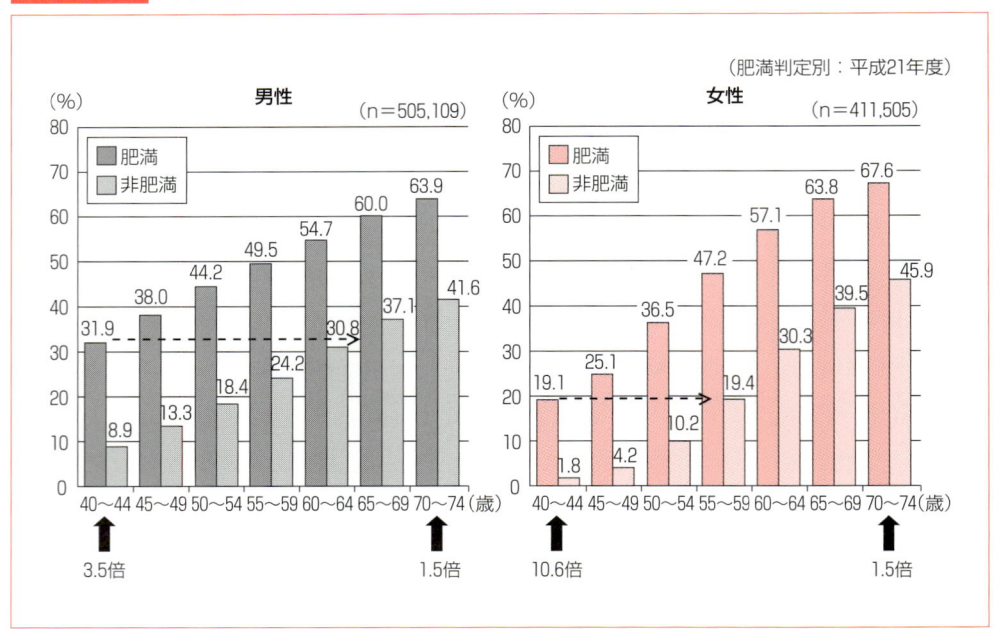

（肥満判定別：平成21年度）

男性 (n=505,109)

年齢	肥満	非肥満
40～44	31.9	8.9
45～49	38.0	13.3
50～54	44.2	18.4
55～59	49.5	24.2
60～64	54.7	30.8
65～69	60.0	37.1
70～74	63.9	41.6

40～44：3.5倍　70～74：1.5倍

女性 (n=411,505)

年齢	肥満	非肥満
40～44	19.1	1.8
45～49	25.1	4.2
50～54	36.5	10.2
55～59	47.2	19.4
60～64	57.1	30.3
65～69	63.8	39.5
70～74	67.6	45.9

40～44：10.6倍　70～74：1.5倍

愛知県特定健診データーベースより著者作図

図表1-21 生活習慣病の自然史と保健・医療サービス

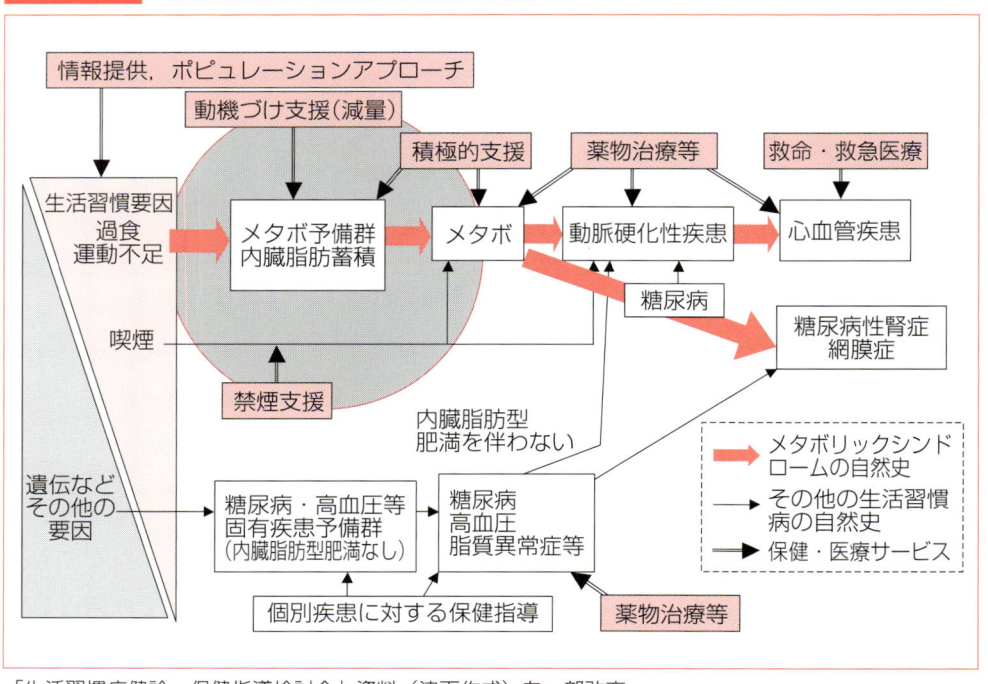

情報提供、ポピュレーションアプローチ
動機づけ支援（減量）
積極的支援
薬物治療等
救命・救急医療

生活習慣要因　過食　運動不足　喫煙　→　メタボ予備群　内臓脂肪蓄積　→　メタボ　→　動脈硬化性疾患　→　心血管疾患
　　　　　　　　　　　　　　　　　　　　　　　　　　　　　　　　　　　　　　　糖尿病
　　→　糖尿病性腎症　網膜症

禁煙支援

遺伝などその他の要因　→　糖尿病・高血圧等固有疾患予備群（内臓脂肪型肥満なし）

内臓脂肪型肥満を伴わない　糖尿病　高血圧　脂質異常症等

個別疾患に対する保健指導　　薬物治療等

凡例：
→ メタボリックシンドロームの自然史
→ その他の生活習慣病の自然史
⇒ 保健・医療サービス

「生活習慣病健診・保健指導検討会」資料（津下作成）を一部改変

4 特定健診・特定保健指導制度の仕組み

　本制度は「高齢者の医療の確保に関する法律」に基づき，医療保険者に義務づけられており，40～74歳の加入者全員に対して特定健診を実施,「一定の基準」に該当する人を対象に特定保健指導を行います。

　特定健診では**図表1−22**に示した検査項目と標準的な問診を実施（**図表1−23**は必須項目，**図表1−24**はできるだけ実施が望ましい項目）します。健診結果を**図表1−25**の判定値で保健指導判定，受診勧奨判定値とします。さらに，**図表1−26**の階層化基準をもとに保健指導の対象者が選定されます。

　腹囲が基準値以上かつ追加リスク2個以上，または腹囲は非該当でもBMIが基準値以上の場合には追加リスク3個以上で積極的支援となります。現在喫煙中の場合には，非喫煙者よりも少ない追加リスクで積極的支援を行うこととなっています。腹囲かBMIが基準値以上で追加リスクが1つ以上あり，積極的支援に該当しない人は動機づけ支援となります。65歳以上は積極的支援レベルに該当しても動機づけ支援のみを実施すること，生活習慣病に関する服薬者は特定保健指導の対象外となること，などの階層化基準が定められています。第2期もこの階層化基準に変更はありません。

　積極的支援の実施方法としては，対象者自らが生活習慣を振り返り，行動目標を設定し，目標に向けた行動に取り組むことができるように，初回面接実施後3か月以上の継続的な支援を行うこと，一定の投入量以上の保健指導を行うこと，6か月後の評価を行うこととなっています（**図表1−27，1−28**）。対象者の利便性と効率性を考えて，面接，グループ支援，電話やメールなどの手段を活用して180ポイント以上の支援を行います（**図表1−29**）。動機づけ支援は初回面接と6か月後の評価のみで完了となります。

図表1-22　特定健康診査

対象者	実施年度中に40～75歳に達する加入者（被保険者・被扶養者） 実施年度を通じて加入している（年度途中に加入・脱退がない）者 除外規定（妊産婦・刑務所服役中・長期入院・海外在住等）に該当しない者 ※年度途中に75歳に達する加入者は，75歳に到達するまでの間が対象
基本的な健診の項目	○質問票（服薬歴，喫煙歴等） ○身体計測（身長，体重，BMI，腹囲） ○理学的検査（身体診察） ○血圧測定 ○血液検査 　・脂質検査（中性脂肪，HDLコレステロール，LDLコレステロール） 　・血糖検査（空腹時血糖またはHbA1c）[注1] 　・肝機能検査（AST，ALT，γ-GT） ○検尿（尿糖，尿蛋白）
詳細な健診の項目[注2]	○心電図検査 ○眼底検査 ○貧血検査（赤血球数，血色素量，ヘマトクリット値）

注1　摂食時はHbA1c
　2　一定の基準の下，医師が必要と認めた場合に実施
出典　厚生労働省健康局「標準的な健診・保健指導プログラム【改訂版】」平成25年4月

図表1-23　標準的な問診（必須項目）

番号	質問項目
1-3	現在，aからcの薬の使用の有無
1	a．血圧を下げる薬
2	b．インスリン注射または血糖を下げる薬
3	c．コレステロールを下げる薬
4	医師から，脳卒中（脳出血，脳梗塞等）にかかっているといわれたり，治療を受けたことがありますか。
5	医師から，心臓病（狭心症，心筋梗塞等）にかかっているといわれたり，治療を受けたことがありますか。
6	医師から，慢性の腎不全にかかっているといわれたり，治療（人工透析）を受けたことがありますか。
7	医師から，貧血といわれたことがある。
8	現在，たばこを習慣的に吸っている。（※「現在，習慣的に喫煙している者」とは，「合計100本以上，または6か月以上吸っている者」であり，最近1か月間も吸っている者）

出典　図表1-22と同じ

図表1-24　標準的な問診（できるだけ実施が望ましい項目）

番号	質問項目
9	20歳の時の体重から10kg以上増加している。
10	1回30分以上の軽く汗をかく運動を週2日以上，1年以上実施。
11	日常生活において歩行または同等の身体活動を1日1時間以上実施。
12	ほぼ同じ年齢の同性と比較して歩く速度が速い。
13	この1年間で体重の増減が±3kg以上あった。
14	人と比較して食べる速度が速い。
15	就寝前の2時間以内に夕食をとることが週に3回以上ある。
16	夕食後に間食（3食以外の夜食）をとることが週に3回以上ある。
17	朝食を抜くことが週に3回以上ある。
18	お酒（清酒，焼酎，ビール，洋酒など）を飲む頻度
19	飲酒日の1日当たりの飲酒量
20	睡眠で休養が十分とれている。
21	運動や食生活等の生活習慣を改善してみようと思いますか。
22	生活習慣の改善について保健指導を受ける機会があれば，利用しますか。

出典　図表1-22と同じ

図表1-25　特定健診の検査項目と判定値

検査項目名	保健指導判定値	受診勧奨判定値
収縮期血圧（mmHg）	130	140
拡張期血圧（mmHg）	85	90
中性脂肪（mg/dL）	150	300
HDLコレステロール（mg/dL）	39	34
LDLコレステロール（mg/dL）	120	140
空腹時血糖（mg/dL）	100	126
HbA1c（%）（NGSP）	5.6	6.5
AST（GOT）（IU/L）	31	51
ALT（GPT）（IU/L）	31	51
γ-GT（γ-GTP）（mg/dL）	51	101
血色素量（ヘモグロビン）（g/dL）	13.0（男性） 12.0（女性）	12.0（男性） 11.0（女性）

出典　図表1-22と同じ

図表1—26　保健指導対象者の選定と階層化

1. 検査値により，保健指導判定値を超えている場合，以下の分類により，必要となる保健指導の種類が自動的に判定される。
2. ただし，必ずしも，自動判定のとおりとなるのではなく，医師がすべての検査項目の結果から総合的に判断し，保健指導とすべきか，医療機関への受療とすべきかを判定する。
3. そのうえで，保健指導対象者となった者のリストから，医療保険者にて，リスト全員に実施するのか，優先順位をつけ（重点化）絞り込むかを判断し，最終決定した対象者に保健指導の案内（利用券の送付等）を行う。

保健指導判定値
①血糖：a 空腹時血糖100mg/dL以上またはb HbA1c（NGSP）の場合5.6％以上またはc 薬剤治療を受けている場合（質問票より）
②脂質：a 中性脂肪150mg/dL以上またはb HDLコレステロール40mg/dL未満またはc 薬剤治療を受けている場合（質問票より）
③血圧：a 収縮期血圧130mmHg以上またはb 拡張期血圧85mmHg以上またはc 薬剤治療を受けている場合（質問票より）
④質問票：喫煙歴あり（①から③のリスクが1つ以上の場合にのみカウント）

腹囲	追加リスク ①血糖　②脂質　③血圧	④喫煙歴	対象　40〜64歳	対象　65〜74歳
≧85cm（男性） ≧90cm（女性）	2つ以上該当	—	積極的支援	動機づけ支援
	1つ該当	あり	積極的支援	動機づけ支援
	1つ該当	なし		動機づけ支援
上記以外で BMI≧25	3つ該当	—	積極的支援	動機づけ支援
	2つ該当	あり	積極的支援	動機づけ支援
	2つ該当	なし		動機づけ支援
	1つ該当	—		動機づけ支援

注1　服薬中の者については，医療保険者による特定保健指導の対象としない。前期高齢者（65歳以上75歳未満）については，積極的支援の対象となった場合でも動機づけ支援とする。
　2　斜線欄は，階層化の判定が喫煙歴の有無に関係ないことを意味する。

図表1-27　動機づけ支援・積極的支援

```
        0か月            3か月              6か月
       初回面接                             評価
```

- 動機づけ支援
- 積極的支援

支援計画：
① 1人20分以上の個別支援
② 1グループ80分以上のグループ支援
①②いずれか

● 1グループ8人（まで）

（中間評価）
3か月以上の継続的支援
①個別支援　②グループ支援　③電話　④e-mail

A支援160ポイント以上
計180ポイント以上

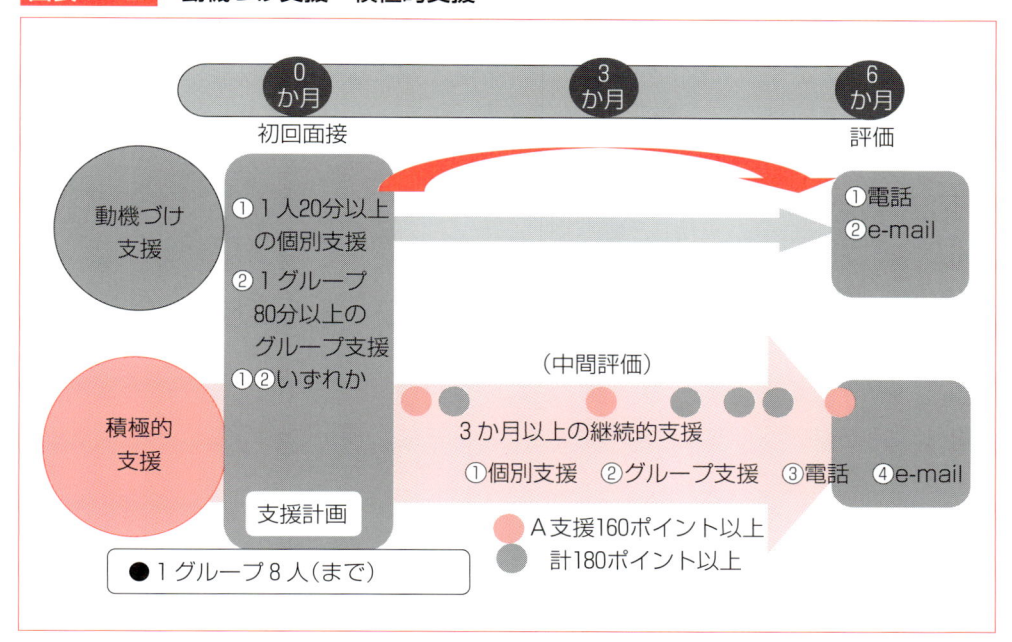

①電話
②e-mail

①電話　②e-mail　③個別支援　④グループ支援

図表1-28　6か月後の評価

支援形態	●個別支援　●グループ支援　●電話　●e-mail
支援内容	●身体状況や生活習慣に変化がみられたかについて確認する。 ●継続的な支援の最終回と一体的に実施してもかまわない。

図表1-29　積極的支援における支援形態のポイント数

支援形態	基本的な ポイント数		最低限の 介入量	上限
個別支援A	5分	20P	10分	120P
個別支援B	5分	10P	5分	20P
グループ支援	10分	10P	40分	120P
電話A ● e-mail，FAX，手紙等により，初回面接支援の際に作成した行動計画の実施状況について記載したものの提出を受け，それらの記載に基づいた支援	5分	15P	5分	60P
電話B ● 行動計画の実施状況の確認と励ましやできていることには賞賛をする支援	5分	10P	5分	20P
e-mail A ● e-mail，FAX，手紙等により，初回面接支援の際に作成した行動計画の実施状況について記載したものの提出を受け，それらの記載に基づいた支援	1往復	40P	1往復	40P
e-mail B ● 行動計画の実施状況の確認と励ましや賞賛をする支援	1往復	5P	1往復	5P

5 第2期の変更点

　第2期についてはおおむね第1期を踏襲していますが，以下の変更に注意してください。

❶　HbA1cの表記の見直し

　HbA1cの結果表記はこれまで日本糖尿病学会の基準（JDS値）を用いてきましたが，平成24年度から日常臨床の現場においてJDS値からNGSP値へ変更になったのに合わせて，特定健診は平成25年度（第2期）よりNGSP値に変更されました。JDS値に0.4足した数字がおおむねNGSP値に相当します。

　　NGSP値（％）＝1.02×JDS値（％）＋0.25％

❷　特定保健指導におけるB支援の扱い

　第1期では励ましを行うB支援を必須としていたのが改正され，A支援のみで180ポイント達成すれば完了とできることに変更されました。

❸　初回面接者と6か月後に評価を行う者との同一性について

　第1期の特定保健指導においては，初回面接者と6か月後の評価者を同一者が行うこととなっていましたが，第2期では同一機関内において記録やカンファレンスなどで指導者同士が情報を共有化できる環境にある場合には，異なる指導者が担当してもよいこととなりました。同一者が行うことのメリットとして，保健指導のプロセスを検証し，質を担保することができるという点がありますが，職員の異動などで対応ができない欠点が指摘されていました。同一機関内で情報共有されている場合には，チームとしてフィードバックできるため，保健指導者全体の資質向上や仕組みの改善につながると考えられます。

❹　健診受診日に初回面接を開始するための方策について

　保険者と健診機関の個別契約において，「階層化された保健指導対象者のすべてに保健指導を実施する」という契約がなされており，健診当日にすべての結果が出そろって特定保健指導対象者を決定できる場合には，健診当日に保健指導初回面接を実施することが可能です。人間ドックなどで当日結果説明を行う場合，

保健指導対象者であれば初回面接を兼ねることが可能となります。ただし、6か月後の評価は同一施設で実施する必要があります。

❺ 看護師が保健指導を行える暫定期間の延長について

　初回面接、最終評価は医師、保健師、管理栄養士が実施することとなっていますが、産業保健等の実績のある看護師については第2期も実施可能であることが確認されました。

❻ 特定健診時に服薬中であった者の受診率算定上の取扱いについて

　特定健診受診時の問診では「服薬なし」と回答し、特定保健指導の対象とされた対象者が、保健指導（初回面接等）時に服薬していることが判明した場合、特定保健指導としては中止することとなります。この場合の保健指導実施率の算定については、分母、分子より除いて算定することに変更されました。

❼ 非肥満者への対応について

　特定保健指導レベル別にみた全循環器疾患の危険度をみると、腹囲、BMIとも基準値内で血糖、血圧、脂質の異常がない群と比較すると、積極的支援は男性で

図表1−30　保健指導レベル別にみた全循環器疾患の年齢調整ハザード比──ウエスト周囲長とBMIの基準をともに満たさず、かつリスクファクター数0の者を対照群とした場合（空腹時採血・非服薬者に限定して解析）

		情報提供レベル			動機づけ支援レベル	積極的支援レベル
	対照群	ウエスト周囲長<85cm かつ BMI<25＋リスク数1個以上		ウエスト周囲長≧85cm＋リスク数0 or ウエスト周囲長<85cm かつ BMI≧25＋リスク数0	ウエスト周囲長≧85cm＋リスク数1 or ウエスト周囲長<85cm かつ BMI≧25＋リスク数1〜2	ウエスト周囲長≧85cm＋リスク数2以上 or ウエスト周囲長<85cm かつ BMI≧25＋リスク数3以上
男性	ウエスト周囲長<85cm かつ BMI<25＋リスク0	非受診勧奨	受診勧奨			
人数	1,650	1,354	1,809	554	1,641	1,727
平均BMI	21.3	21.7	21.9	25.2	25.5	26.2
平均ウエスト周囲長	75.7	77.7	78.1	87.8	89.1	90.6
発症数	33	25	94	9	69	64
ハザード比	1.00	0.89 (0.53〜1.50)	2.11 (1.42〜3.15)	0.92 (0.44〜1.92)	1.86 (1.22〜2.71)	2.60 (1.71〜3.98)
女性	ウエスト周囲長<90cm かつ BMI<25＋リスク0	ウエスト周囲長<90cm かつ BMI<25＋リスク数1個以上		ウエスト周囲長≧90cm＋リスク数0 or ウエスト周囲長<90cm かつ BMI≧25＋リスク数0	ウエスト周囲長≧90cm＋リスク数1 or ウエスト周囲長<90cm かつ BMI≧25＋リスク数1〜2	ウエスト周囲長≧90cm＋リスク数2以上 or ウエスト周囲長<90cm かつ BMI≧25＋リスク数3以上
		非受診勧奨	受診勧奨			
人数	3,511	1,176	2,092	616	1,247	373
平均BMI	21.3	21.6	22.0	26.4	26.9	27.5
平均ウエスト周囲長	73.3	75.1	76.7	86.6	88.4	94.5
発症数	30	27	71	4	37	15
ハザード比	1.00	1.95 (1.15〜3.29)	2.15 (1.39〜3.35)	0.66 (0.23〜1.87)	1.90 (1.16〜3.13)	3.81 (2.05〜7.09)

出典　図表1−18と同じ

2.60倍，女性で3.81倍，動機づけ支援男性1.86倍，女性1.90倍と有意に危険度が高く，介入の必要性があることがわかります（**図表1－30**）。一方，非肥満者は現行の階層化判定では情報提供となりますが，受診勧奨判定値をもつ者は約2倍，危険度が高まることが指摘されました。肥満者ではないため，減量指導を中心とした特定保健指導の対象ではありませんが，その病態に応じた保健指導や受診勧奨を丁寧に行うことが大切です。

「標準的な健診・保健指導プログラム【改訂版】」では，健診・保健指導現場において適切に対応できるよう，フィードバック集を提示しています。血圧，脂質，血糖，尿蛋白について，各検査値に対応してどのように対応すべきかについてまとめています（次項参照）。

6 健診結果の情報提供と適切な対応

　特定健診の結果説明として，ただ数字を伝えるだけでは意味がありません。どのような状況になっているのか，どのように改善すべきかについて，相手が理解し判断できるような説明が必要です。医学の専門用語は一般の人にとってなじみがありませんから，わかりやすい表現に変えてイメージできるようにすべきでしょう。あれもこれもと説明しすぎると焦点がぼやけてしまうので，効果的とはいえません。画一的な説明ではなく，対象者の関心のあるところや注意を喚起したいところに絞って行うと効果的です。

　第2期ではメタボ関連項目以外にも受診勧奨判定値をもつ人に対して適切な対応ができるようフィードバック文例集を提示していますので参考にしてください。

　個別の検査データの異常に対する対応としては，

a．すぐに医療機関で薬物治療等を始めなければいけないレベル
b．生活習慣の改善も必要だが，定期的に検査を行い，薬物治療の必要性も検討しなければいけないレベル
c．まず生活習慣改善を優先し，その結果を3か月程度先に検査することが推奨されるレベル
d．生活習慣を改善し，次年度の健診で確認する必要があるレベル
e．現時点では検査データに問題がなく，このままの生活を続けてもよいと考えられるレベル。ただし，基準値内にあっても前年度より悪化傾向にある項目については注意を喚起する必要がある

に大きく分類されます。

　また，治療中の人についても，

f．このままの治療を継続することが望ましいレベル
g．主治医と治療方針等を再確認したほうがよいレベル（治療中でデータ不良）

等に分類するとわかりやすいでしょう。

　個々のリスクがc，dまでの場合が特定保健指導の対象となります。医療機関と

連携のうえで保健指導を行う場合には，b，f なども保健指導の対象となることがあります。

個々の健診データの見方と指導のポイントを以下にご紹介します。

1 BMI，腹囲，体脂肪率（体脂肪量）

肥満とは単に体重が重いことではなく，「脂肪組織が過剰に蓄積した状態」です。

肥満の判定には，BMI（Body Mass Index）が国際的に広く用いられている指標です。

$$BMI = 体重(kg) \div \{身長(m)\}^2$$

BMI が 25 以上になると血糖，血圧などの有所見率が 2〜3 倍高くなるため 25 以上を肥満と判定します。日本人では BMI が 22 のときに疾患発症リスクが最小になることから，

$$理想体重 = \{身長(m)\}^2 \times 22$$

と計算します。

しかし，理想体重はここまで減らさなければならない，という目標値ではないことに注意します。22 未満の人が減量しても，健康上のメリットよりデメリットが大きくなることに留意すべきです。

BMI では体重を用いているため，筋肉量を含んだ数値であることに注意します。腹囲の変化はないのに BMI が低下している場合には，筋肉量の減少か皮下脂肪のみの減少の可能性を考えます。アスリートでは BMI が高く腹囲が正常範囲内ということもありますので，BMI と腹囲を組み合わせて，肥満の状態を判断することが重要です。

体脂肪量を測定する方法として皮脂厚計やインピーダンス法による簡便な計測法（体脂肪率計）が広く用いられていますが，後者では水分量の影響を受けるなど測定誤差に注意しなければなりません。たとえば，朝起床時には脱水傾向にあることや下肢への血液貯留が少ないことから体脂肪率は高くなる傾向があり，食後や排尿前，発汗状態では体脂肪率が低下するなどの誤差が生じやすいので，測定条件には注意が必要です。インピーダンスを利用して内臓脂肪量を測定する装置も開発され，健診，保健指導現場で活用されるようになってきました。

2　血圧

　血圧高値への対応は**図表1-31**の区分が推奨されます。高血圧学会の基準では，130/85 mmHg以上を高値正常（いわゆる高血圧予備群），140/90 mmHg以上を高血圧症としています。

○中等度高血圧症以上（160〜/100〜mmHg）はすぐに医療機関受診を勧めます（**図表1-31**の①）。
○軽症高血圧（140〜159/90〜99 mmHg）では，まず生活習慣改善支援を3か月間行い，その間の血圧変動を評価し，薬物治療が必要かどうかを判断します（**図表1-31**の②）。肥満者においては特定保健指導の積極的な活用が期待されますが，経過中血圧を再検し，高い状態が続くなら受診を勧めます。
○高値正常（130〜139/85〜89 mmHg）の場合，肥満者では特定保健指導での減量と生活習慣改善を，非肥満者は自分なりの生活習慣改善を行い，翌年の健診で再確認します。
○130/85 mmHg未満であれば，今後も健康管理を続け，年に一度の健診を欠かさないようにします。

血圧についての保健指導のポイント

　「血圧＝血管抵抗×血液量」で表されるように，血管収縮や動脈硬化によって血管内腔が狭くなったり，硬くなったりしている場合に血圧が高くなります（血管抵抗

図表1-31　血圧高値に関する対応——健診判定と対応の分類

健診判定			対応	
			肥満者の場合	非肥満者の場合
異常 ↑↓ 正常	受診勧奨判定値を超えるレベル	収縮期血圧≧160 mmHg または 拡張期血圧≧100 mmHg	①すぐに医療機関の受診を	
		140 mmHg≦収縮期血圧＜160 mmHg または 90 mmHg≦拡張期血圧＜100 mmHg	②生活習慣を改善する努力をしたうえで数値が改善しないなら医療機関の受診を	
	保健指導判定値を超えるレベル	130 mmHg≦収縮期血圧＜140 mmHg または 85 mmHg≦拡張期血圧＜90 mmHg	③特定保健指導の積極的な活用と生活習慣の改善を	④生活習慣の改善を
	基準範囲内	収縮期血圧＜130 mmHg かつ 拡張期血圧＜85 mmHg	⑤今後も継続して健診受診を	

図表1-32　生活習慣修正による降圧の程度

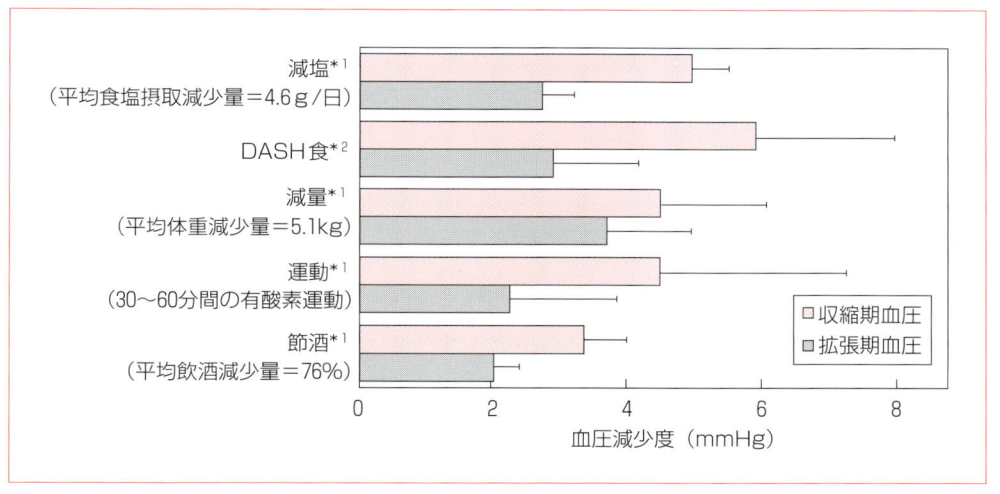

減塩*1
（平均食塩摂取減少量＝4.6g/日）
DASH食*2
減量*1
（平均体重減少量＝5.1kg）
運動*1
（30〜60分間の有酸素運動）
節酒*1
（平均飲酒減少量＝76％）

□ 収縮期血圧
■ 拡張期血圧

血圧減少度（mmHg）

＊1　メタ解析
＊2　無作為化試験
注　DASH（Dietary Approaches to Stop Hypertension）食は野菜・果物・大豆・海藻を増やし，肉などを減らして高血圧を防ぐ食事

↑）。塩分の過剰摂取，腎機能障害，インスリン抵抗性のために循環血液量が増加することも高血圧の原因です。

　高血圧の予防としては，肥満の解消，食塩摂取の減少，野菜の多い食事，アルコール摂取の減少，有酸素運動の有効性が認められています（図表1-32）。運動は，運動強度は3〜4メッツ程度の比較的低強度の運動（散歩〜ウォーキング相当）から始めることが大切です。激しい運動は血圧を上昇させ，心血管系に負担をかけるからです。

3　血清脂質検査（トリグリセリド，HDLコレステロール，LDLコレステロール）（図表1-33）

　第2期のフィードバック集では，脂質異常について「受診勧奨判定値＝薬剤開始の基準」ではないことを表現しています。日本動脈硬化学会のガイドラインにおいても，冠動脈疾患の既往のない脂質異常症で，家族性や二次性を除くものについては生活習慣改善を重視する記載となっています。

　特定健診の受診勧奨判定値ではトリグリセリド（TG）300mg/dL以上，LDLコレステロール140mg/dL以上となっていますが（図表1-25参照），第2期の文例集では，LDLについては180mg/dL，TGは1000mg/dLをすぐに医療機関受診のレベル（図表1-33の①），LDL 140〜180mg/dL，TG 300〜1000mg/dLはまず生活

図表1—33　脂質異常に関する対応

健診判定			対応	
			肥満者の場合	非肥満者の場合
異常 ↑↓ 正常	受診勧奨判定値を超えるレベル	LDL≧180mg/dL または TG≧1,000mg/dL	①すぐに医療機関の受診を	
		140mg/dL≦LDL<180mg/dL または 300mg/dL≦TG<1,000mg/dL	②生活習慣を改善する努力をしたうえで数値が改善しないなら医療機関の受診を	
	保健指導判定値を超えるレベル	120mg/dL≦LDL<140mg/dL または 150mg/dL≦TG<300mg/dL または HDL<40mg/dL	③特定保健指導の積極的な活用と生活習慣の改善を	④生活習慣の改善を
	基準範囲内	LDL<120mg/dL かつ TG<150mg/dL かつ HDL≧40mg/dL	⑤今後も継続して健診受診を	

習慣改善支援を3か月間行い，その後脂質検査を行って薬物治療が必要かどうかを判断します（**図表1—33**の②）。肥満者では特定保健指導を活用して生活習慣改善に取り組むことが期待されます。

脂質についての保健指導のポイント

① 中性脂肪（トリグリセリド）（**図表1—34**）

エネルギー収支の指標として重要な項目で，摂取エネルギーと消費エネルギーの大まかなバランスを知ることができます。食べ過ぎ（摂取エネルギー＞消費エネルギー），特に果糖の摂取過多，アルコールで上昇しやすいので，菓子や嗜好飲

図表1—34　食事摂取エネルギー＞運動消費エネルギーのときに悪化する検査項目

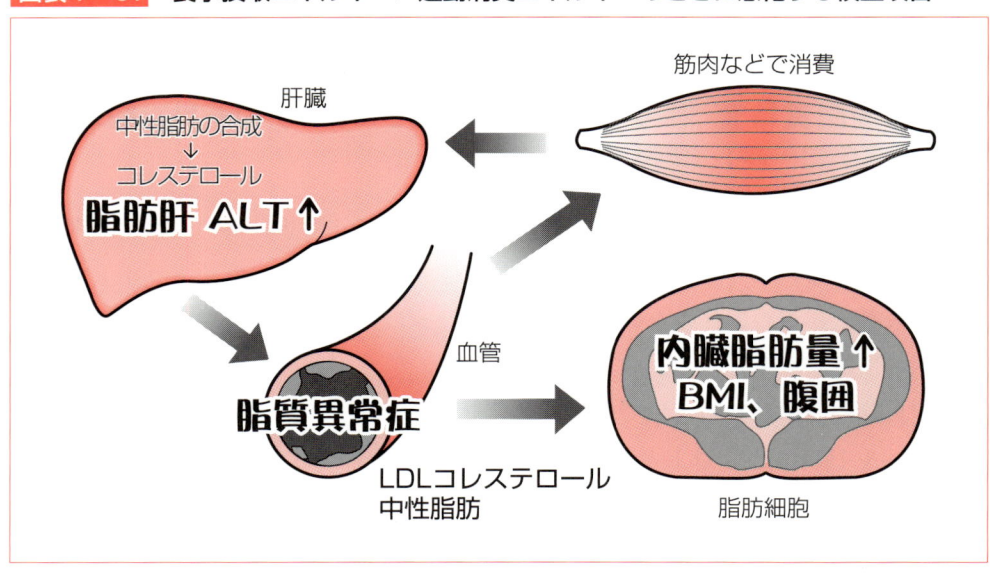

料等の摂取状況を確認するとよいでしょう。短期的に変動しやすく，保健指導の効果を判定するのに役立ちます。空腹時採血によって判定するのが基本ですが，食後に中性脂肪が高くなることも動脈硬化の危険因子と考えられています。

② コレステロール

　LDLコレステロール（いわゆる悪玉コレステロール）はコレステロールを豊富に含有しており，肝臓から末梢組織へコレステロールを輸送するリポ蛋白です。摂取エネルギーの過剰や高脂肪食により高くなります。肥満でもなく家族性にLDLコレステロールが高い，若年で心筋梗塞になった人がいる場合は，遺伝の可能性が高いため，薬物治療を行う必要があります。

　HDLコレステロール（いわゆる善玉コレステロール）は組織のコレステロールを肝へ転送する働きをしており，動脈硬化を抑制する効果があります。運動不足，喫煙などの生活習慣や，中性脂肪が高くなるのに伴って低下します。

　高LDLコレステロール，低HDLコレステロールの場合には心筋梗塞等の危険度が高まりますが，コレステロール値だけでなく，高血糖や高血圧，喫煙が重なることにより発症リスクが高まります。危険因子が重なっている場合には，動脈硬化が進行している可能性があります。何歳頃から高いのか，罹病期間を確認しておきましょう。

4　血糖，HbA1c（図表1-35）

　糖尿病の診断基準は将来的（10年後）に，網膜症や腎症などの糖尿病合併症を起こす可能性の高いポイント（**図表1-36**），境界型（糖尿病予備群）の判定は糖尿病への移行率が高いだけでなく，心筋梗塞や脳梗塞を起こす危険度が高まるポイントとして設定されています。

　糖尿病の正確な診断はブドウ糖負荷テスト（GTT）にて判定しますが，特定健診では簡便であることから空腹時血糖によって階層化を行います。空腹時血糖が126mg/dL以上の場合を糖尿病の可能性が高い値（受診勧奨判定値），100mg/dL以上の場合を境界型の可能性が高い（保健指導判定値）としています。空腹時血糖126mg/dL以上では血糖値の管理だけでなく，合併症の早期発見とその対応が必要なことから，すぐに受診勧奨します。空腹時血糖110～125mg/dLについては，GTTにより病型やインスリン反応を確認すること，生活習慣介入を重点的に行うことを推奨しています。

　血糖値は食事による変動が大きい短期的な指標ですが，HbA1cは1～3か月間の血糖の状態を反映します。空腹時血糖値が100mg/dLにほぼ相当する5.6％以

図表1−35　血糖高値に関する対応

健診判定			対応			
	空腹時血糖 (mg/dL)	HbA1c (NGSP) (%)	肥満者の場合		非肥満者の場合	
			糖尿病治療 (＋)	糖尿病治療 (−)	糖尿病治療 (＋)	糖尿病治療 (−)
異常 ↑ 受診勧奨判定値を超えるレベル	126〜	6.5〜	①肥満の改善と，血糖コントロールの確認や改善が必要	②すぐに医療機関受診を	③血糖コントロールの確認や改善が必要	②すぐに医療機関受診を
保健指導判定値を超えるレベル	110〜125	6.0〜6.4	④血糖コントロールは良好だが，肥満を改善する必要あり	⑤特定保健指導の積極的な活用と生活習慣の改善を	⑥血糖コントロールは良好,現在のコントロール継続	⑦運動／食生活等の改善を，ぜひ精密検査を
	100〜109	5.6〜5.9				⑧生活習慣の改善を，リスクの重複等あれば精密検査を
↓ 正常 基準範囲内	〜99	〜5.5		⑨肥満改善と健診継続を		⑩今後も継続して健診受診を

図表1−36　HbA1c（NGSP値）と糖尿病網膜症との関係

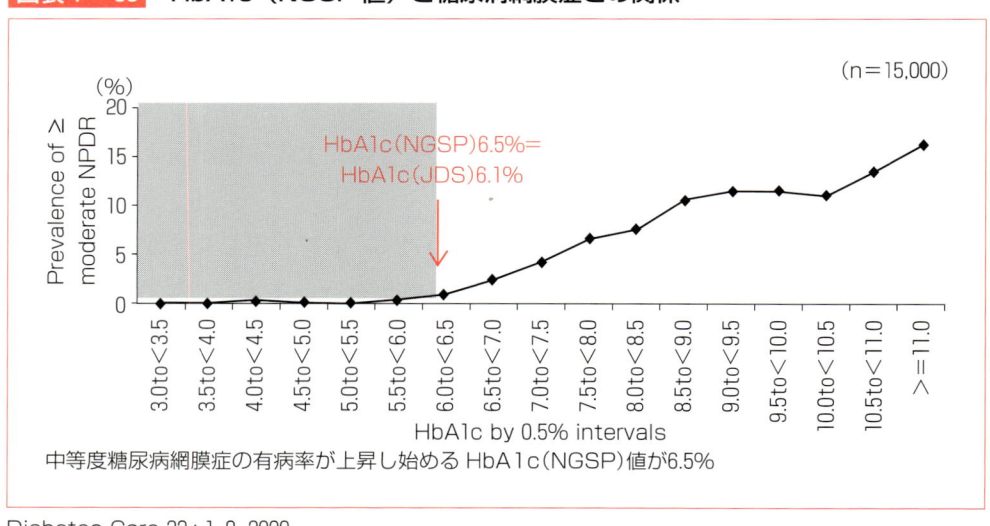

中等度糖尿病網膜症の有病率が上昇し始める HbA1c（NGSP）値が6.5%

Diabetes Care 32：1-8, 2009

上で予備群の可能性が高い（保健指導判定値）と判定し，6.5％以上で糖尿病の可能性が高い（受診勧奨判定値）と判定します。平成25年度からNGSP法に表記が変更されたため，従来のJDS法よりも0.4％高い数値になっていることに留意します。

高血糖についての保健指導のポイント

肥満者ではインスリン分泌能は比較的保たれていることが多いので，減量によって血糖値を低下させることができますが，非肥満者ではインスリン分泌の低下や出遅れがあるためにインスリン不足となり，血糖が高くなった状態です。高齢者，非肥満の糖尿病では，筋肉量の減少による糖代謝の低下もその要因です。ストレスにより交感神経系が緊張して著しい高血糖となったり，過量飲酒から膵臓障害を起こし高血糖になる場合もあります。

血糖が高いのに受診していない人が多いのも問題です。厚生労働省の調査では特に若年者で未治療者や治療中断が多いことを示しています（**図表1−37**）。糖尿病患者において血糖，血圧を管理することにより将来の合併症が予防できること（**図表1−38**）を説明し，受診につなげることが大切です。

図表1−37 医療機関や健診で糖尿病といわれたことがある者における治療の状況

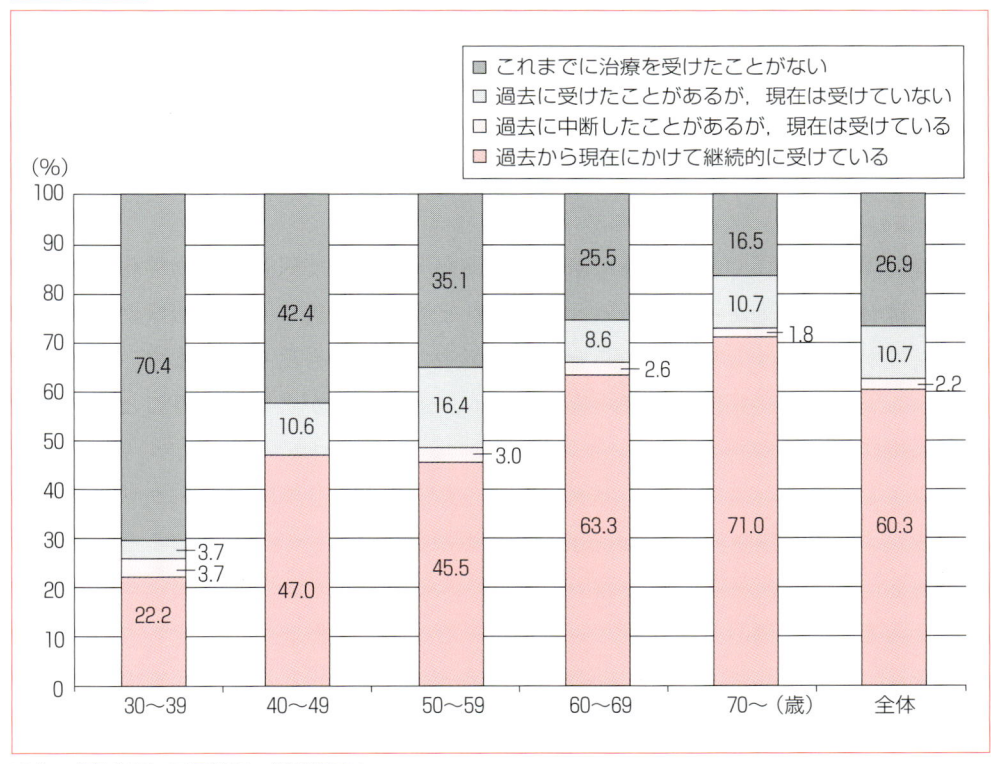

出典 「平成23年国民健康・栄養調査」

図表1−38　血圧・血糖管理は心血管疾患の合併を低減

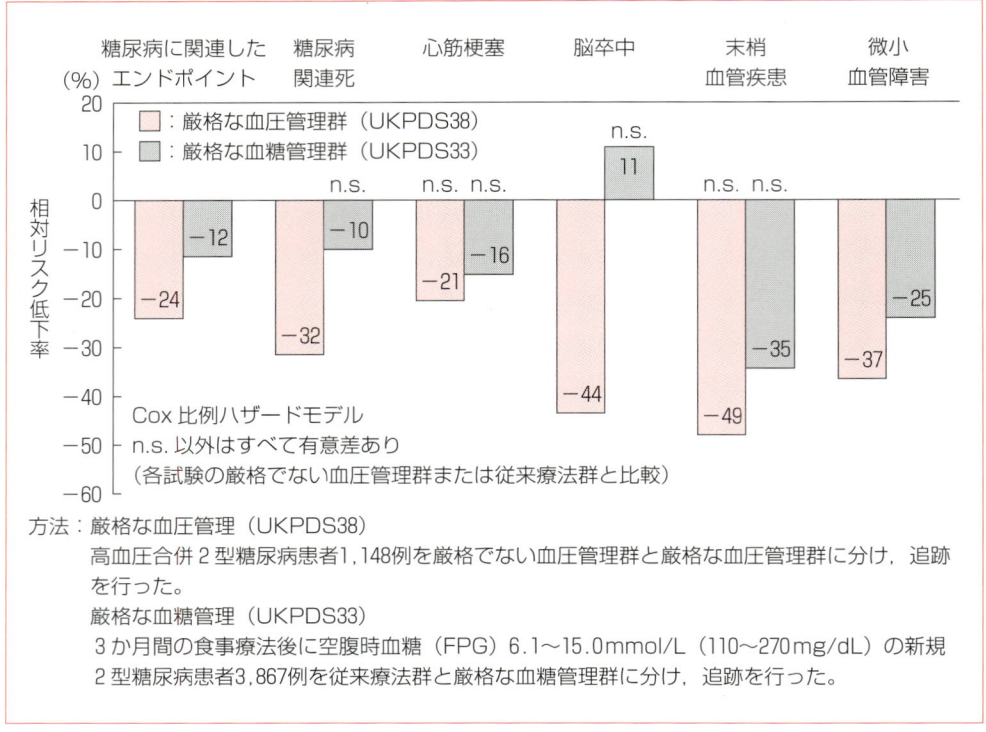

糖尿病に関連したエンドポイント／糖尿病関連死／心筋梗塞／脳卒中／末梢血管疾患／微小血管障害

■：厳格な血圧管理群（UKPDS38）
■：厳格な血糖管理群（UKPDS33）

相対リスク低下率（％）

- 糖尿病に関連したエンドポイント：−24／−12
- 糖尿病関連死：−32／−10（n.s.）
- 心筋梗塞：−21（n.s.）／−16（n.s.）
- 脳卒中：−44／11（n.s.）
- 末梢血管疾患：−49（n.s.）／−35（n.s.）
- 微小血管障害：−37／−25

Cox 比例ハザードモデル
n.s. 以外はすべて有意差あり
（各試験の厳格でない血圧管理群または従来療法群と比較）

方法：厳格な血圧管理（UKPDS38）
　　　高血圧合併2型糖尿病患者1,148例を厳格でない血圧管理群と厳格な血圧管理群に分け，追跡を行った。
　　　厳格な血糖管理（UKPDS33）
　　　3か月間の食事療法後に空腹時血糖（FPG）6.1〜15.0mmol/L（110〜270mg/dL）の新規2型糖尿病患者3,867例を従来療法群と厳格な血糖管理群に分け，追跡を行った。

出典　UK Prospective Diabetes Study group：BMJ 1998；317：703-713, UK Prospective Diabetes Study group：Lancet 1998；352：837-853

5　尿蛋白，クレアチニン（eGFR）（図表1−39, 1−40）

　腎機能障害の指標であり，特に糖尿病や高血圧に伴って尿蛋白が陽性化している場合には腎機能低下が進んでいると考えられます。近い将来，透析治療が必要となる可能性が高いだけでなく，心筋梗塞，脳卒中のリスクも高くなります。腎症が進んでいる場合には食事療法，薬物療法のほか，運動制限が必要となることもあるため，医療機関受診が必要です。

　血清クレアチニンと尿中クレアチニンから算出するクレアチニン・クリアランス（GFR）は腎機能診断の Gold standard（究極の判断基準）で，60を切ると腎機能障害と判定されます。尿を一日分溜めて排泄されるクレアチニン量を測定する方法が煩雑であるため，健診では血清クレアチニンだけから腎機能を推測する式が用いられるようになりました（eGFR）。血清クレアチニンと性，年齢から推定するもので簡単なのですが，体格などの影響を受けて誤差が生じる場合があります。健診で行う場合には尿蛋白を優先して判定，尿蛋白が陰性でも eGFR が50を切っている場

図表1-39　尿蛋白に関する対応

健診判定		肥満等	
		あり	なし
異常 ↑↓ 正常	尿蛋白 陽性(+/++/+++)	①すぐに医療機関の受診を	
	尿蛋白 弱陽性(±)	②尿の再検査および保健指導の積極的な活用と生活習慣の改善を	④今後も継続して健診受診を
	尿蛋白 陰性(−)	③保健指導の積極的な活用と生活習慣の改善を	

図表1-40　尿蛋白および血清クレアチニンに関する対応

健診判定 (eGFRの単位：mL/min/1.73m²)	尿蛋白(−)〜(±)		尿蛋白(+)以上	
	肥満等		肥満等	
	あり	なし	あり	なし
異常 eGFR≦49	①すぐに医療機関の受診を			
↑↓ 50≦eGFR≦59	②保健指導の積極的な活用と生活習慣の改善を（ただし尿蛋白(±)の場合は尿の再検査）	③保健指導の積極的な活用を		
正常 60≦eGFR		④今後も継続して健診受診を		

合には腎機能を確認することが推奨されています。腎機能障害の場合，血圧や血糖管理の徹底，塩分・たんぱく質制限などが必要になるため，医療機関にて生活管理を受ける必要があります。

慢性腎臓病（CKD）の危険因子と対策

慢性腎臓病（CKD）とは，尿蛋白陽性または腎機能低下（糸球体濾過量＜60 mL/min/1.73m²）が3か月以上続く場合等を指します。CKDの危険因子として，肥満，メタボ，高血圧，糖尿病，脂質異常症，治療中あるいは治療が必要な高尿酸血症，CKDの家族歴，過去の健診での尿異常の指摘，高齢（65歳以上）があげられます。CKDを予防するためには，肥満の予防，減塩，禁煙が重要です。eGFRは加齢により低下する傾向があるので，数値が安定している場合には経過観察します。

6　肝機能検査

　特定健診ではGOT（AST），GPT（ALT），γ-GTPの3項目を測定しています。内臓脂肪型肥満と関係の深い脂肪肝ではGPT，γ-GTPが上昇しますが，体重の減少とともに改善します。γ-GTPは過量飲酒や糖分の過剰摂取によっても上昇するので，生活習慣改善のよいマーカーとなります。GOTが上昇している場合には肝細胞障害の可能性があるため，受診勧奨値以上の場合には医療機関受診が必要です。健康食品や薬剤などで肝機能障害を起こすことがありますので，ダイエット歴を確認することも大切です。

7　心電図

　高血圧に伴う心肥大，虚血性変化（ST—T変化など），不整脈（心房細動）などの所見がある場合，運動の可否，運動強度について医療機関に相談する必要があります。一般的にいって軽い散歩程度は許容されますが，望ましい運動強度を設定するために運動負荷心電図や心エコー等の心機能評価が必要な場合があります。医療機関の管理下で運動指導を開始することが望ましいでしょう。

8　眼底検査

　網膜動脈の動脈硬化や高血圧性変化，眼底出血の有無などを判定します。高血圧等が血管にどのような変化を及ぼしているかを直接観察することができ，血管障害の進展状況を知ることができます。糖尿病では出血や網膜浮腫などを起こす場合があります。網膜症の状況によっては運動により悪化させてしまうこともあり，注意が必要です。糖尿病の場合には，運動指導の前に必ず眼底検査所見を確認しておかねばなりません。

7 効果を高めるための保健指導のコツ

1　行動変容ステージを意識した指導

　特定保健指導に限らずすべての保健指導において，対象者が自らの生活習慣を振り返り，すぐに実践（行動）できる目標を立てることが大切です。「いつかやれるときに始める」のではなく，「今できることを探す」ことが肝心です。保健指導者は対象者がいっとき，自分の健康のこと，将来のことを考える時間をつくることが重要な役割であり，できもしないことを押しつけることではありません。

　人生観，健康に対する考え方，性格，知識や理解力，年齢，職業などの対象者の特性や，対象者を取り巻く状況，たとえば，家族，職場環境，運動できる場所などには個人差があり，画一的な指導で効果が得られるわけではありません。面接ではこれらの状況を把握しながら，対象者に合った支援を行うよう心がけることが大切です。保健指導者は，検査データから読み取れる病態の理解のほか，カウンセリング技術，コミュニケーション技術（コーチング等），自己効力感を高める技術，グループダイナミックスに関する技術などを活用しながら，対象者や状況に合わせて臨機応変に対応していくことが求められます。

信頼を得る（ルール・役割，事前準備）

　行動変容を促す前に，対象者の信頼を得ることが大切です。保健指導には目的があり，ルールがあります。守秘義務はもちろんのこと，知り得た情報について非難したり，別の目的で利用するということがあってはなりません。たとえば，「意思が弱い人だ」と決めつけたり，健康食品を勧めたりということはあってはなりません。

　保健指導の場面では，健康状態，生活習慣，日常生活や家族に関する悩みや考え方など，プライバシーにかかわる問題を多く取り扱いますし，これらの事柄は本来，

他者から干渉されたくないものです。保健指導者は「健康や疾病予防に関する専門家」として相談するのであり，対象者はよりよい健康状態を獲得するために，あなたにプライバシーを公開していることを認識しなければなりません。

面接前には健診データや質問票，もしあれば過去の保健指導歴を確認し，どのような指導法をとることが望ましいのか，どの学習教材が適切なのかを考えて準備しておきます。昨年保健指導を担当した記録があるならば，そのときの資料を準備し，継続的な働きかけを心がけます。

行動変容ステージを活用した保健指導のポイント

健康に対する考え方や生活習慣改善意欲には個人差があるため，行動変容を受け入れる人もいれば拒否的な人もいます。「行動変容の準備はどの程度できているのか」を面接のなかで確認しつつ，進めていきます。

準備度を把握するためには，行動変容のステージモデルを活用するとわかりやすいでしょう（図表1-41）。健康行動に対して全く無関心な時期（無関心期）→関心はあるけれども行動を起こしていない時期（関心期）→健康行動を起こすための準備をしている，またはときどき健康行動をする時期（準備期）→実行し始めた時期（実行期）→健康行動を維持していく時期（維持期）という5段階のステージに大まかに整理してみます。

図表1-41 行動変容ステージモデル

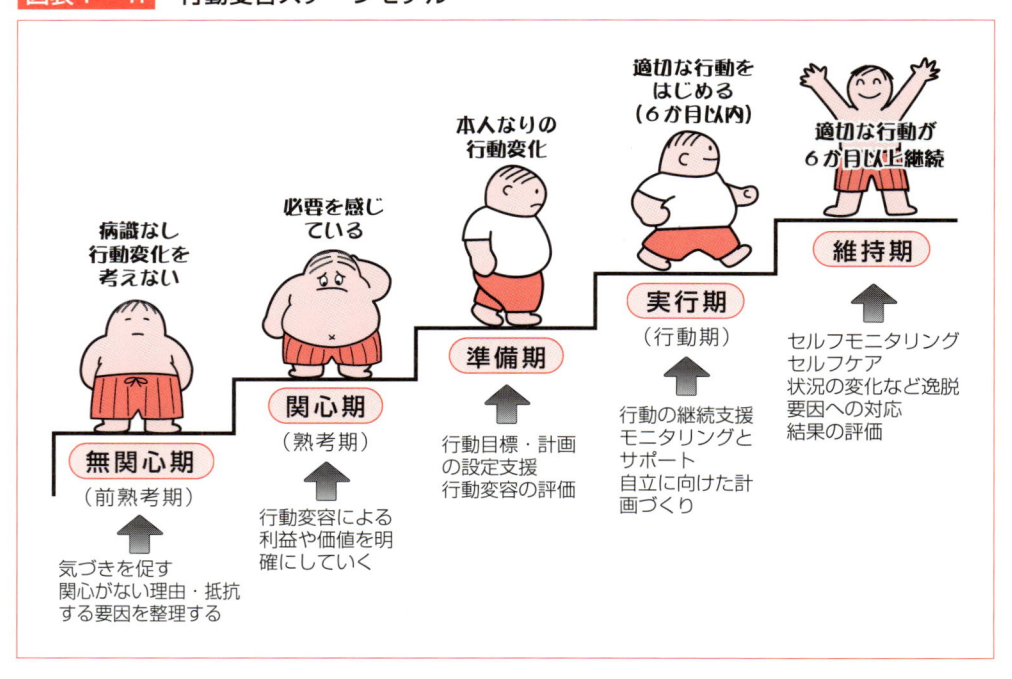

> 無関心期（前熟考期）：6か月以内に行動変容に向けた行動を起こす意思がない時期
> 関心期（熟考期）：6か月以内に行動変容に向けた行動を起こす意思がある時期
> 準備期：1か月以内に行動変容に向けた行動を起こす意思がある時期
> 実行期（行動期）：明確な行動変容が観察されるが，その持続がまだ6か月未満である時期
> 維持期：明確な行動変容が観察され，その期間が6か月以上続いている時期

　実行期，維持期の方はもうすでに何らかの健康行動を起こしている人です。実施状況を確認しながら，行動変容によって「どのような効果が現れつつあると対象者が認識しているのか」を確認するとよいでしょう。言語化することにより，対象者自身も行動変容の意義を再認識できます。食生活や運動を改善しているという事実を賞賛し，これからの人生において意義深い行動であるということを伝えます。

　よい手ごたえを感じている，体重が減量できているというのなら，継続するように励まします。「実施しているのに効果が出ない」「継続が難しいと感じたことがある」などの悩みがある場合には，目標の立て方を見直したり，うまくいかない状況への対応策を考えたりし，対象者が自分を非難することなく，前向きな気持ちになれるよう支援します。

　準備期の人には大きすぎる目標ではなく，実現可能な毎日（または週当たり）の行動目標を立てることを支援していきます。性，年齢，職業などの状況に合わせ「どのような方法が効果的なのか」というノウハウについての情報提供が役立つでしょう。成功者が立てた行動目標を紹介したり（個人情報を出さないように留意！），身近で健康支援を受けられる環境（予防教室勧奨や健康増進施設等）を紹介するなどの方法があります。

　関心期の人は，「生活習慣を変えたほうがよい」とは思っていても，すぐには行動に移せないと感じています。対象者が考えている「改善」があまりに負担感の大きいことかもしれません。面接のなかでは，「動機づけ→生活上の問題点の確認→行動目標設定→小さな行動変容への決意」，という流れを意識するとよいでしょう。

　動機づけするときの方法の1つとして，ヘルスビリーフ（健康信念）モデルがあります（**図表1－42**）。食事の改善や運動を実施することなどの「健康行動をとることのメリット（利益・効果）とデメリット（不利益・困難）とを比較して，メリットがより大きいと感じられたときに行動が起きる」という理論です。

　病気に対する危機感を感じたり，生活習慣改善の効果を信頼している場合には，健康行動を起こすことの有益性が高まります。「将来必ず病気が起きる」というや

図表1-42　行動変容を促すためには？

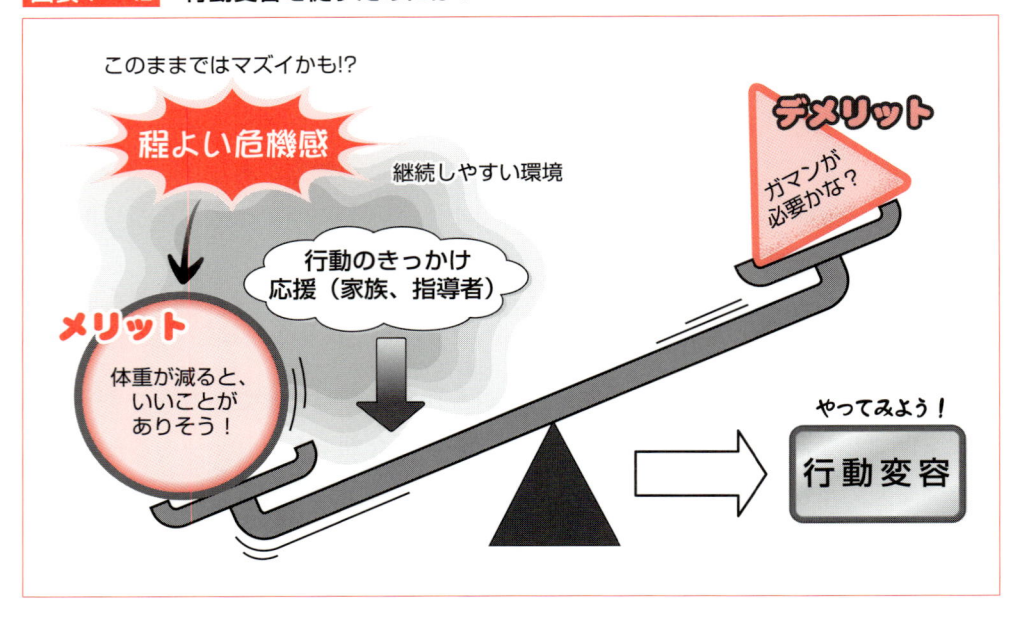

このままではマズイかも!?
程よい危機感
継続しやすい環境
行動のきっかけ
応援（家族、指導者）
メリット
体重が減ると、いいことがありそう！
デメリット
ガマンが必要かな？
やってみよう！
行動変容

や悲観的な危機感ではなく，「このままだとまずいけれど，今行動を起こせば何とかなるかもしれない」というポジティブな発想が必要です。逆に，健康行動は「我慢を強いられたりや痛みを引き起こすもの」とネガティブに認識している場合には，なかなか行動を引き起こすことはできません。たとえば，歩くと膝が痛む人に，「1万歩，歩きましょう」という保健指導を行っても，デメリット感を大きくするだけです。

　従来の保健指導では，指導者は「健康行動にはメリットがある」ことを大前提として話を進めてきました。しかし，仕事や家事が優先で「自分の健康は二の次」と考えている場合も少なくありません。重要なことは対象者が病気や健康行動をどう受けとめているのか，という主観的なことです。指導者の価値観や常識を押しつけるのではなく，対象者が病気の予防や健康行動について，どのように考えているのかを確認し，シーソーのバランスをよい方向へ傾けるような働きかけをすることが求められます。

　無関心期（前熟考期）の人に対しては，生活習慣について細かく指導しても，抵抗する気持ちを引き起こすだけで，なかなか健康行動に移っていきません。データの見方などの科学的事実を伝えたり，うまくいった事例や不幸にして気づいてもらえないまま合併症に至った事例を紹介するにとどめ，気づきを促します。経過をたどりながら相手の思いを聞き取り，抵抗する気持ちがなぜ起こっているのかを整理することが次のステップへの足がかりになります。

　特定保健指導では「効果を出すこと」を求めていますが，この段階では効果を急

がず，まず対象者の状況を確認して，状況を整理する，少しでも前向きな気持ちになってもらうことを優先します。

2　2回目以降の保健指導に対する対応

　特定保健指導は階層化判定に基づいて対象者が選定されるため，保健指導対象基準から解除されず，リピーターとなる場合も少なくありません。生活習慣改善は短期間ですぐに成功するものと考えるのではなく，繰り返し時間をかけて健康管理法を体得してもらうためのプロセスとして，前向きに取り組んでいきたいものです。

　2回目以降の保健指導では，1回目と同じことを繰り返すのではなく，1回目の経験や成果を踏まえて，対象者がより主体的に動ける形を目指す必要があります。前回と同じ説明を聞くだけでは，マンネリと受け止められ行動変容の意欲が低下します。

　前年度の目標や達成状況，前年度からの検査データの変化，保健指導終了後からの取り組み状況，2回続けての保健指導利用に対する期待や不安などを確認し，今年度の行動目標について相談していきます。前回の保健指導で自らの行動や体重変化を意識している分，より具体性，実践可能性をもった目標設定ができることが期待できます。また，前回の達成状況を勘案して，無理のない目標設定を行うことも可能です。

　対象者を大きく分けると，
❶前回の保健指導で改善傾向を示したが，基準を満たすことができず再度対象となった
❷前回の保健指導で頑張ったけれど改善傾向がみられず，今回も対象となった
❸前回の保健指導後に何もせず，今年度も対象となった
の3通りがあります。❶の場合には前回の取り組みを継続していくことの重要性を確認，今年度の体重減量はより小さくてもよいので，実行可能なものを増やしていくとよいでしょう。❷の場合には，行動目標について見直し，ほかにできそうなことはないのか，一緒に考えていきます。❸の場合には「無関心期，関心期への対応」を参考にしてください。前回と比較しながら健診データを説明することにより，関心を引き出すことができるかもしれません。

　なお，高齢者にとっては保健指導判定値が厳しすぎる基準となっています（空腹時血糖値100 mg/dL，血圧130/85 mmHg）。保健指導判定値で安定している場合には良好と考えるべきでしょう。

　いずれにしても，保健指導者との面談が負担ではなく，長期的な健康管理を継続

して支援するという信頼関係が得られることが大切です。

3　飲酒者に対する保健指導

　肥満者において，アルコールの過剰摂取が原因となっている場合が少なくないのですが，「これだけは仕事上（付き合いのために）減らせない」と主張され，行動目標に組み込めない場合が多いようです。一方，アルコールのもつエネルギーを知ることで，減量のために節酒を始めた人も多く，特定保健指導の機会を活用したアルコール対策は重要です。第2期の標準プログラム（改訂版）には飲酒者に対する保健指導の方法が詳述されています。

　飲酒者に対する保健指導も基本的には減量のための特定保健指導のプロセスと似ています。①本人が問題を認識する，②原因がアルコールであることを理解する，③問題解決のためには自分自身の行動が重要であることに気づく，④解決のための

図表1-43　アルコール使用障害スクリーニング：AUDIT

	質問内容	0点	1点	2点	3点	4点
1	アルコール含有飲料をどのくらいの頻度で飲みますか？	飲まない	月1回以下	月2〜4回	週2〜3回	週4回以上
2	飲酒するときには通常どのくらいの量を飲みますか？	0〜2ドリンク	3〜4ドリンク	5〜6ドリンク	7〜9ドリンク	10ドリンク以上
3	1度に6ドリンク以上飲酒することがどのくらいの頻度でありますか？	なし	月1回未満	月1回	週1回	毎日 or ほとんど毎日
4	過去1年間に，飲み始めると止められなかったことが，どのくらいの頻度でありましたか？	なし	月1回未満	月1回	週1回	毎日 or ほとんど毎日
5	過去1年間に普通だと行えることを飲酒していたためにできなかったことがどのくらいの頻度でありましたか？	なし	月1回未満	月1回	週1回	毎日 or ほとんど毎日
6	過去1年間に深酒の後体調不良を整えるために，朝迎え酒をしなければならなかったことがどのくらいの頻度でありましたか？	なし	月1回未満	月1回	週1回	毎日 or ほとんど毎日
7	過去1年間に飲酒後罪悪感や自責の念にかられたことがどのくらいの頻度でありましたか？	なし	月1回未満	月1回	週1回	毎日 or ほとんど毎日
8	過去1年間に飲酒のため前夜の出来事を思い出せなかったことがどのくらいの頻度でありましたか？	なし	月1回未満	月1回	週1回	毎日 or ほとんど毎日
9	あなたの飲酒のために，あなた自身かほかの誰かがけがをしたことがありますか？	なし		あるが1年以上前		過去1年以内にある
10	肉親や親戚友人医師あるいはほかの健康管理に携わる人があなたの飲酒について心配したり飲酒量を減らすように勧めたりしたことがありますか？	なし		あるが1年以上前		過去1年以内にある

具体的な方法があることを伝える，⑤具体的な行動計画を立てる，⑥実行状況をモニタリング，⑦保健指導者が継続的にサポートし，適切なフィードバックを行う。このプロセスを飲酒にフォーカスして行います。

　自分でアルコールをコントロールできていない状況が依存症ですが，多くの人は自分が依存症になりかかっていることを意識していません。AUDIT（アルコール使用障害スクリーニング）を行い，依存症の可能性を客観視することが大切です（**図表1－43，1－44**）。アルコールの適量の話をしたときの反応をみるのも飲酒量を知る手がかりとなるでしょう（**図表1－45**）。「このくらいじゃ飲んだうちに入らない」という反応があれば，具体的に飲んでいる量や頻度を確認していきます。AUDITで15点以上の場合，アルコール依存症の可能性が高いので，専門的な医療機関を紹介し治療につなげます。

図表1－44　アルコール使用障害スクリーニング：AUDIT

結果	判定	対応
～7点	問題飲酒はない	介入不要
8～14点	問題飲酒であるがアルコール依存症までは至っていない	減酒支援を行う
15点～	アルコール依存症が疑われる	専門医療機関の受診へつなげる

↓

①問題飲酒・依存状態が高い場合は，専門機関に紹介するなど他機関と連携し，治療につなげることも必要。
②本人に，依存状態が高いことに気がついてもらうことが大切。

図表1－45　アルコールの適量

	ビール	ワイン	日本酒	焼酎
	中瓶1本 (500mL)	グラス2杯	1合 (180mL)	グラス2/3杯 (90mL)
エネルギー量	200kcal	175kcal	175kcal	131kcal
アルコール量	20g	23g	22g	18g

1日にアルコール量として20g，女性の適量はこの半分
代謝スピード：1時間におよそ男性で9g，女性で6.5g程度➡ビール中瓶1本で約3時間かかる

4　喫煙者に対する保健指導

　階層化基準に喫煙が組み込まれているように、喫煙は保健指導の対象として非常に重要です。**図表1-46**は30歳以降の平均余命を喫煙者と非喫煙者で比較したものですが、80歳までの生存率は非喫煙者（男性）では61％に対し、喫煙者では26％と半減しています。非喫煙者の80歳と喫煙者の68歳が同レベルの生存率であることに深い意味を見出します。しかし、早く禁煙すればするほど、生存率が高まることがわかってきました（**図表1-47**）。特定保健指導の機会に一人でも禁煙者が増えることが期待されます。

　「標準的な健診・保健指導プログラム【改訂版】」では、①健診の機会を利用した短時間支援、②特定保健指導積極的支援を活用した標準的支援、を紹介しています。①では健診の当日に喫煙の状況について確認、アドバイスと医療機関受診を勧めるもの、②は初回面接で目標を設定し、継続的なフォローアップで禁煙達成を目指すものです（**図表1-48，1-49**）。このとき伝えるべき情報は「喫煙に関するフィードバック文例集」（p.49）に紹介されています。

図表1-46　喫煙者と非喫煙者の余命（25歳以降）

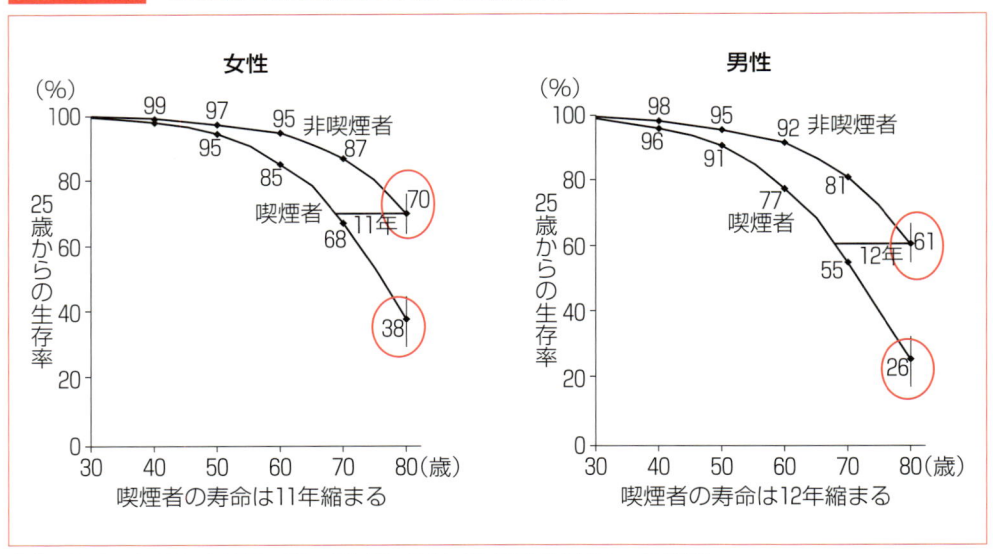

女性／男性の生存率グラフ（喫煙者の寿命は女性で11年、男性で12年縮まる）

出典　N Engl J Med 2013；368：341-50. DOI：10.1056/NEJMsa1211128

図表1−47　禁煙者と喫煙者の余命：早くやめればお得

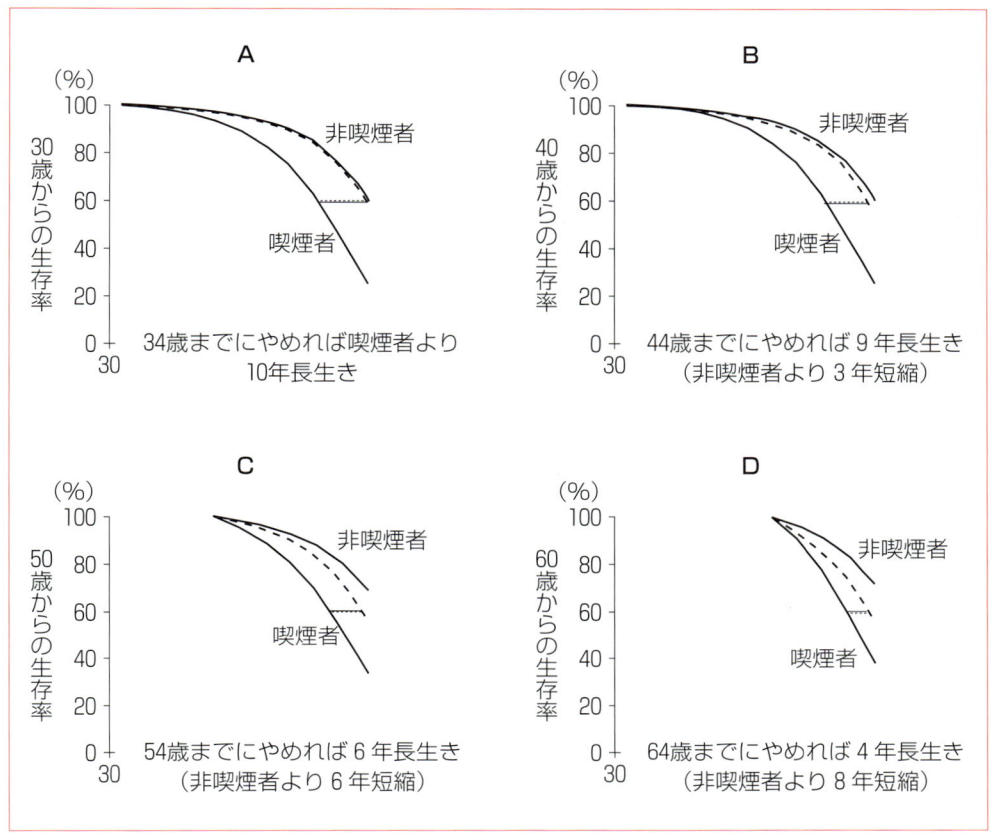

A　30歳からの生存率（％）
非喫煙者／喫煙者
34歳までにやめれば喫煙者より10年長生き

B　40歳からの生存率（％）
非喫煙者／喫煙者
44歳までにやめれば9年長生き
（非喫煙者より3年短縮）

C　50歳からの生存率（％）
非喫煙者／喫煙者
54歳までにやめれば6年長生き
（非喫煙者より6年短縮）

D　60歳からの生存率（％）
非喫煙者／喫煙者
64歳までにやめれば4年長生き
（非喫煙者より8年短縮）

出典　図表1−46と同じ

図表1−48　短時間支援（ABR方式）と標準的支援（ABC方式）の流れ

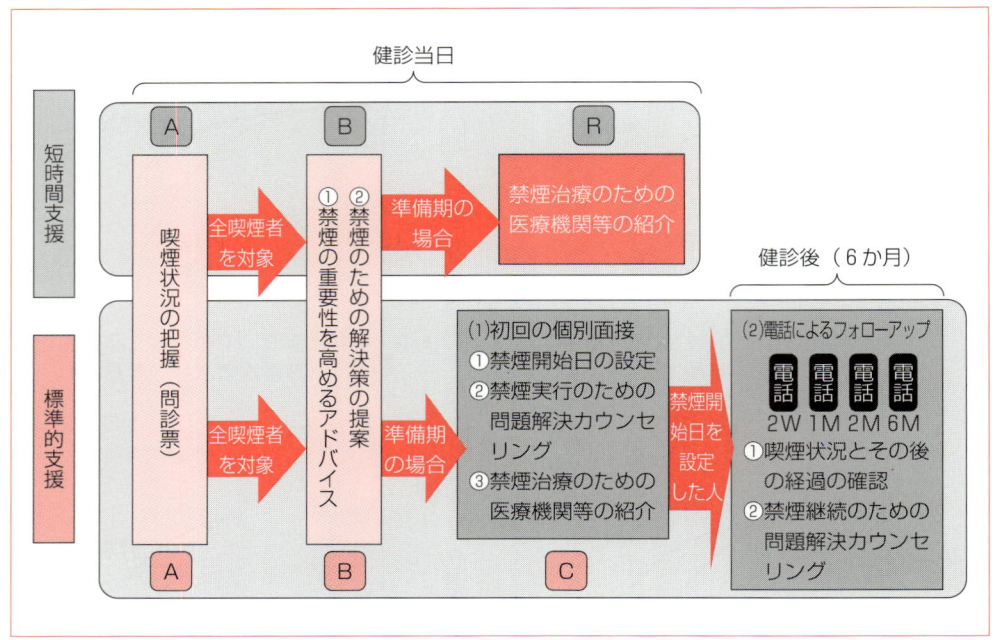

短時間支援　健診当日
- A：喫煙状況の把握（問診票）／全喫煙者を対象
- B：①禁煙の重要性を高めるアドバイス　②禁煙のための解決策の提案
- R：準備期の場合 → 禁煙治療のための医療機関等の紹介

標準的支援
- A：喫煙状況の把握（問診票）／全喫煙者を対象
- B：①禁煙の重要性を高めるアドバイス　②禁煙のための解決策の提案
- C：準備期の場合
  - (1)初回の個別面接
    - ①禁煙開始日の設定
    - ②禁煙実行のための問題解決カウンセリング
    - ③禁煙治療のための医療機関等の紹介
- 健診後（6か月）　禁煙開始日を設定した人
  - (2)電話によるフォローアップ　電話 2W　1M　2M　6M
    - ①喫煙状況とその後の経過の確認
    - ②禁煙継続のための問題解決カウンセリング

出典　「保健指導のための禁煙支援簡易マニュアル」

図表1−49　短時間支援（ABR方式）と標準的支援（ABC方式）の内容

	短時間支援（ABR方式）	標準的支援（ABC方式）
回数	個別面接1回	個別面接1回と電話フォローアップ4回
時間	1〜3分	初回面接10分，フォローアップ5分
内容	Ask（喫煙状況の把握） Brief advice（短時間の禁煙アドバイス） 　①禁煙の重要性を高めるアドバイス 　②禁煙のための解決策の提案 Refer（医療機関等の紹介）☆準備期のみ	Ask，Brief adviceは左記と同様 Cessation support（禁煙実行・継続の支援） (1)初回の個別面接☆準備期のみ 　①禁煙開始日の設定 　②禁煙実行のための問題解決カウンセリング 　③禁煙治療のための医療機関等の紹介 (2)電話によるフォローアップ（禁煙開始日設定者のみ） 　①喫煙状況とその後の経過の確認 　　※禁煙に対する賞賛と励まし 　②禁煙継続のための問題解決カウンセリング
支援の場	各種健診（特定健診やがん検診など）	特定保健指導や事後指導等の各種保健事業

喫煙に関するフィードバック文例集

※下記の1．と2．の情報提供を組み合わせて使用してください。

1．禁煙の重要性を高めるための情報提供

① 血圧高値の場合

　喫煙と高血圧は日本人が命を落とす二大原因であることがわかっています。喫煙と高血圧が重なると，いずれも該当しない人と比べて，約4倍，脳卒中や心臓病で命を落とす危険が高まります。この健診を機会に禁煙されることをお勧めします。

② 脂質異常の場合

　喫煙すると，血液中の中性脂肪や悪玉（LDL）コレステロールが増加したり，善玉（HDL）コレステロールが減少することがわかっています。また，喫煙と脂質異常症が重なると，動脈硬化がさらに進んで，脳梗塞や心筋梗塞にかかりやすくなります。この健診を機会に禁煙されることをお勧めします。

③ 血糖値高値の場合

　喫煙すると，血糖値が上昇したり，糖尿病に約1.4倍かかりやすくなります。その理由は，喫煙によって交感神経の緊張が高まって血糖値が上がることと，膵臓から分泌されるインスリンというホルモンの効き具合が悪くなるためです。また，喫煙と糖尿病が重なると，喫煙しない場合と比べて，動脈硬化がさらに進んで，約1.5～3倍，脳梗塞や心筋梗塞で命を落としやすくなります。さらに，腎臓の機能もより低下しやすいことが報告されています。この健診を機会に禁煙されることをお勧めします。

④ メタボリックシンドロームの場合

　喫煙すると，血液中の中性脂肪や血糖値が増加したり，善玉（HDL）コレステロールが減少するため，メタボリックシンドロームと判定されやすいことがわかっています。また，喫煙とメタボリックシンドロームが重なると動脈硬化がさらに進んで，いずれも該当しない人と比べて，約4～5倍，脳梗塞や心筋梗塞にかかりやすくなります。この健診を機会に禁煙されることをお勧めします。

⑤ 上記いずれもない場合

　今回の健診では，血圧値，脂質検査値，血糖値のいずれにおいても異常はありませんでした。しかし，喫煙を続けていると種々の病気にかかりやすくなるため，現在のよい状態を維持できなくなってしまう可能性があります。この健診を機会に禁煙されることをお勧めします。

2．禁煙のための効果的な解決策の提案

① 直ちに（1か月以内）に禁煙しようと考えている場合，または禁煙の動機が高まった場合

　禁煙は自力でも可能ですが，禁煙外来や禁煙補助剤を利用すると，ニコチン切れの症状を抑えることができるので比較的楽に，しかも自力に比べて3～4倍禁煙しやすくなることがわかっています。健康保険の適用基準を満たしている場合，1日20本のたばこ代に比べて3分の1～2分の1の安い費用で医療機関での禁煙治療を受けることができます。

② そうでない場合

　現在禁煙しようと考えておられないようですが，今後禁煙の気持ちが高まったときのために，次のことを覚えておかれるとよいと思います。それは，禁煙外来や禁煙補助剤を利用すると，比較的楽に，しかも自力に比べて3～4倍禁煙しやすくなることです。健康保険の適用基準を満たしている場合，1日20本のたばこ代に比べて3分の1～2分の1の安い費用で医療機関での禁煙治療を受けることができます。

8 健康日本21（第2次）と第2期特定健診・特定保健指導の位置づけ

　健康日本21（第2次）も，第2期特定健診・特定保健指導と同様に，平成25年度から開始されました（**図表1−50**）。今後10年間の健康づくりの方向性を示したもので，「健康寿命の延伸と健康格差の縮小」を目指して「生活習慣病の発症予防と重症化予防の徹底」を主要な柱としており，特定健診・特定保健指導と車の両輪のように進めていくことが期待されています。

　生活習慣病の改善には個人に対する働きかけだけでなく，健康を維持しやすい環境づくりを重要としています。せっかく特定保健指導で生活習慣を改善しても，終了後は元の生活に戻ってしまうのであれば効果は期待できません。健康的な食生活，運動習慣が可能な社会環境が整えば，メタボになりにくく，メタボになっても

図表1−50　良好な社会環境の構築に向けた循環（例）

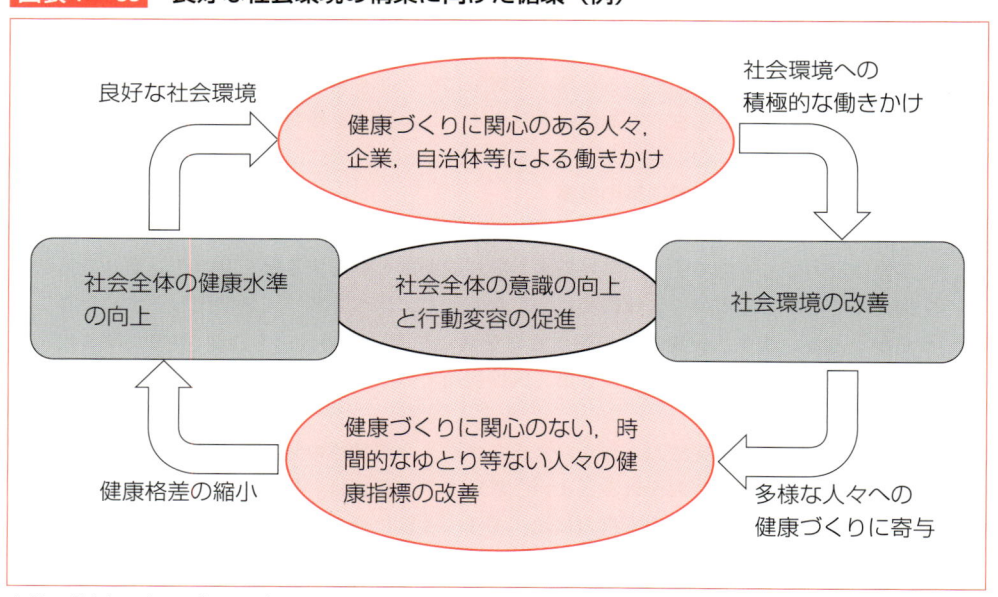

出典　「健康日本21（第2次）の推進に関する参考資料」平成24年7月

改善しやすい状況になるでしょう。特定保健指導では人がどのように太り、検査値が悪化してくるのかを聞き取る貴重なチャンスです。ここで得た経験を環境づくりにも活かしていく戦略が求められます（**図表1－50**）。

特定健診ではナショナルデータベースを構築し、性・年齢・地域別の健康課題を把握することが可能となってきました。この話は第7章で詳しくふれますが、今後の積極的な活用が期待されます（**図表1－51**）。

図表1－51 特定健診・特定保健指導と健康日本21（第2次）──特定健診・特定保健指導のメリットを活かし、健康日本21（第2次）を着実に推進

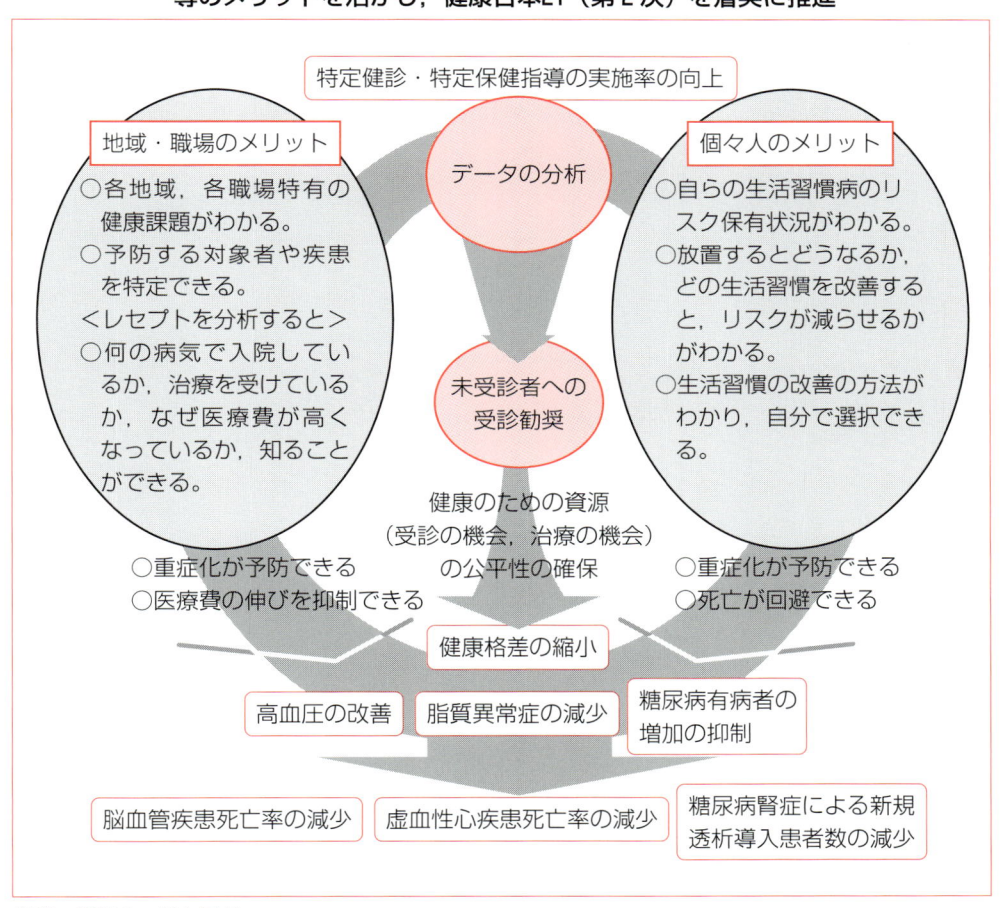

特定健診・特定保健指導の実施率の向上

データの分析

未受診者への受診勧奨

【地域・職場のメリット】
○各地域、各職場特有の健康課題がわかる。
○予防する対象者や疾患を特定できる。
＜レセプトを分析すると＞
○何の病気で入院しているか、治療を受けているか、なぜ医療費が高くなっているか、知ることができる。
○重症化が予防できる
○医療費の伸びを抑制できる

【個々人のメリット】
○自らの生活習慣病のリスク保有状況がわかる。
○放置するとどうなるか、どの生活習慣を改善すると、リスクが減らせるかがわかる。
○生活習慣の改善の方法がわかり、自分で選択できる。
○重症化が予防できる
○死亡が回避できる

健康のための資源（受診の機会、治療の機会）の公平性の確保

健康格差の縮小

高血圧の改善　脂質異常症の減少　糖尿病有病者の増加の抑制

脳血管疾患死亡率の減少　虚血性心疾患死亡率の減少　糖尿病腎症による新規透析導入患者数の減少

出典　図表1－22と同じ

第 **2** 章

第1期特定健診・特定保健指導の成果と課題
―― データから読み解く

1　特定健診・特定保健指導の振り返り
2　第1期の成果
3　第1期の反省と課題

1 特定健診・特定保健指導の振り返り

1 第1期特定健診・特定保健指導の概要

　本制度は「高齢者の医療の確保に関する法律」に基づいて平成20年度から開始され，平成27年度には平成20年度と比較して，糖尿病等の生活習慣病有病者・予備群を25％削減するなどの生活習慣病対策の数値目標を明確化しました。健診・保健指導にメタボリックシンドローム（以下，メタボ）の概念を導入し，健診は自らの健康状態や生活習慣の課題に気づかせ，生活習慣改善に向けた働きかけをする機会として位置づけられたことも医療制度改革のポイントの1つでした。
　また，医療保険者に健診・保健指導の実施を義務づけたこと，血液検査項目・問診項目・健診項目の判定基準や保健指導の方法を標準化し，電子的にデータを集約・評価するシステムを導入したこと，メタボに着目して保健指導対象者を選定する階層化基準を設けたことなどの特徴があり，政策型健診としての位置づけを明確にした制度となっています。

2 特定健診の実施率

　平成23年度の特定健診対象者数は約5250万人で，受診者数は約2360万人でした。特定健診実施率は45.0％であり，制度が開始された平成20年度からの推移をみると徐々に高まってきている状況がみられます（**図表2－1**）。
　年齢階級別にみると40～50歳代で実施率が高く，性別では女性に比較して男性で高いのですが，男性では60歳未満で高く，60歳以上で低くなる傾向がみられます。一方，女性においては年齢による明らかな違いはみられません。
　保険者の種類別にみると，すべての保険者の種類において，特定健診実施率は年々

図表2－1　特定健診・特定保健指導の実施状況と目標（平成20～23年度）

		全体	市町村国保	国保組合	全国健康保険協会	船員保険	健康保険組合	共済組合
特定健診実施率（％）	平成20年度（確報値）	38.9	30.9	31.8	30.1	22.8	59.5	59.9
	平成21年度（確報値）	41.3	31.4	36.1	31.3	32.1	65.0	68.1
	平成22年度（確報値）	43.2	32.0	38.6	34.5	34.7	67.3	70.9
	平成23年度（速報値）	45.0	32.7	41.1	37.4	35.4	69.7	73.0
	目標値	70.0	60.0	70.0	65.0	65.0	85.0	90.0
特定保健指導実施率（％）	平成20年度（確報値）	7.7	14.1	2.4	3.1	6.6	6.8	4.2
	平成21年度（確報値）	12.3	19.5	5.5	7.3	5.8	12.2	7.9
	平成22年度（確報値）	13.1	19.3	7.7	7.4	6.3	14.5	8.7
	平成23年度（速報値）	15.9	21.7	8.7	11.3	6.6	17.1	12.6
	目標値	45.0	60.0	30.0	30.0	30.0	60.0	40.0

出典　「平成23年度特定健康診査・特定保健指導の実施状況（速報値）」

向上しています。健康保険組合や共済組合において高く，市町村国保や国保組合，全国健康保険協会，船員保険において低いという二極構造が続いています。

　保険者の種類別の性・年齢階級別の実施率では，被用者保険において男性より女性の実施率が低く，被用者保険の被扶養者に対する受診促進のための対策が必要と考えられます。

3　特定保健指導の実施率

　平成23年度に特定保健指導の対象者となった者は約420万人であり，うち特定保健指導終了者は約66.6万人（特定保健指導実施率：15.9％）でした。平成22年度の特定保健指導実施率が13.1％であったのに比べると，2.8ポイント向上しています（図表2－1）。

　年齢階級別の特定保健指導実施率は，40～44歳で最も低く，45～59歳まではほぼ同様の実施率ですが，60歳以上で相対的に高くなり，特に65歳以上では約20％です。性別の実施率は，全体として女性でやや高い傾向があり，平成22年度は男性12.7％，女性14.6％でした。

　保険者の種類別にみると，いずれの保険者においても特定保健指導実施率は年々向上がみられます。平成23年度特定保健指導実施率は，市町村国保で21.7％と最も高く，次いで健康保険組合17.1％でした。

　保険者種類別・性・年齢階級別の実施率は，市町村国保では，65歳までの男性の実施率が女性と比較して特に低くなっています。また，健康保険組合，共済組合で

は，40～50歳代の女性の実施率が男性と比較して低いなど，保険者種類間で相違がみられます。

　特定健診，特定保健指導実施率は，目標値である70％，45％には未だ開きがある状況ですが，各保険者，健診・保健指導実施機関により制度の周知が図られたこと，実施しやすい体制が整いつつあることなどにより，徐々に実施率が高まっています。

2 第1期の成果

1 ナショナルデータベースの分析が可能となったこと

　第1期特定健診・特定保健指導の大きな成果として，特定健診の結果をもとに生活習慣問診や各種臨床検査値，生活習慣病治療者の割合とコントロール状況，予備群や未治療者の割合などの記録が電子化されて国に集約されたことにより，ナショナルデータベースの分析が可能になったことがあります。

　従来の老人保健事業においては一様でなかった問診項目，検査項目が統一されたことにより，保険者間比較，地域間比較・地域診断ができるようになりました。また，特定健診を継続して実施することによって，毎年データが蓄積し経年変化の評

図表2−2　肥満者（BMI25以上）の割合　　　　　　　　　　　（男女別年齢調整済み，2010年）

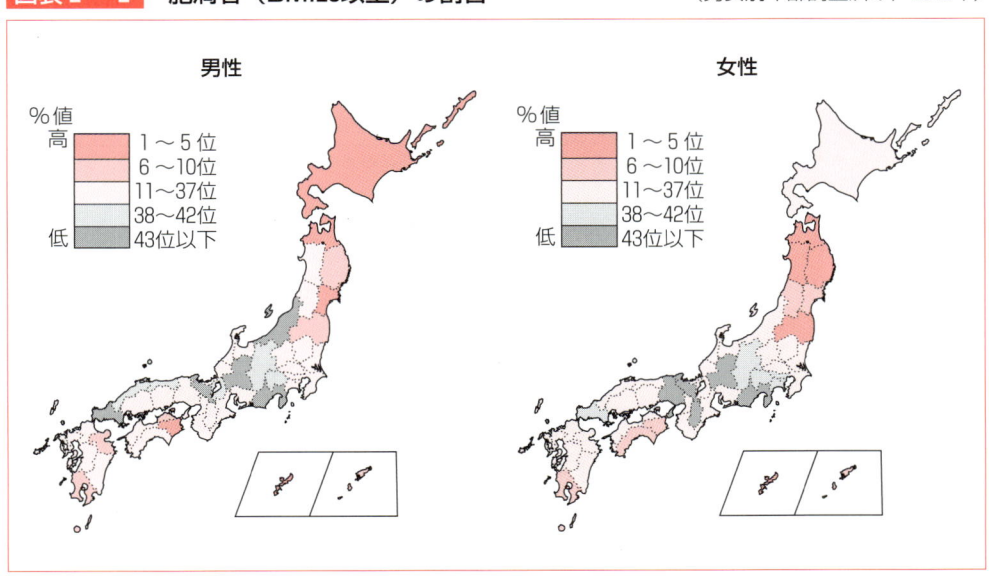

出典　「地方自治体による効果的な健康施策展開のための既存データ（特定健診データ等）活用の手引き」

図表2-3　腹囲の状況（年次推移）

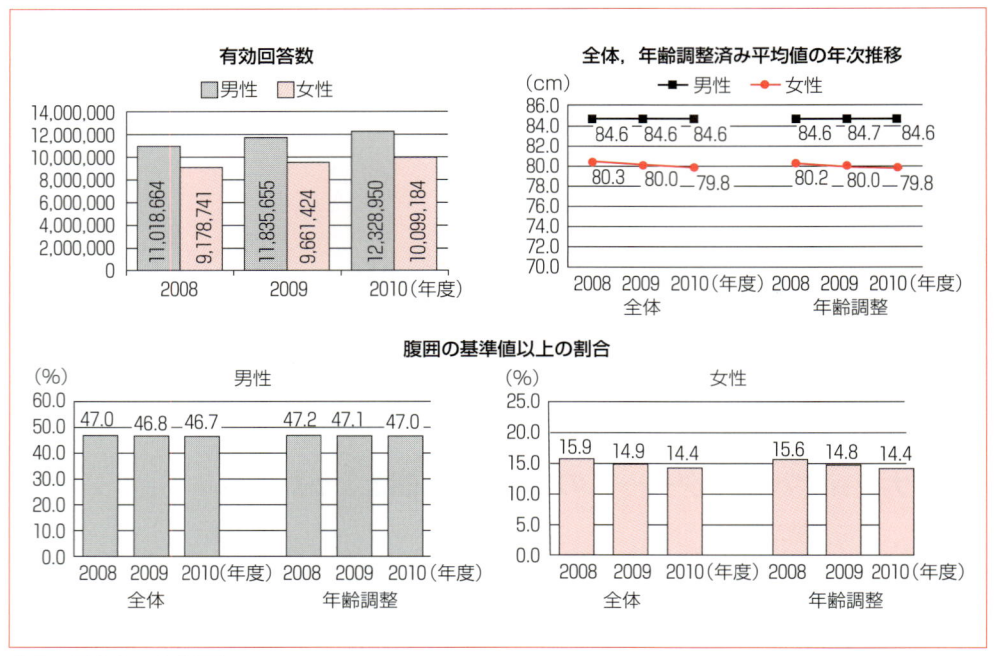

出典　図表2-2と同じ

図表2-4　全国の中性脂肪の状況（2010年）

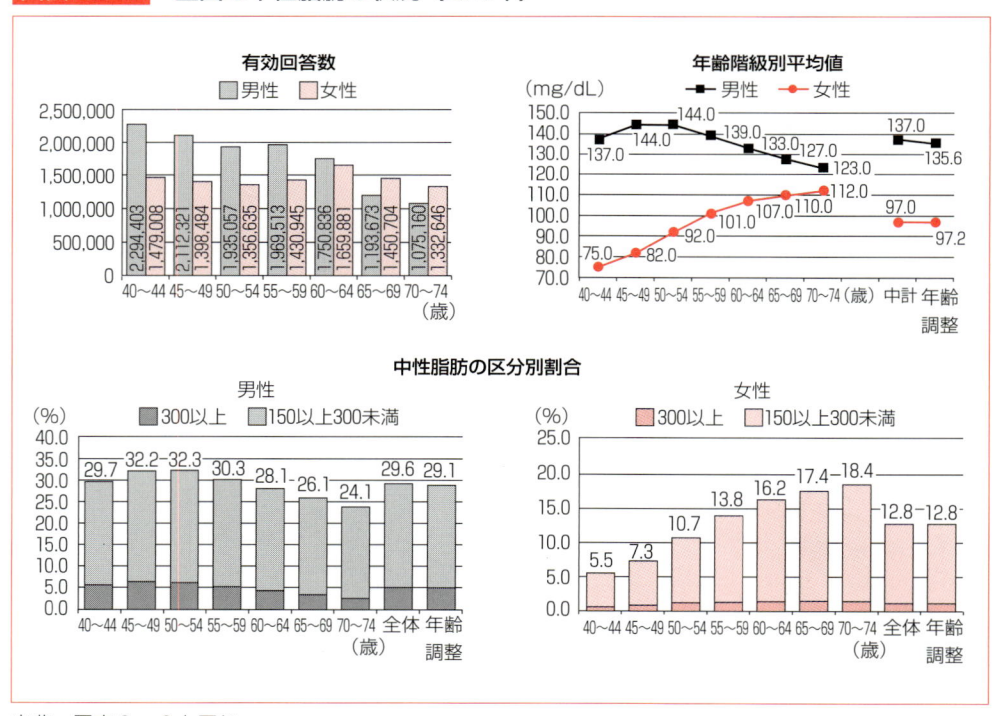

出典　図表2-2と同じ

第2章　第1期特定健診・特定保健指導の成果と課題

価も可能です。

　厚生労働科学研究において，特定健診データを活用して効果的な健康施策を展開するための手引きも作成・公表されています。たとえば，肥満者（BMI25以上）の割合を都道府県別に比較することや，腹囲の年次推移，性別・年齢階級別の中性脂肪値等血液検査値の比較，有所見率の比較等ができます（**図表2－2，2－3，2－4**）。これらを用いて，全国平均と各自治体を比較することや人口規模・高齢化率等の点で相似性の高いほかの自治体と比較することにより，現状を理解し，将来予測をすることができ，解決すべき問題が明らかになると考えられます。

2　検査値の改善

　「平成23年国民健康・栄養調査結果」によると，20～60歳代男性の肥満者割合は31.7％，40～60歳代女性は23.0％であり，男性の肥満者増加傾向は続いています。しかし，増加のスピードには抑制がみられ，「メタボリックシンドローム」という言葉の国民全体への浸透や，2000（平成12）年から21世紀における国民健康づくり運動「健康日本21」が開始されたこと，特定健診・特定保健指導制度がスタートしたことが影響を与えていると考えられます。一方で，20歳代女性においては「やせ」の者の割合が増加傾向にあり，行き過ぎた保健指導にならないことも重要です（**図**

図表2－5　肥満者およびやせの者の割合の年次推移

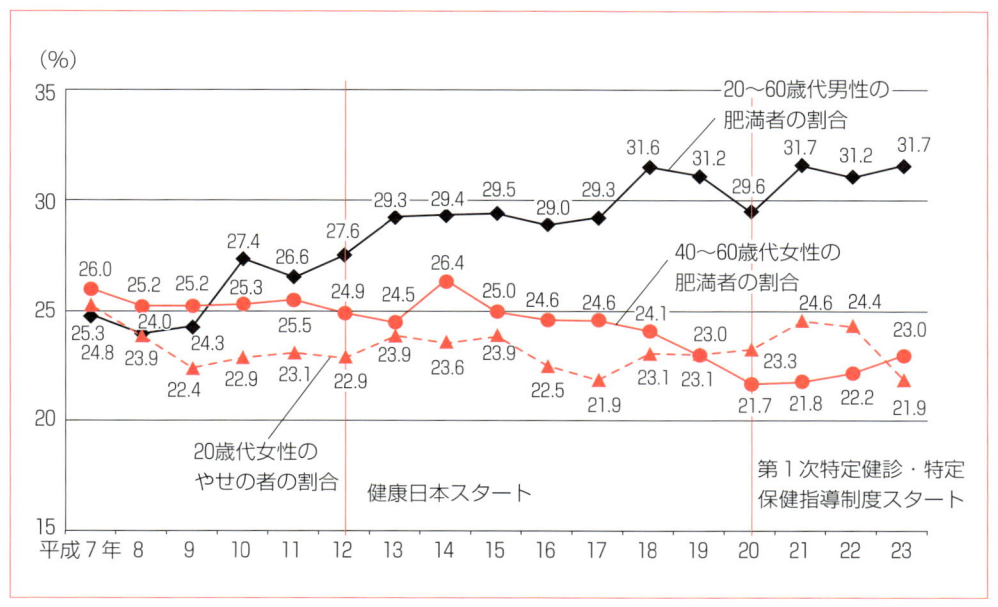

出典　「平成23年国民健康・栄養調査結果」より作図

表2－5）。

　複数の厚生労働科学研究において，健診データ等を用いて特定保健指導による効果評価が行われています。津下班における効果分析では，積極的支援により翌年の健診におけるメタボは42.5％から21.9％へ減少（減少率：48.5％），血圧，脂質等の有所見率が低下しました（**図表2－6**）。体重減少率が大きくなるほど，血圧，脂質，血糖等の改善は明らかとなり，翌年までの体重変化が±1％未満であった群を対照とした場合に，3％以上の減量群において各項目に有意な改善がみられました（**図表2－7**）。2％減量達成率は全体の47.0％，3％減量は36.6％，4％減量は28.6％で達成されていたことから，実現可能性を考慮しても，メタボの予防・改善のためには1年後の減量目標として2～4％が妥当と考えられます（**図表2－8**）。

　また，積極的支援レベルに該当したが，特定保健指導を実施せず翌年の特定健診を受診した例を対照群として，積極的支援実施群と1年後の健診データを比較したところ，積極的支援実施群では，体重，腹囲，血圧，脂質，血糖等の有意な改善を認めました（**図表2－9**）。

　動機づけ支援の1年後効果については，支援前の健診データと翌年の健診データを比較したところ，体重約1.5kg減，腹囲1.5cm減をはじめ，収縮期血圧以外の項目で有意な改善がみられました。動機づけ支援レベルを対象として積極的支援を実施した群，支援無群（対照群）と翌年の健診データを比較すると，体重減少率は積極的支援実施群で最大でしたが，トリグリセリド，HbA1c等の改善は動機づけ支援実施群で最も大きく，動機づけ支援の一定の効果が示されました。

3　減量効果と生活習慣変化の関連

　津下班では，積極的支援レベルに該当し積極的支援を実施した男性のうち，支援開始前健診時の問診で運動，食事，飲酒に関する各習慣が「悪い」例を対象として，減量効果と生活習慣変化の関連を分析しました。

　具体的には，運動習慣に関する3項目（1回30分以上の運動を週2回1年以上実施，歩行または同等の身体活動1日1時間以上実施，同性・同年代と比較して歩く速度が速い），食習慣に関する4項目（人と比較して食べる速度が速い，就寝前2時間以内の夕食が週3回以上ある，夕食後の間食が週3回以上ある，朝食を抜くことが週3回以上ある），飲酒習慣に関する2項目（お酒を飲む頻度，1日当たりの飲酒量）について，支援開始前に各習慣が「悪い」例を対象とし，1年後に習慣が改善した例を「改善あり」，不変または悪化した例を「改善なし」として1年後の4％減量達成者割合を比較しました。

図表2−6　1年後のMetS判定，有所見率変化

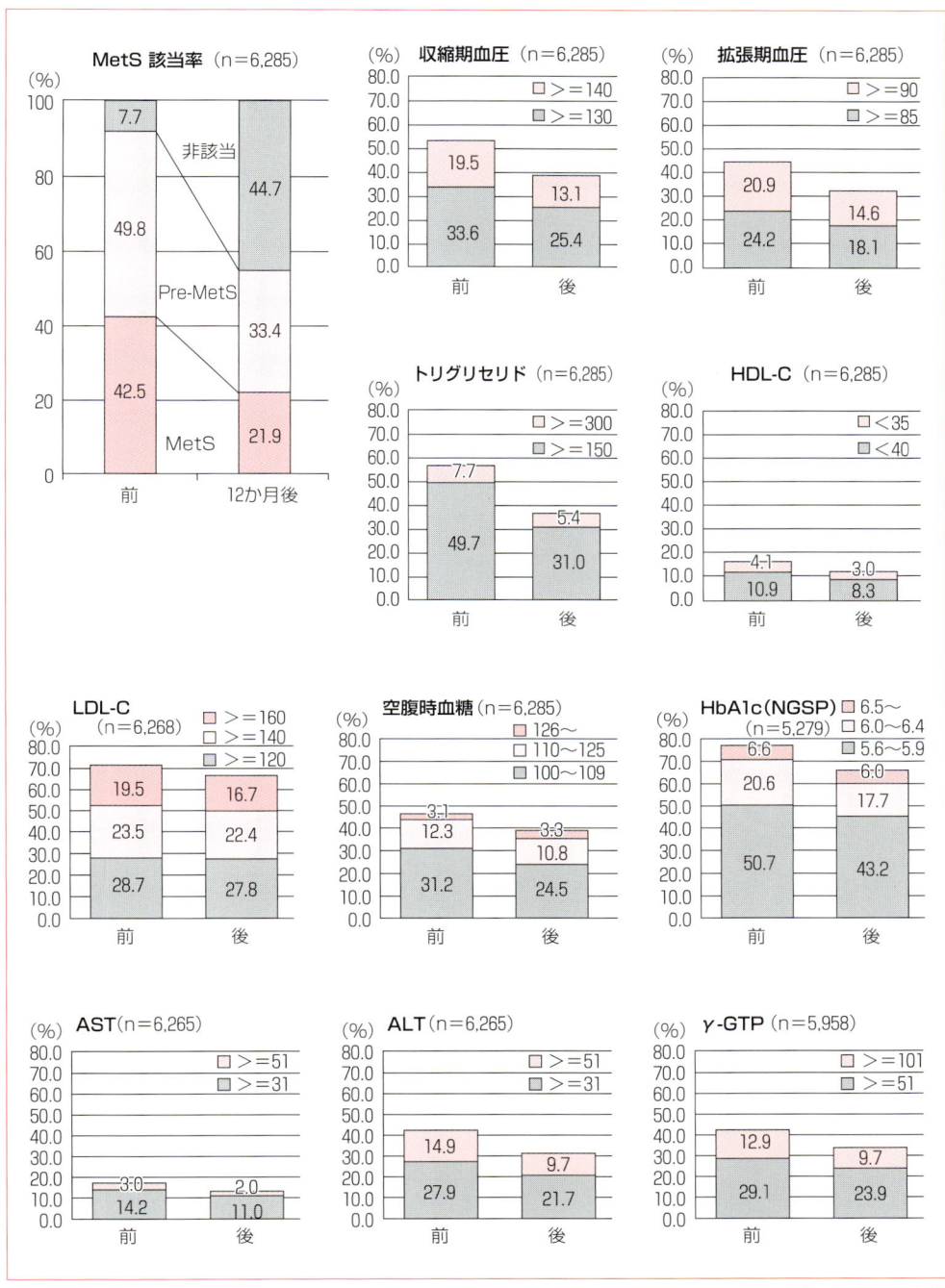

MetS 該当率（n=6,285）
- 前: 非該当 7.7, Pre-MetS 49.8, MetS 42.5
- 12か月後: 非該当 44.7, Pre-MetS 33.4, MetS 21.9

収縮期血圧（n=6,285）　>=140／>=130
- 前: 19.5／33.6
- 後: 13.1／25.4

拡張期血圧（n=6,285）　>=90／>=85
- 前: 20.9／24.2
- 後: 14.6／18.1

トリグリセリド（n=6,285）　>=300／>=150
- 前: 7.7／49.7
- 後: 5.4／31.0

HDL-C（n=6,285）　<35／<40
- 前: 4.1／10.9
- 後: 3.0／8.3

LDL-C（n=6,268）　>=160／>=140／>=120
- 前: 19.5／23.5／28.7
- 後: 16.7／22.4／27.8

空腹時血糖（n=6,285）　126〜／110〜125／100〜109
- 前: 3.1／12.3／31.2
- 後: 3.3／10.8／24.5

HbA1c（NGSP）（n=5,279）　6.5〜／6.0〜6.4／5.6〜5.9
- 前: 6.6／20.6／50.7
- 後: 6.0／17.7／43.2

AST（n=6,265）　>=51／>=31
- 前: 3.0／14.2
- 後: 2.0／11.0

ALT（n=6,265）　>=51／>=31
- 前: 14.9／27.9
- 後: 9.7／21.7

γ-GTP（n=5,958）　>=101／>=51
- 前: 12.9／29.1
- 後: 9.7／23.9

出典　厚生労働科学研究・津下班「生活習慣病予防活動・疾病管理による健康指標に及ぼす効果と医療費適正化効果に関する研究」平成24年度報告書

図表2-7　1年間の体重変化率と検査値変化（積極的支援実施群）

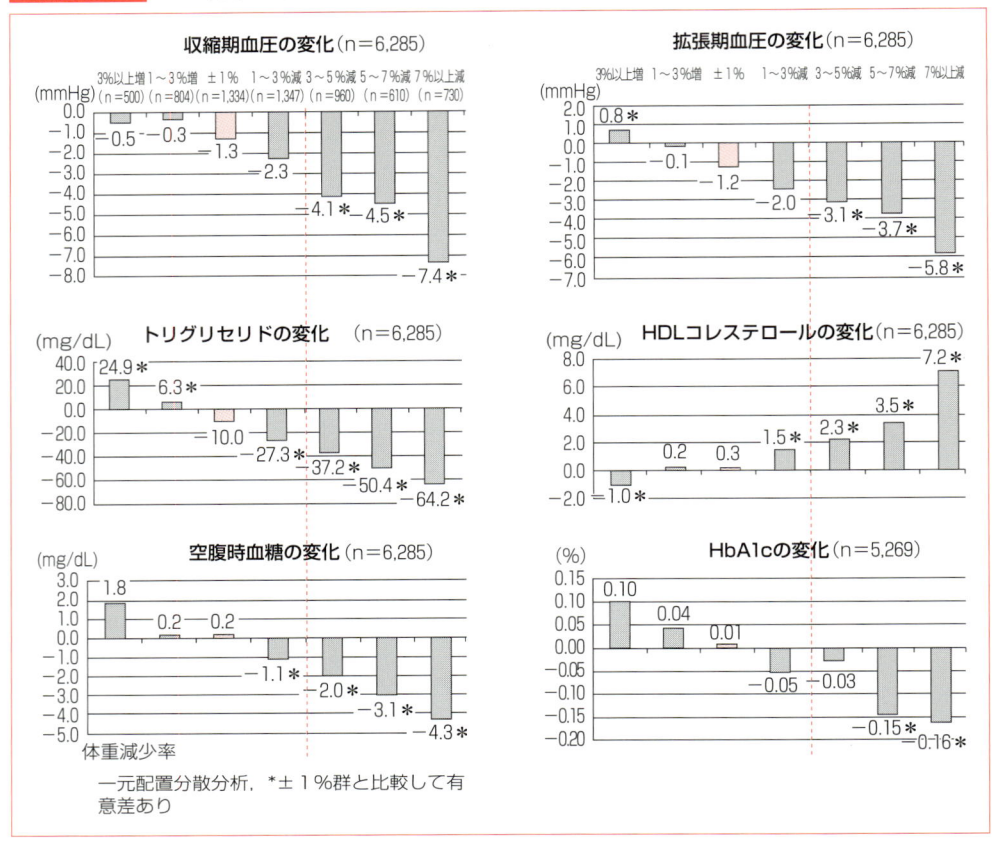

収縮期血圧の変化 (n=6,285)

3%以上増 (n=500): -0.5
1～3%増 (n=804): -0.3
±1% (n=1,334): -1.3
1～3%減 (n=1,347): -2.3
3～5%減 (n=960): -4.1*
5～7%減 (n=610): -4.5*
7%以上減 (n=730): -7.4*

拡張期血圧の変化 (n=6,285)

3%以上増: 0.8*
1～3%増: -0.1
±1%: -1.2
1～3%減: -2.0
3～5%減: -3.1*
5～7%減: -3.7*
7%以上減: -5.8*

トリグリセリドの変化 (n=6,285) (mg/dL)

3%以上増: 24.9*
1～3%増: 6.3*
±1%: -10.0
1～3%減: -27.3
3～5%減: -37.2*
5～7%減: -50.4*
7%以上減: -64.2*

HDLコレステロールの変化 (n=6,285) (mg/dL)

3%以上増: -1.0*
1～3%増: 0.2
±1%: 0.3
1～3%減: 1.5*
3～5%減: 2.3*
5～7%減: 3.5*
7%以上減: 7.2*

空腹時血糖の変化 (n=6,285) (mg/dL)

3%以上増: 1.8
1～3%増: 0.2
±1%: 0.2
1～3%減: -1.1*
3～5%減: -2.0*
5～7%減: -3.1*
7%以上減: -4.3*

HbA1cの変化 (n=5,269) (%)

3%以上増: 0.10
1～3%増: 0.04
±1%: 0.01
1～3%減: -0.05
3～5%減: -0.03
5～7%減: -0.15*
7%以上減: -0.16*

一元配置分散分析，*±1%群と比較して有意差あり

出典　図表2-6と同じ

図表2-8　1年後の減量達成者の割合

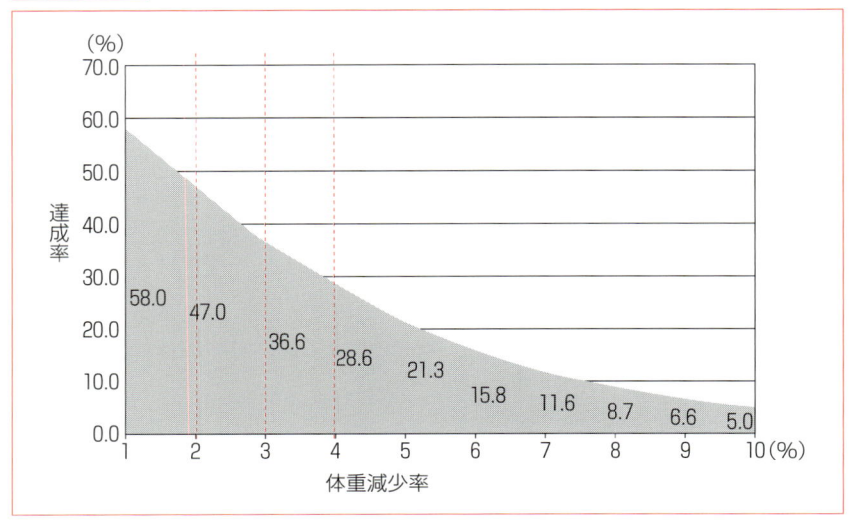

体重減少率別 達成率（%）

体重減少率	1	2	3	4	5	6	7	8	9	10
達成率(%)	58.0	47.0	36.6	28.6	21.3	15.8	11.6	8.7	6.6	5.0

出典　図表2-6と同じ

図表2−9　保健指導（積極的支援）の有無による1年後の健診データ比較

	積極的支援実施群 (n=6,285)	対照群 (n=5,370)	群間比較 (p value)
Δ体重 (kg)	1.7 ± 3.4	0.7 ± 3.0	<0.001
ΔBMI (kg/m^2)	0.5 ± 1.2	0.2 ± 1.0	<0.001
Δ腹囲 (cm)	2.1 ± 4.0	1.0 ± 3.8	<0.001
ΔSBP (mmHg)	2.8 ± 12.4	2.2 ± 13.3	0.017
ΔDBP (mmHg)	2.1 ± 8.8	1.1 ± 9.3	<0.001
ΔTG (mg/dL)	23.2 ± 92.7	17.5 ± 110.4	0.001
ΔHDL-C (mg/dL)	+1.9 ± 7.1	+0.6 ± 7.2	<0.001
ΔLDL-C (mg/dL)	3.4 ± 21.9	1.4 ± 24.2	<0.001
ΔFPG (mg/dL)	1.1 ± 10.9	0.1 ± 14.8	<0.001
ΔHbA1c (%)	0.03 ± 0.62	0.00 ± 0.52	0.046
ΔAST (IU/L)	1.6 ± 10.9	0.4 ± 19.0	<0.001
ΔALT (IU/L)	4.7 ± 19.5	2.0 ± 24.6	<0.001
Δγ-GTP (IU/L)	6.8 ± 32.8	3.7 ± 47.9	<0.001

注　Mean ± SD，一変量の分散分析；年齢により調整
出典　図表2−6と同じ

　その結果，標準問診の運動習慣に関する3項目，食習慣のうち2項目（人と比較して食べる速度が速い，朝食を抜くことが週3回以上ある），飲酒習慣のうち1項目（お酒を飲む頻度）が改善した群では，不変あるいは悪化群と比較して，有意に4％以上減量達成率が高い結果となりました（**図表2−10**）。

　これらの結果より，短期間のデータ分析ではありますが，特定保健指導特に積極的支援において生活習慣病予防・改善効果が示唆されました。

図表2−10 1年後の4％減量達成者割合と生活習慣変化の関連（男性）──積極的支援レベル該当に積極的支援を実施，支援開始前問診で各習慣が「悪い」例を対象

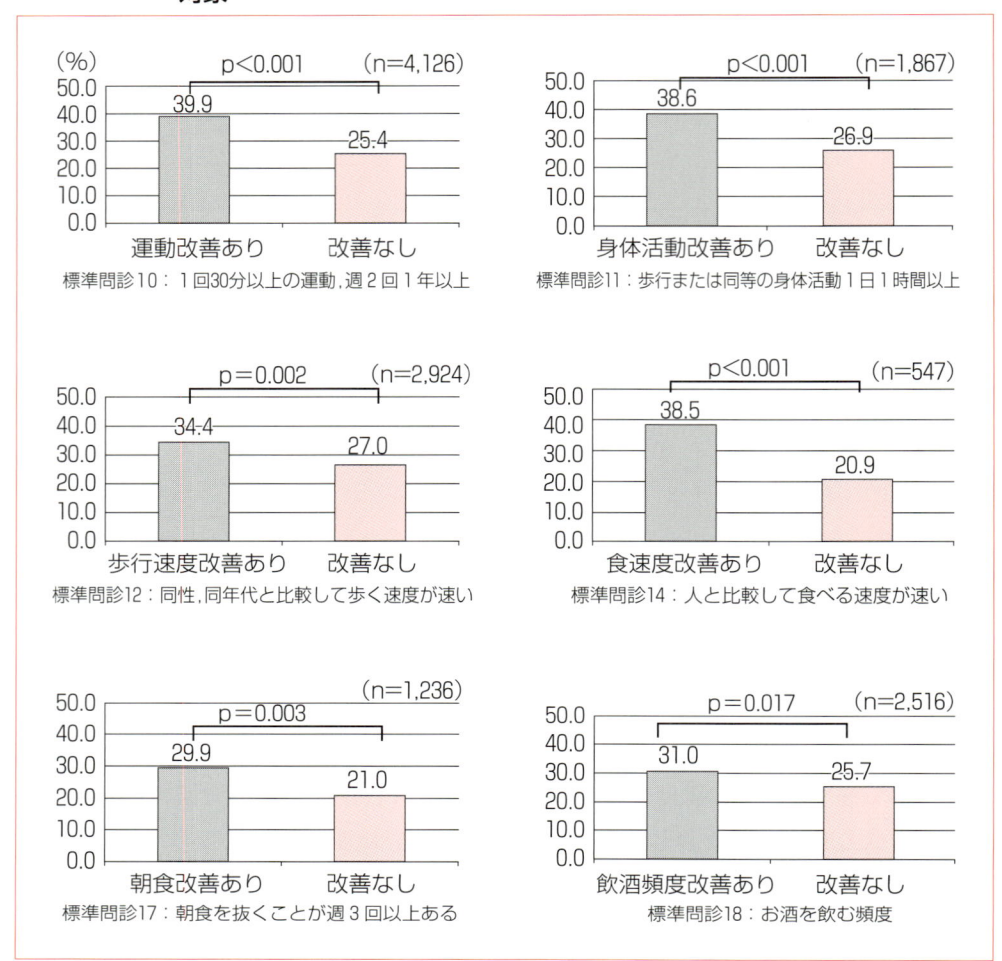

運動改善あり 39.9％ vs 改善なし 25.4％ （p<0.001, n=4,126）
標準問診10：1回30分以上の運動，週2回1年以上

身体活動改善あり 38.6％ vs 改善なし 26.9％ （p<0.001, n=1,867）
標準問診11：歩行または同等の身体活動1日1時間以上

歩行速度改善あり 34.4％ vs 改善なし 27.0％ （p=0.002, n=2,924）
標準問診12：同性，同年代と比較して歩く速度が速い

食速度改善あり 38.5％ vs 改善なし 20.9％ （p<0.001, n=547）
標準問診14：人と比較して食べる速度が速い

朝食改善あり 29.9％ vs 改善なし 21.0％ （p=0.003, n=1,236）
標準問診17：朝食を抜くことが週3回以上ある

飲酒頻度改善あり 31.0％ vs 改善なし 25.7％ （p=0.017, n=2,516）
標準問診18：お酒を飲む頻度

出典　図表2−6と同じ

3 第1期の反省と課題

1 受診率・実施率を高める必要がある

　前述のとおり，特定健診受診率，特定保健指導実施率は，制度開始以後徐々に向上してきていますが，健診受診率は45％，保健指導実施率は16％程度と未だ低い状況です。「平成22年国民生活基礎調査の概況」によると，健診未受診の理由として，「心配な時はいつでも医療機関を受診できるから」「時間がとれなかったから」「めんどうだから」「費用がかかるから」が多くなっています（**図表2－11**）。未受診者に対しては，症状が明らかになって初めて医療機関を訪れた場合，糖尿病や高血圧，脂質異常症等では，重症化してしまっている危険性もあることを伝えるとともに，健診結果によっては必要に応じて積極的に受診勧奨することが重要と考えら

図表2－11　健診等を受けなかった理由（20歳以上，複数回答）

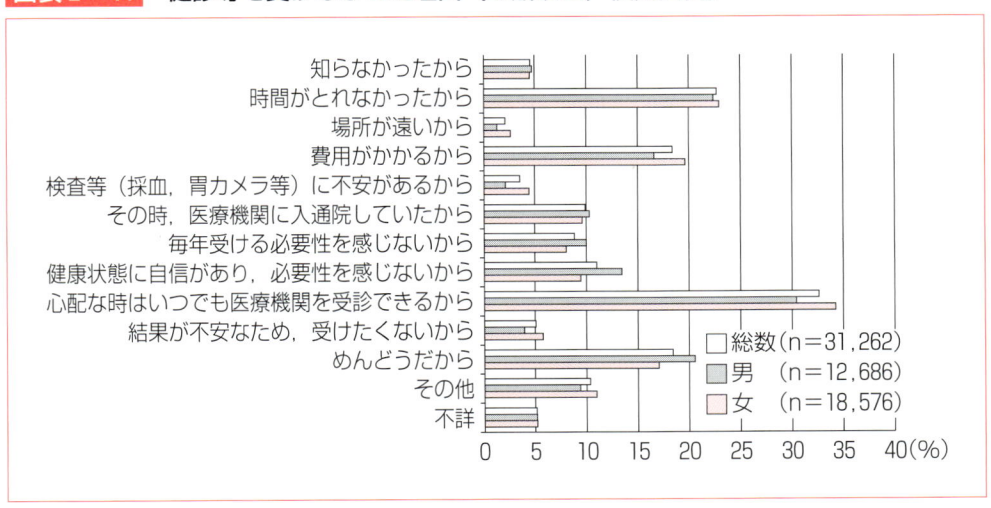

項目：知らなかったから／時間がとれなかったから／場所が遠いから／費用がかかるから／検査等（採血，胃カメラ等）に不安があるから／その時，医療機関に入通院していたから／毎年受ける必要性を感じないから／健康状態に自信があり，必要性を感じないから／心配な時はいつでも医療機関を受診できるから／結果が不安なため，受けたくないから／めんどうだから／その他／不詳

凡例：総数（n＝31,262）／男（n＝12,686）／女（n＝18,576）

出典　「平成22年国民生活基礎調査」

れます。

2　効果的な保健指導プログラムの検証

　津下班の分析において，1年後の検査値の変化量，4％減量達成の有無の割合から，保健指導効果の大きさを検討したところ，効果が大きかったのは，属性では非喫煙者，初回支援時のプログラムでは6か月後評価時に血液検査があること（6か月後評価時の血液検査告知あり），グループ支援，食事・運動実技があること等，初回支援以降のプログラムでは獲得ポイント総数180ポイント以上という結果でした。

　また，検査値改善効果に差の認められた喫煙者と非喫煙者で，初回支援時プログラム内容をそれぞれ検討しました。効果のあったプログラムは，喫煙者では6か月後評価時血液検査告知のみだったのに対して，非喫煙者では6か月後評価時血液検査告知に加えて，初回支援時がグループ支援であること，運動実技があることが検査値改善に効果があるとの結果になりました。

　初回支援を個別で行うのに比べ，グループで行った場合に検査値の改善により大きな効果があった理由として，グループワークは参加者同士が同じ目的意識をもって互いに励まし合うことができ，効果が出やすい指導法の1つであることが考えられます。

　効果的な保健指導プログラムについては，初回支援の方法，継続支援の形態や支援ポイント量，喫煙者への支援法等について引き続き検討が必要であると考えられます。

3　保健指導脱落率の評価と継続率向上のための方策

　全国労働衛生団体連合会が行った，健康保険組合，協会けんぽ，共済組合，国民健康保険119機関を対象とした特定保健指導の効果に関する特別調査結果報告書によると，特定保健指導脱落率は全体で8.9％であり，特定できた脱落理由のうち最も多かったのが「意欲の減退」，ついで「投薬治療の開始」「退職，資格喪失」の順でした。指導者としての課題は「意欲の減退」の割合を少なくしていくことです。すなわち，初回面接後に目標設定をした対象者が，意欲を継続していけるようなプログラムや支援方法を工夫する必要があります。

　また，脱落原因の約半数を「その他」や「不明」が占めており，継続率を向上さ

せ，生活習慣改善につなげるためには脱落の理由を明確に把握することも課題です。

4 2回目支援（リピーター）実施上の課題

　津下班において，初年度に積極的支援レベルに該当し，3年間で2回以上積極的支援を実施した例について，保健指導実施回数と検査値の改善効果の関係を検討しました。初回と2回目の保健指導効果を比較すると，初回は体重1.2kg減，2回目は0.3kg減と初回が有意に良好であり，腹囲，拡張期血圧，HDLコレステロール等の改善も有意でした（**図表2-12**）。

　2回目以上の保健指導を実施する際には，プログラムに変化をもたせるなどの工夫が必要と考えられます。

図表2-12 初年度積極的支援レベル該当，3年間で2回以上積極的支援実施例について1回目と2回目の支援効果を比較

(n=1,101)

	1回目の積極的支援	2回目の積極的支援	群間比較 (p value)
Δ体重（kg）	1.2 ± 2.9	0.3 ± 3.0	<0.001
ΔBMI（kg/m²）	0.4 ± 1.0	0.1 ± 1.0	<0.001
Δ腹囲（cm）	1.3 ± 4.2	0.6 ± 3.5	<0.001
ΔSBP（mmHg）	1.5 ± 11.6	0.8 ± 12.2	0.146
ΔDBP（mmHg）	1.4 ± 8.7	0.4 ± 8.7	0.006
ΔTG（mg/dL）	18.6 ± 68.2	5.8 ± 72.7	<0.001
ΔHDL-C（mg/dL）	+1.2 ± 5.8	+0.8 ± 5.7	0.045
ΔLDL-C（mg/dL）	0.9 ± 18.3	0.3 ± 21.6	0.505
ΔFPG（mg/dL）	0.5 ± 7.7	0.0 ± 9.7	0.141
ΔHbA1c（%）	0.00 ± 0.22	0.01 ± 0.27	0.303
ΔAST（IU/L）	1.3 ± 10.1	+0.2 ± 10.5	0.001
ΔALT（IU/L）	4.4 ± 17.4	+0.3 ± 19.3	<0.001
Δγ-GTP（IU/L）	5.6 ± 25.5	2.4 ± 39.2	0.022

注　Mean ± SD，一変量の分散分析；BMIで調整
出典　図表2-6と同じ

5 保健指導対象となっていない例についての対応

　非肥満でリスク（高血圧，糖尿病，脂質異常症）がある者については特定保健指導の対象とはなっていません。非肥満で受診勧奨判定値以上の者は，定期的な検査と生活習慣改善指導，薬物療法を組み合わせた医療管理が必要であり，適切に健診結果の情報提供を行い，受診勧奨を徹底することが重要です。

　制度上，積極的支援実施対象となっているのは，40～64歳ですが，職域男性を対象として実施された検討により，20歳代のBMI区分が高いことやその後の体重増加量が大きいと40歳代の高血圧服薬率・有病率，糖尿病服薬率・有病率が高くなり，医療費の増加につながっていることが示されています。40歳未満を対象とした保健指導効果が明らかであることも踏まえ，若年者への早期アプローチも今後の課題です（**図表2−13**）。

図表2−13　40歳未満男性の積極的支援レベル該当者──積極的支援実施群と未実施群（対照群）の1年後比較，喫煙習慣の有無により分類して検討

		人数（人）	年齢（歳）	⊿BW(kg)（減少率）	体重4％減達成率(%)	メタボ減少率(%)	メタボ+予備群減少率(%)	階層化判定改善者の割合(%)
喫煙なし	実施群	34	37.5±1.6	3.0 (5.3)	55.9	66.7	44.1	47.1
	対照群	285	36.8±1.9	1.3 (1.6)	27.0	44.9	36.3	46.1
喫煙あり	実施群	99	36.8±1.7	2.6 (3.2)	38.4	72.7	47.9	34.3
	対照群	453	36.4±2.6	0.6 (0.8)	21.2	16.8	39.8	37.1

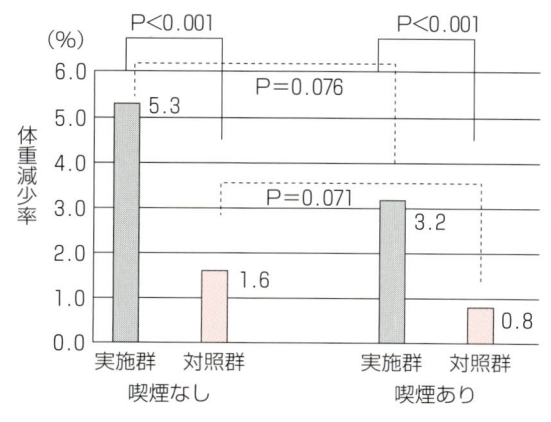

出典　図表2−6と同じ

6　長期的な効果分析

　特定健診・特定保健指導制度開始から5年が経過しました。研究班では，長期的な保健指導効果を分析する目的で，2つの健康保険組合において，平成20年度から23年度までの4年連続して健診データ登録があり，初年度に服薬（降圧剤，血糖降下薬，脂質代謝改善薬）がなく，積極的支援レベルに該当した男性を対象に，3年間に1回以上積極的支援を実施した群と一度も何らの支援も実施しなかった群（支援無群）を比較しました。3年後の生活習慣病服薬率を比較すると，支援無群で19.5％であったのに対し，積極的支援実施群では13.7％と有意な抑制効果を認めました。特に，初年度に受診勧奨判定値以上のリスクをもつ対象者では，3年後の服薬率が支援無群で35.9％であるのに対し，積極的支援実施群では21.6％と，支援効果が大きい結果となりました（図表2－14）。

　また，初年度の空腹時血糖値により分類（＜100mg/dL，100≦＜110mg/dL，110≦＜126mg/dL）し，3年間の支援実施の有無による3年後の糖尿病発症状況の相違を検討したところ，初年度の空腹時血糖値が100≦＜110mg/dLの群について，3年後に「糖尿病が強く疑われる例（糖尿病薬服用あるいはFPG≧126mg/dLまたはHbA1c（NGSP）≧6.5％に該当する例）」の割合は，支援実施群で7.8％であり，支援無群10.7％よりも有意に低くなりました。

　今後，さらに追跡期間を長くし，長期的かつ詳細な効果分析が求められます。

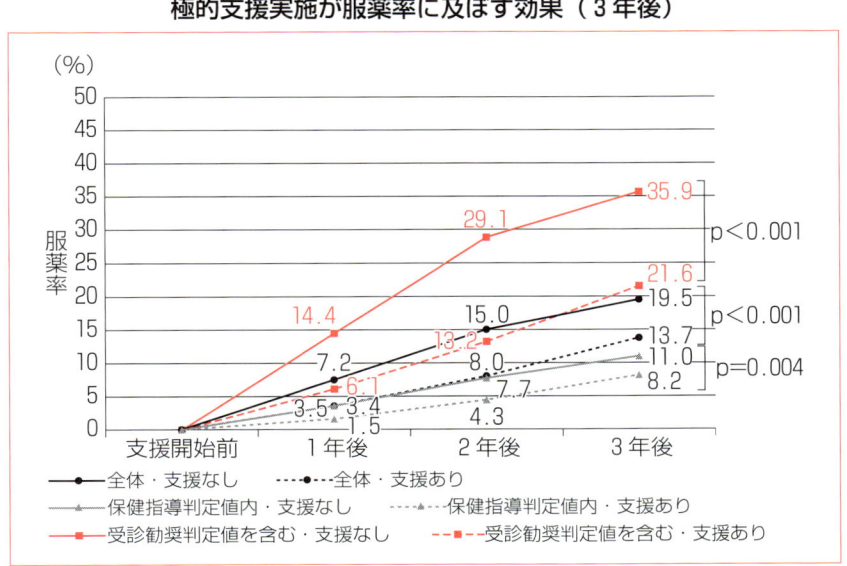

図表2－14　初年度積極的支援レベル該当者について3年間で1回以上積極的支援実施が服薬率に及ぼす効果（3年後）

出典　図表2－6と同じ

第3章

第2期特定健診・特定保健指導の課題
―― 第1期の成果と反省を活かして

1　特定健診受診率の向上に向けて
2　指導実施率と指導スキルの向上に向けて

1 特定健診受診率の向上に向けて

1 特定健診受診率の現状

全国の受診率の推移

　平成20年度に開始された特定健診・特定保健指導の特徴の1つは，健診受診率，保健指導実施率，メタボリックシンドローム（以下，メタボ）減少率の数値目標が設定されたことです。目標到達度に応じて，後期高齢者支援金の増減というペナルティあるいはインセンティブが生じるということで，事業の実施主体である保険者は，受診率や実施率の向上に向けてさまざまな取り組みを行っています。その結果，目標値の達成には至らないものの，全体の健診受診率と保健指導実施率は年々漸増傾向にあります。

　全体の健診受診率は上昇していますが，その程度は保険者の種類によって異なっています。被用者保険である健康保険組合で伸びが大きく，協会けんぽや国保で伸び悩み，被扶養者の受診率も低い状況です。また，同種の保険者間（たとえば，市町村国保）や都道府県間で受診率や実施率に大きな違いもあります。

未受診の背景と今後の方向性

　厚生労働省や研究班等において，受診率とその関連要因，受診率向上のための取り組みについての基本的な調査が行われ，今後の方向性が示されています。

　国民生活基礎調査によると，健診未受診の理由としては，「必要な時はいつでも医療機関を受診できるから」「時間がとれなかったから」「めんどうだから」が上位を占めています。また，厚生労働省の研究班によると，特定健診未受診の理由としては，「医師受診中」「健康だから」「時間の都合がつかない」が上位となっています。

保険者への調査では，未受診者への受診勧奨の方法としては，文書送付が最も多いのですが，市町村国保では電話案内や個別訪問が行われている場合も少なくありません（それぞれ33.8％と23.0％）。健診受診，特に継続受診やその後の保健指導にも関係する要因として健診から保健指導までの期間があります。その期間は，被用者保険では4か月以降が，市町村国保では3か月未満が多く，同じ保険種類内でも大きなばらつきがあり，保険者の取り組みや工夫次第であることがわかります。

　このような背景を受け，厚生労働省は，「がん検診との同時実施を推奨する」「被扶養者については，同意が得られた場合，市町村国保へ実施を委託する」「医療機関等のデータを活用する」「未受診者に対する受診勧奨を少なくとも1回は行う」などの方向性を示しています。

2　受診率向上への取り組みに関する事例

　全国で受診率向上のための取り組みが行われています。山口県を含む全国のいくつかの市町村国保の例を紹介します（図表3-1）。なお，全国の取り組み事例は第6章でも詳しく紹介します。

山梨県甲州市

　甲州（こうしゅう）市は，山梨県北東部に位置する人口約3.3万人の市です。未受診者対策会議を継続的に実施し，甲州市保健環境委員会と連携し健診希望調査やチラシ配布などを実施しました。自己負担金の無料化，データの分析，未受診者調査とそれをもとにした未受診者対策会議，住民をモデルにしたポスターや健診案内の作成，人間ドック枠の拡大，大学との連携，地域住民組織との協働，医療機関受診者の検査データの情報提供事業の実施など，総合的な取り組みが実を結んでいる例です。受診率は年々上昇し，平成20年度の30.9％が24年度にはほぼ50％となりました。なお，第2期の計画書では，これまでの取り組みのまとめ，データの分析結果などが示さ

図表3-1　事例における特定健診受診率の推移

	平成20年	21年	22年	23年	24年
山梨県甲州市	30.9%	34.6%	36.4%	42.8%	49.8%
愛知県蒲郡市	17.4%	36.4%	39.4%	38.6%	39.4%
山口県周南市	20.3%	27.7%	27.5%	28.1%	30.1%
山口県下松市	29.5%	28.4%	27.2%	27.2%	27.7%

れており，計画立案の点でも大いに参考になります。

愛知県蒲郡市

　蒲郡市は，愛知県南東部東三河地方にある人口約8.1万人の市です。主な取り組みとして，特定健診とがん検診の同時受診の実施（受診券の一本化含む），健診受診期間の延長（誕生日により区分したそれぞれ3か月間から約9か月間に延長），周知媒体の工夫（独自のリーフレットや案内の作成），早期の保健指導利用券の発送といった実施体制の見直しに加えて，食生活改善推進員や健康づくり推進員などと協働したり，地区別のデータを講演会などで公表したりするなどを行っています。その結果，健診受診率は，平成20年度の17.4％から23年度38.6％に向上しました。詳細は第6章を参照。

山口県周南市

　周南市は，旧徳山市を中心にする工業地帯をもつ人口約15万人の市です。主な取り組みとしては，医療機関との連携強化，データ分析，大学等の外部専門家の活用，特定健診とがん検診の同時受診の実施（受診券の一本化）や自己負担の半額化を行いました。医療機関，特に保健指導委託機関とは，定期的な研修会等を開催したり，年1回発行する「国保健診だより」により情報提供を行っています。健診受診率は，平成20年度の20.3％から21年度の27.7％に，24年度には30.1％と着実に向上しています。また，保健指導実施率は，平成20年度の19.0％から，21年度22.7％，22年度29.1％，23年度32.2％，24年度51.4％とこちらも大きく向上しました。平成24年度は，未実施の人への訪問を重点的に行ったことが効果を上げました。

山口県下松市

　下松市は，前述の周南市に隣接する人口約5.5万人の市です。2011（平成23）年9月から，がん検診を含む健診受診をPRするキャラクターによる啓蒙活動を行っています。5人組の「ケンシンファイブ」は国の推奨する5つのがん検診（胃，肺，大腸，乳房，子宮）を，「ケンシンキング」は特定健診を担当します。下松市の名は，松の木のもとに大星が降ってきたという「星が降った松」伝説からきていることから，ケンシンファイブ＆ケンシンキングは，健康惑星からやってきた宇宙人という設定です。キャラクターをチラシ，ポスター等に使い，イベント等での啓発を行っ

図表3－2　下松市の検診ガイドの表紙（平成25年度版）

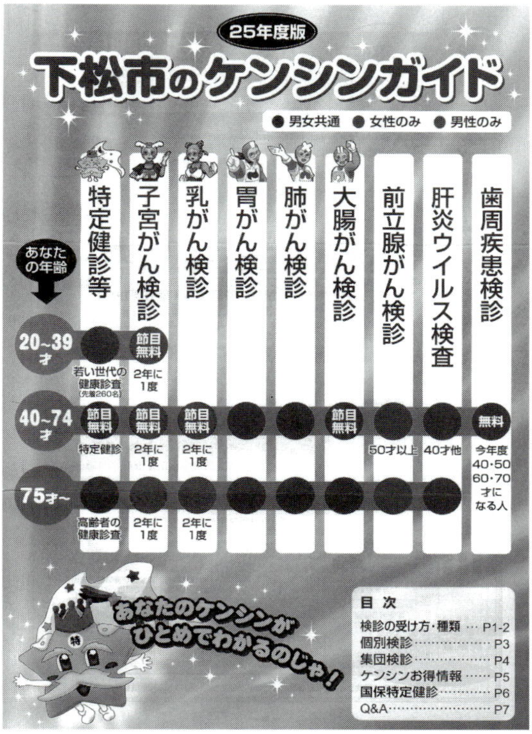

啓発キャラクターである「ケンシンファイブ」と「ケンシンキング」をあしらい，自分の受けるべき検診が一目でわかるように工夫しています（下松市HPより）。

ています（図表3－2）。受診率の顕著な向上は現時点では認められていませんが，キャラクターを使ったユニークな取り組みとして注目に値します。

3　受診率向上のために

　受診率向上のための特効薬はなく，さまざまな取り組みを有機的に組み合わせる必要があります。上記に示した例にはいくつか共通した点がある一方で，それぞれの状況で優先的に取り組むべき課題もあります。**図表3－3，3－4**に受診率向上のための主な取り組み例をまとめました。

図表3-3　受診率向上のための主な取り組みの例

取り組み	分類
①健診の内容を充実させる ・健診項目を増やす ・がん検診との同時実施，人間ドックの実施 ・目新しい検査を加える ・結果の説明を詳しく行ったり，健診当日に結果を出す ・結果通知や利用券送付までの時間を短くする	Product "よい健診を"
②負担を減少させる ・自己負担を減らす（無料化含む） ・予約などの手間を減らす ・ポイント制度などのインセンティブをつける	Price "安く・負担少なく"
③機会を増加させる ・集団検診の回数を増やす ・委託医療機関を増やす ・健診期間を延ばす	Place "多くの機会で"
④普及啓発を工夫して行う ・市報，HP等で広報する ・マスメディアやポスター等で広報する ・媒体を工夫し，わかりやすく，魅力的にする	Promotion
⑤未受診者への受診勧奨 ・受診状況を把握する ・郵送や電話等で受診勧奨を行う（リコール） ・訪問等により勧奨を行う	
⑥関係機関と連携する ・医師会との連携を図り，医師の理解を得る ・研修会などを開催し，委託機関との連携を図る ・大学等の専門家からの助言をもらう ・保険者協議会を活用する	
⑦住民組織等と協働する ・既存の住民組織（食生活改善推進員等）の協力を得る ・新しい組織をつくる（健診普及員など）	
⑧現状把握や調査・データ分析を行う ・健診データを分析する ・未受診者等に対する調査を行う ・他自治体・保険者と情報交換を行う	
⑨その他 ・医療機関での検査や職域の健診データを活用する ・組織的な推進体制を整備する	

図表3－4　受診率向上のための取り組みの概念図

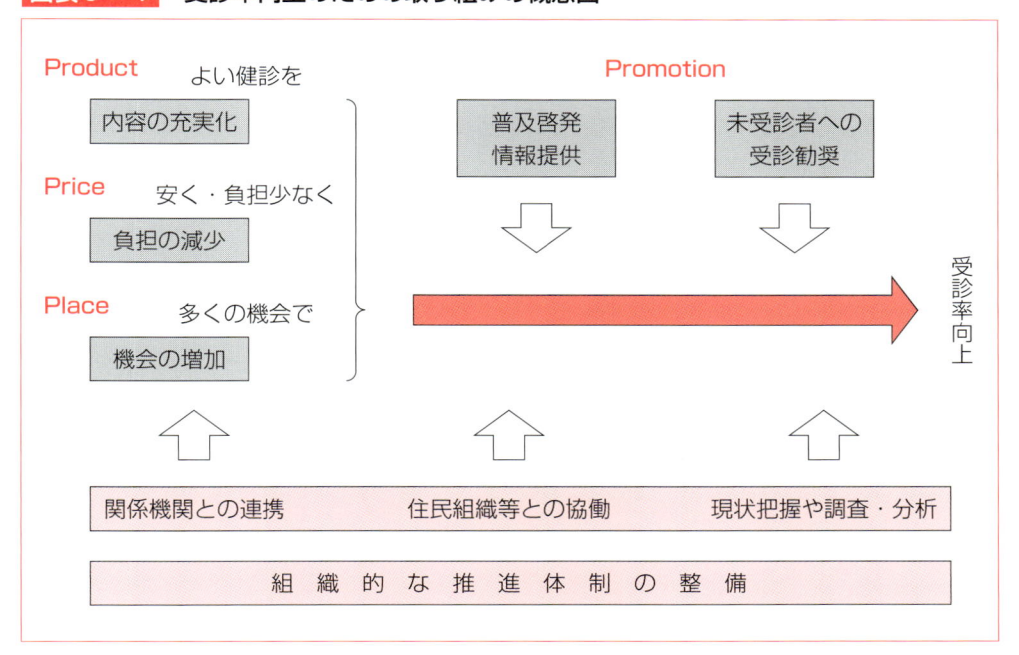

```
Product    よい健診を
 内容の充実化              Promotion
                    普及啓発        未受診者への
Price      安く・負担少なく    情報提供        受診勧奨
 負担の減少
                                                    受
Place      多くの機会で                               診
 機会の増加         ──────────────────────────→       率
                                                    向
                                                    上

   ↑              ↑              ↑
関係機関との連携   住民組織等との協働   現状把握や調査・分析

        組 織 的 な 推 進 体 制 の 整 備
```

マーケティングの4Pをもとにした対策

まず，マーケティングの4P（Product（製品・商品・サービス），Price（価格・コスト），Place（場所・利便性），Promotion（広告宣伝・普及啓発））の考え方をもとに，健診受診率向上の取り組みを整理しました。

① Product（"よい健診を"）

健診の質を高め，健診を価値あるものにする必要があります。従来の健診と比較して健診項目が少ないことも受診率低迷に関係しているとされています。HbA1c，クレアチニンなど，健診項目を増やすことは，受診者のお得感を高めることに有効です（もちろん，科学的に有効な健診項目であることが重要）。がん検診との同時実施も広く勧められています。継続受診者の増加には，健診当日に結果を出したり，結果通知や利用券送付までの時間を短くしたりすることも効果的でしょう。

② Price（"安く・負担少なく"）

自己負担額の軽減や無料化，予約などの受診の手間を少なくすることで，直接的および間接的な負担を減らすことができます。ポイント制度などのインセンティブをつける事業もいくつかの自治体で行われています。

③ Place（"多くの機会で"）

集団検診や委託医療機関の拡充，健診期間の延長など，健診機会は多いほうが

1　特定健診受診率の向上に向けて　｜　77

利便性は高く，休日健診や予定外の追加健診も一定の効果が期待できます。
④ Promotion 1（普及啓発・情報提供）

自治体の広報誌，健診案内，HP，マスメディア，ポスター等での普及啓発や情報提供は広く行われていますが，よりわかりやすく，魅力的になるよう工夫する必要があります。
⑤ Promotion 2（未受診者への受診勧奨）

受診状況を把握し，未受診者に対しては，郵送，電話，家庭訪問などで受診勧奨すること（リコール）が効果的です。

その他の取り組み

以下に示した取り組みは，上記の4Pに基づく取り組みを補足するというより，そのための基盤となるもので，保険者の取り組みとしてはより重要性が高いかもしれません。

⑥ 関連機関との連携

特定健診について否定的な考えをもつ医師もいるといいます。医師会との連携を図り，医師の理解を得て，委託機関との連携を図る必要もあります。また，大学等の専門家とかかわりをもつことで貴重な助言を得ることもできます。

⑦ 住民組織等との協働

食生活改善推進員等の既存の住民組織の協力を得たり，健診普及員などの新たな組織をつくったり，住民組織との協働は大きな効果があるでしょう。

⑧ 現状把握と調査・データ分析

健診データの分析や未受診者等を対象とした調査は，未受診の背景や未受診者の属性を明らかにし，その後の対策に活かすことができます。調査の過程で，関係者の意識を高めたり，調査自体が健診の広報にもなります。

⑨ その他

医療機関での検査や職域の健診データを活用すれば，受診率を数値的に高めることができます。特に，協会けんぽでは，職場での定期健診の結果を特定健診に活用することは受診率の向上の近道でもあります。

4 まとめ

基本的な姿勢

まとめとして，受診率の向上についての基本的な姿勢について述べます。

❶　熱意をもって取り組む

　すべての仕事に共通することですが，掲げた目標に向けて，あきらめずに努力し続けることが必要です。特に，後期高齢者支援金の加算減算が限定的で，達成不可能と思われる数値目標が掲げられるなど，受診率向上のモチベーションが下がりがちかもしれませんが，この程度でよいと妥協せず，少しでも目標に向かって取り組むことが大切です。

❷　他事例から学ぶ

　全国の保険者が，健診受診率と保健指導実施率の向上に向けて取り組んでいます。成功事例あるいはうまくいかなかった事例から学ぶことがたくさんあるでしょう。県内外での情報交換を図り，他事例から学びましょう。

❸　日々の改善を図る

　受診率向上に王道や特効薬はありません。日々の努力と少しずつの工夫の積み重ねで事業の改善が図られ，結果は徐々に現れるものです。

❹　組織的な基盤を強化する

　自治体での根本的な問題の1つは，この事業がこれまで健康づくりの担当であった部署（たとえば，健康増進課）ではなく，国保の部署が主な担当となったことです。両者やほかの関係者が協働し，これまで述べてきたさまざまな取り組みの意思決定と実行を円滑にできる組織的基盤をつくることが成功の肝といえるでしょう。

これからの方向性

　最後に，これからの特定健診・特定保健指導について私見を述べます。全国的に受診率が低迷し（目標には遠く及びません），保険者種類間の違いが大きくなっています（いわゆる健康格差の拡大）。国や関係者が設定した目標値を達成したいと本気で思い，この事業が医療費の適正化に寄与するようであれば，健診受診や特定保健指導利用をより強制的にしてもよいのではないでしょうか。受診や利用を義務化することで，保険者が強いられている受診・利用勧奨業務の負担も軽減できるでしょう。

　また，注目すべきは国保の広域化です。市町村ごとの保険料等の設定にあたり，予防活動への努力を考慮することもありえます。健診受診率や特定保健指導実施率が保険料率等に反映されるような新たなインセンティブとペナルティは検討に値します。

2 指導実施率と指導スキルの向上に向けて

特定保健指導で第1期以上の実施率を上げるためには，以下の3点が重要となります。

1　参加者が集まる魅力あるプログラムの構築
2　対象者が継続できる支援プログラム
3　指導者の教育（指導スキルの向上）

1　参加者が集まる魅力あるプログラムの構築

特定保健指導を受けたくない理由

多くの参加者を集めるためには，組合健保であれば保険者と企業が一体となって，実施する必要があり，多少の強制力をかけてでも初回面談に参加させる方策が必要です。しかしながら，強制力だけに頼ってしまうと「やらされ感」を強く感じ，時期早々に脱落してしまうことにもつながりかねません。また，市町村国保においては募集型で実施しているところが多く，高齢層の応募率は一定数あっても，若年層の応募率を上げることに苦慮しているところかと思います。

なぜ，保健指導は受けたくないと思われるのでしょう。

まずは，参加してもらうための方策を考える前に，保健指導を受けたくない理由を確認しましょう。

図表3－5，3－6はベネフィットワン・ヘルスケアが過去に実施したアンケート調査において「保健指導に参加したくない」理由を性別・年齢別に集計したものです。アンケートに回答した方にその理由を聞いたところ，男性の40～50歳代では，「忙しい」「面倒くさい」「体調が悪くない（健康だと思っている）」等の回答が多くみられました。また60歳以上では，医療機関とのかかわりをもっている方が

図表3-5 「保健指導に参加したくない」理由（男性）

年齢区分	第1位	第2位	第3位	第4位
40歳代 （92名）	忙しい：30.4%	体調が悪くない（健康だと思っている）：23.9%	面倒くさい：23.9%	生活について指導されるのは嫌だ：17.4%
50歳代 （116名）	面倒くさい：30.2%	必要なときはいつでも医療機関を受診できる：28.4%	忙しい：22.4%	体調が悪くない（健康だと思っている）：19.8%
60歳代 （244名）	必要なときはいつでも医療機関を受診できる：30.3%	病院に通院している（していた）：29.9%	体調が悪くない（健康だと思っている）：27.5%	自己管理ができている：23.8%
70～74歳 （91名）	必要なときはいつでも医療機関を受診できる：38.5%	病院に通院している（していた）：34.1%	自己管理ができている：17.6%	体調が悪くない（健康だと思っている）：15.4%

図表3-6 「保健指導に参加したくない」理由（女性）

年齢区分	第1位	第2位	第3位	第4位
40歳代 （115名）	体調が悪くない（健康だと思っている）：23.5%	面倒くさい：20.9%	忙しい：20.9%	生活について指導されるのは嫌だ：20.0%
50歳代 （189名）	体調が悪くない（健康だと思っている）：22.2%	必要なときはいつでも医療機関を受診できる：22.2%	病院に通院している（していた）：22.2%	自己管理ができている：19.0%
60歳代 （294名）	必要なときはいつでも医療機関を受診できる：37.4%	病院に通院している（していた）：26.5%	自己管理ができている：25.9%	体調が悪くない（健康だと思っている）：20.7%
70～74歳 （109名）	必要なときはいつでも医療機関を受診できる：43.1%	病院に通院している（していた）：30.3%	自己管理ができている：19.3%	体調が悪くない（健康だと思っている）：19.3%

多く，必要なときは医療機関を受診できると感じている傾向がみられました。

女性では40～50歳代で，「体調が悪くない（健康だと思っている）」等の回答が多く，健康への過信が強い傾向がみられました。

これを踏まえ，対象者の状況に合わせて初回面談実施率向上に向けた対策を立ててみるとよいでしょう。ほんの一例を**図表3-7**にまとめてみました。

プログラムの充実を図る

まずは第1期の5年間を振り返ってみましょう。特定保健指導が制度としてス

図表3−7　応募率向上に向けた対象者の状況別対策

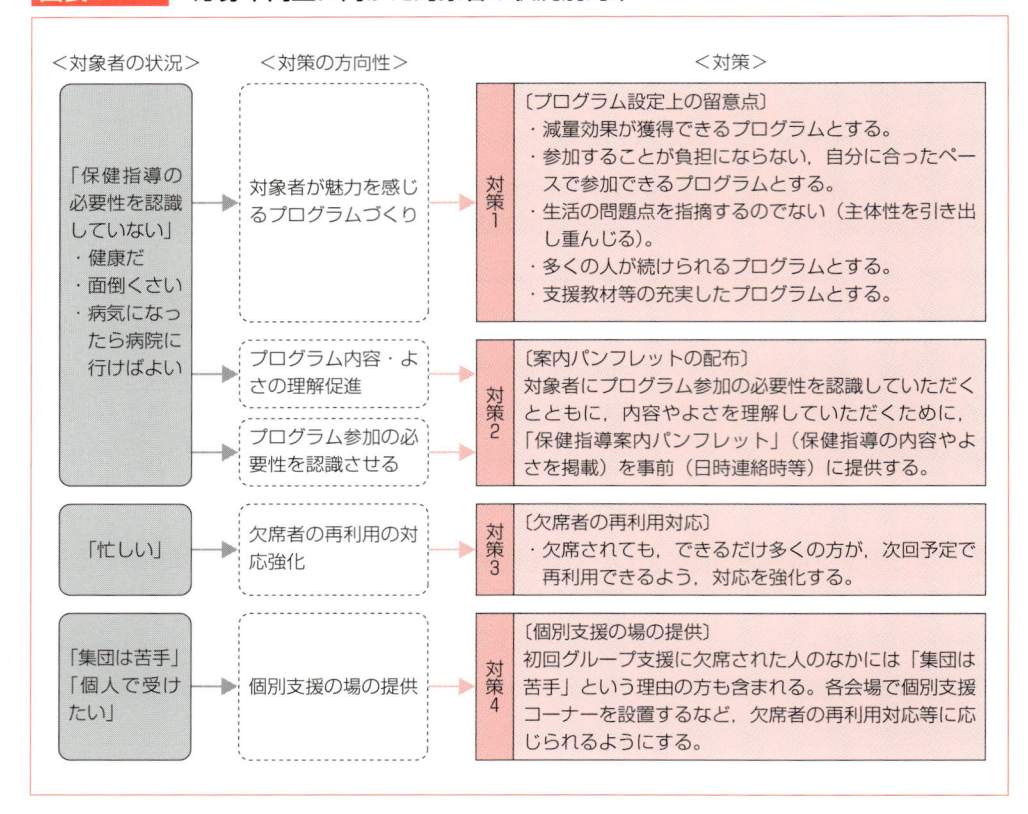

＜対象者の状況＞	＜対策の方向性＞	＜対策＞
「保健指導の必要性を認識していない」 ・健康だ ・面倒くさい ・病気になったら病院に行けばよい	対象者が魅力を感じるプログラムづくり	対策1　〔プログラム設定上の留意点〕 ・減量効果が獲得できるプログラムとする。 ・参加することが負担にならない，自分に合ったペースで参加できるプログラムとする。 ・生活の問題点を指摘するのでない（主体性を引き出し重んじる）。 ・多くの人が続けられるプログラムとする。 ・支援教材等の充実したプログラムとする。
	プログラム内容・よさの理解促進 プログラム参加の必要性を認識させる	対策2　〔案内パンフレットの配布〕 対象者にプログラム参加の必要性を認識していただくとともに，内容やよさを理解していただくために，「保健指導案内パンフレット」（保健指導の内容やよさを掲載）を事前（日時連絡時等）に提供する。
「忙しい」	欠席者の再利用の対応強化	対策3　〔欠席者の再利用対応〕 ・欠席されても，できるだけ多くの方が，次回予定で再利用できるよう，対応を強化する。
「集団は苦手」 「個人で受けたい」	個別支援の場の提供	対策4　〔個別支援の場の提供〕 初回グループ支援に欠席された人のなかには「集団は苦手」という理由の方も含まれる。各会場で個別支援コーナーを設置するなど，欠席者の再利用対応等に応じられるようにする。

タートした平成20年度，厚生労働省は，これからの保健指導の内容を「健診結果から本人が身体状況を理解し，生活習慣改善の必要性を認識でき，行動目標を自らが設定し実行できるよう，個人の行動変容をめざした保健指導を行う。保健指導は，対象者の考えや行動変容のステージ（準備状態）を考慮し，個別性を重視した保健指導が行われることになる」と提唱してきました。果たしてこの5年間，個別性を重視した保健指導が実施できたでしょうか。初年度は実施側だけでなく対象者側も初参加のため，不安以上に期待値も高かったところがあったかと思います。しかしながら，年々対象となる層に経年者が増え，ニーズも多岐に及んでいき，そこに対応しきれずに通り一遍の支援になっていたと思われる方も少なくないかと思います。

　対象者自身に合った方法，これなら続けられると思わせる方法をわかりやすく伝えるサービスが「受けてよかった」「また受けたい」と思わせるサービスのポイントとなります。新規対象者には健診結果に沿って，メタボリックシンドロームの理解，放置するリスクを丁寧に説明する必要があります。しかし経年者にとってみれば，すでに何度も聞いている話です。これまで受けてきた面談で伝えてきた内容に対す

図表3-8　参考例

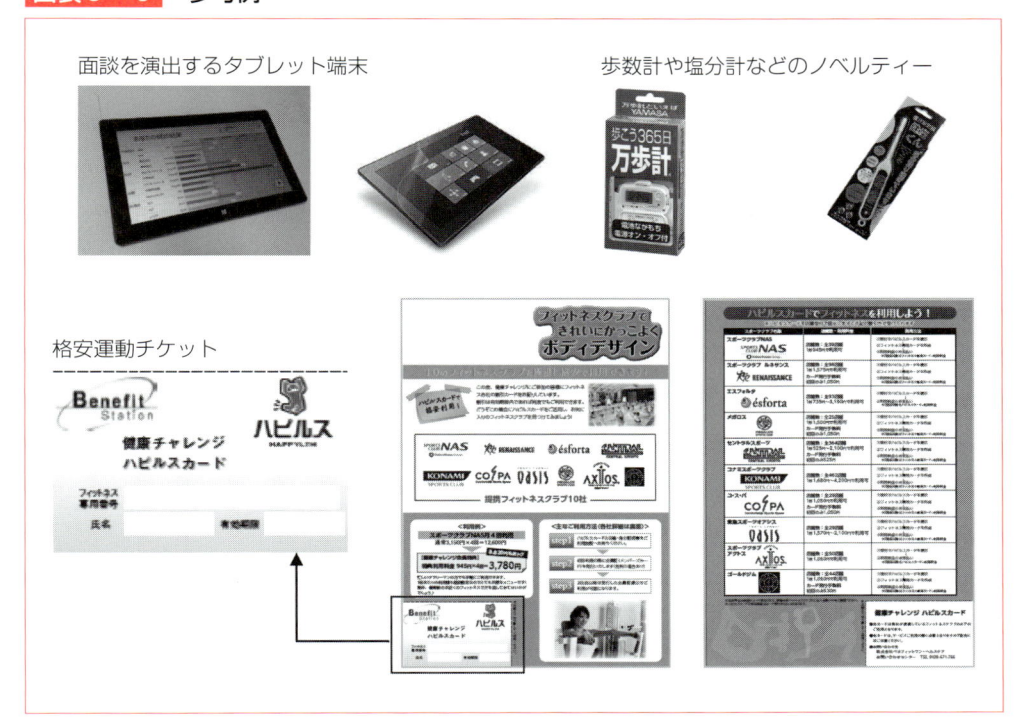

る理解度にもよりますが，やはり同じアプローチでは響きませんし，行動変容にはつながらないでしょう。変わらないから参加しているわけですから，やはりこの数年で実践したことについて，しっかりふれ，少しでも努力した点があれば，そこを認め，何が原因で改善できず再び保健指導に参加することになってしまったかを一緒に考える時間が必要です。

　また，代わり映えのない支援ツールでは対象者の気持ちは引きつけられません。5年間毎年メジャーをもらい続けても，計るお腹は一つですよね。保健指導は利用者目線のサービスでなければなりません。対象者を満足させるとなると，それなりに演出が必要です。昨今では，初回面談でノベルティーグッズ（例：活動量計，塩分計，フィットネス利用券，トクホ食品）を提供したり，指導ツールを紙媒体からタブレット端末を活用して面談を演出するなど，面談自体に工夫を凝らすアウトソーシング先も出てきました。

　図表3-8に参考例を示します。

案内パンフレットの工夫

　前述したように参加者を集めるためには魅力的なプログラムでなければなりませ

ん。受ける側からすると，郵送されて届いたパンフレットが，特定保健指導参加のお知らせ程度の内容であれば，「参加しても，専門職の話を聞いて，日頃の生活習慣について注意をされるだけ……」とたいがいはマイナスな発想が先行します。パンフレットや日時決定通知を事務連絡のようなものにせず，プログラムの魅力や成功体験を掲載するだけでも印象が変わり，期待感を高めます。また，面談を担当してくれる指導者や継続的に支援を行ってくれる指導者の顔写真等が案内に掲載されているだけで，安心して受けられる対象者もいるでしょう。

　また募集型で実施する場合は，年齢別，性別に募集パンフレットのデザインやキャッチフレーズを変えることで，より対象者の参加意欲をかき立てることができます。

図表3－9　パンフレットの例

若年層に向けたパンフレット例　　家族同居の方に向けたパンフレット例

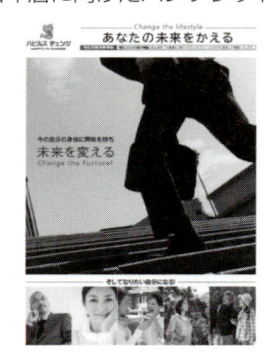

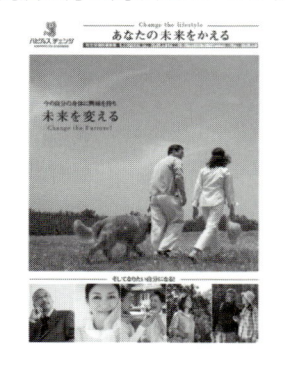

リスクを強調した再募集用　　成果を中心としたＰＲ

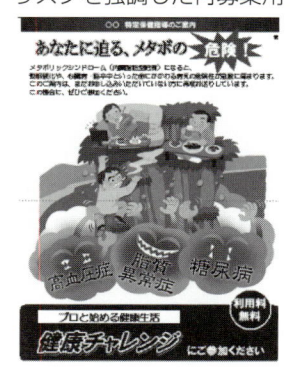

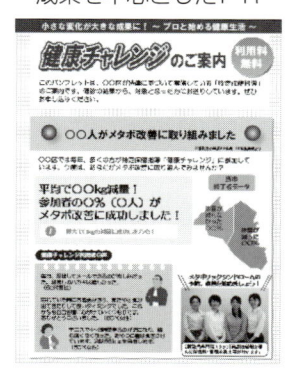

> [例]
> ※ ○○部長も絶賛！　目指せメタボ脱却！
> ※ スタッフ○○（管理栄養士）がサポートいたします！

　特定保健指導も第2期を迎え，対象者には経年者が5割を越えているところもあります。主催者側としてはプログラムをよりよく改善したのであれば，その変化を視覚的に見せて主催者側のやる気を示すとよいでしょう。そのためには内容の充実に加え，呼びかけの方法に工夫が必要です。
　ただし，いたずらに危機感をあおったり，誇大広告にならないように注意する必要があります。

日程調整および再利用促進

　次に，面談日の設定です。
　これは意外と主催者サイドの意向で勝手に決められていることが多くあります。会場の都合や面談を行う指導者の都合，これによっては，対象者がわざわざ仕事の都合を変更して受けなければならないこともあります。実施率を上げるためには，なるべく希望に応じるなどして，受けやすい時間帯を調整できるようにしましょう。
　土日祝日や18時以降の夜間も対象者の希望によっては設定が必要かもしれません。
　また，面談予定日に実施できなかった対象者へのフォローも実施率向上においては重要です。予定日に実施できなかった受け皿としてあらかじめ追加日程を用意しておき，メールや手紙等で案内を送ることをお勧めします。また，メールや手紙を送付してしばらく返信がない場合は，電話で直接案内を行い，受診を促すと，さらに実施率は上がります。
　それでも実施できない対象者がいることを見越して，誰でも受けることができるオープン開催を実施しているアウトソーシング先もあります。以下は，ベネフィットワン・ヘルスケアの取り組みです。

> [事例] オープン開催保健指導
> 　ベネフィットワン・ヘルスケアでは，保険者が主催する事業所での保健指導が実施できなかった場合，欠席者へ別日程の案内とともに，地域で行うオープン型の保健指導を案内している。実施場所は全国80か所で計250回実施して

> おり，対象者にとっては，会社で受けられない場合，地域の会場に出向いて保健指導を受けることができるメリットがある。

現在，厚生労働省では今後の実施率の向上に向けて遠隔で行う保健指導も検討されていますので，面談場所のPC環境が整っていれば，対象者の希望に応じて自由に受けることができる日がくるかもしれません。

健診受診日と保健指導面談日の時間短縮

健康診断を受け，健診結果が届いてから，保健指導を受けるまでの期間は短いほど，対象者の動機づけにつながります。しかしながら現状では，データの整理や階層化を行う作業，アウトソースをしている場合はデータの授受，日程調整等で余計な時間がかかり，その間3か月以上，長いと半年も経過している場合があります。

健診結果を受け取った時点が最も改善意識が高いタイミングであると考えると，半年も経過して過去のデータで支援を受けても改善しようという気はおきないでしょう。ある市町村国保では，医師会と連携をして，健診結果を説明するタイミングで受診者を来院させ，その場で保健指導を実施する事例もあります。

2　対象者が継続できる支援プログラム

脱落の多い1か月目が成否の分かれ目

特定保健指導の実施率とは，初回面談を実施した対象者が3か月以上6か月以下の支援を受け，最終的に評価まで終了したことで実施率の分子に計算されます。つまり，初回面談の実施率がどれほど高くても，継続支援で脱落を防止しなければ意味がありません。

では，6か月の支援のなかで，対象者が脱落しやすいタイミングはどのあたりになるのでしょうか。実際の実施結果から検証してみました。

図表3-10にベネフィットワン・ヘルスケアが実施した特定保健指導（平成22年度）の実績を示します。脱落者1510人のうち44.8％（676人）が1か月目に脱落していました。2か月目までの脱落者を合計すると，7割近くが前半戦で脱落しているのです。野球でいえば，3回でノックアウトということになります。

継続投手がいない独り舞台において，完投（6か月継続）を目指すにはどうすればよいのでしょうか？

結果として1か月，2か月目は脱落者が多いということがわかりましたが，逆に成功者ではこの期間にある程度の効果がみられます。特に取り組みを始めた1か月では数値的な変化もみられます。

　図表3－11に取り組み開始から6か月間で，「減少率5％以上」「減少率5％未満」「変化なし・増加」に分けて期間中の体重減少率をみてみました。

　成功者の多くは，1か月目の体重減少率が高いことがわかります。6か月で5％の減量をした群は1か月目で1.5～2％の減量に成功しています。

　成功者は，無理なく適切な生活習慣改善に取り組み，成果を実感することで，自信につながり，継続や成果の獲得の可能性が高まります。1か月目である程度の結果まで達成していれば，6か月後の目標にはより確実なものになります。

　そこで，1か月目に目標値を掲げ6か月目標達成に向けて取り組んだ群と，最初から6か月目を目標に取り組んだ群では，どのくらい結果に差が出るのか効果検証をしてみました。

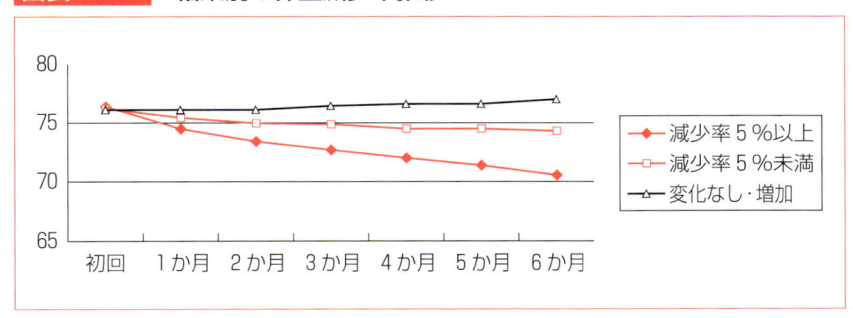

　図表3－12のとおり，1か月目標を立てた群とそうではない群では，立てた群のほうが効果が高く，1か月目の体重減少率に0.11％の差がみられます。6か月後にはその差がさらに拡大し，0.28％となっています。また，最終的に5％の体重減を達成した方の割合も1か月目標を立てて実施した群のほうが上回りました。

図表3－10　中途脱落者の月別脱落状況

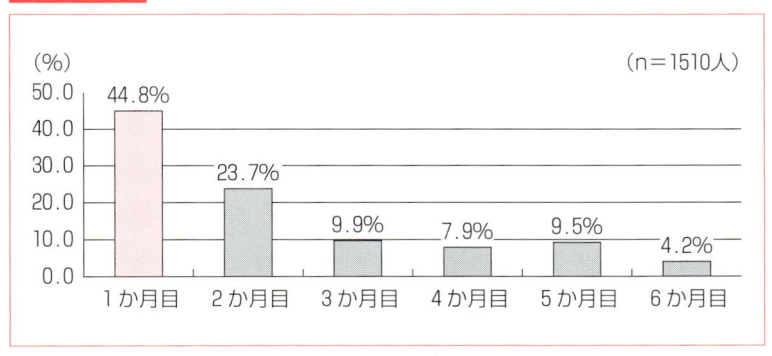

（n＝1510人）

月	脱落率
1か月目	44.8%
2か月目	23.7%
3か月目	9.9%
4か月目	7.9%
5か月目	9.5%
6か月目	4.2%

図表3－11　結果別の体重減少率推移

（凡例：減少率5％以上／減少率5％未満／変化なし・増加）

図表3-12　1か月目標を立てた場合の効果

	N数（名）	1か月目増減率	6か月目増減率	6か月後の5％減量達成率
1か月目標を立てずに実施	13,418	−0.97%	−2.63%	19.3%
1か月目標を立てて実施	11,797	−1.08%	−2.91%	21.5%

差：0.11%（1か月目増減率）、0.28%（6か月目増減率）

図表3-13　成果の分かれ目は1か月目

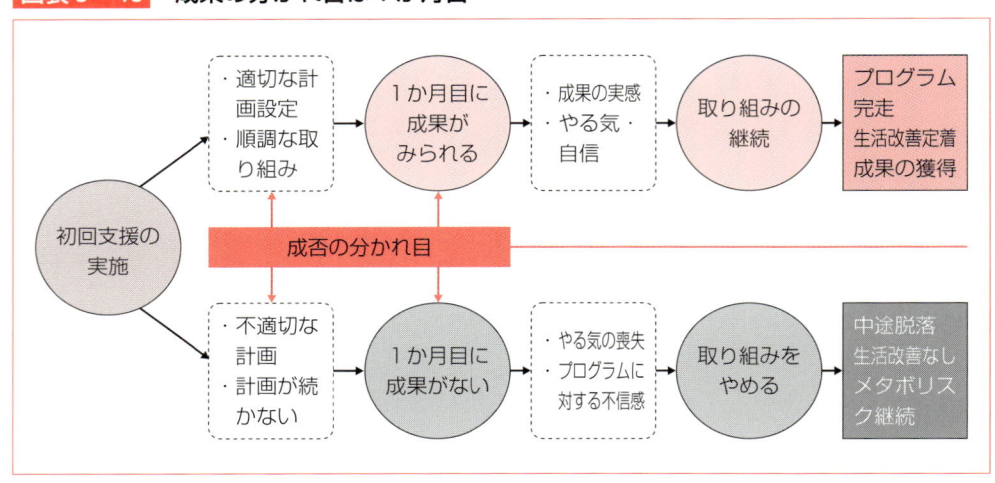

初回支援の実施
→（上ルート）・適切な計画設定 ・順調な取り組み → 1か月目に成果がみられる → ・成果の実感 ・やる気 ・自信 → 取り組みの継続 → プログラム完走／生活改善定着／成果の獲得
→（下ルート）・不適切な計画 ・計画が続かない → 1か月目に成果がない → ・やる気の喪失 ・プログラムに対する不信感 → 取り組みをやめる → 中途脱落／生活改善なし／メタボリスク継続

成否の分かれ目

　1か月目という近いところに旗印を掲げ，その目標を達成することで，先々の大きな効果につながることがわかりました。
　さて，脱落率に話を戻しましょう。前述のとおり，1か月目は脱落者が多く，逆に目標をもって取り組めば大きな成果につながります。つまり，**図表3-13**のとおり1か月目は6か月後の結果を左右する成否の分かれ目といえるわけです。

対象者がやる気になる支援のタイミングを知る

　初回面談直後は「よしやるぞ！」と関心期から準備期または実行期に移る方は多くみられるかと思います。大半の方が望ましくない生活習慣を変えることができず，現状に至っているわけですから，いざ生活習慣改善に取り組み始めると，2週間で効果がみえてきます。やれば体重が減る→減るから楽しい→楽しいからますます頑張る，といったプラスのスパイラルにはまれば，誰かに話したいという衝動にかられます。そうした話を聞けるのは開始から1か月目前後ということになるでしょう。

逆に，初回面談でアドバイスをもらってやる気になったものの，なかなか体重は減らないし，続けられない，と悩んでいる方を救い出すのも早いタイミング，つまり2週間から1か月目がベストなタイミングとなります。
　この時期にしっかりフォローをするのとしないのとでは，6か月後の成果が変わってきます。さらに前述のとおり，1か月の目標をしっかりもって実践すれば，より成功者の割合は高くなると考えられます。
　1か月を上手く乗り切ると次のハードルは3～4か月目に訪れる停滞期です。身体が減量に反応し，飢餓の意識が働くため，当然ながら，セーブがかかり，減量しにくくなります。これまでの取り組みで順調にきていたと思いきや，同じことを続けていても減らなくなってくることを感じ始めます。
　ここで放棄してしまうと，リバウンドにつながることは必然です。食事の量を減らすことで頑張ってきた方には運動の強度を上げるなど新しい取り組みをプラスすることをお勧めしていくとよいでしょう。ここでは，ぜひ面談支援や電話支援を行い，個々の悩みに応じていただき，残りの3か月を乗り切るために，再度計画を見直したり，または追加するなどの対策を立ててください。支援については手紙やメールよりも面談や電話で顔色や声の張りを確認してください。そして，少しでも初回面談時からの改善がみられたら，そこに焦点をあてて支援します。やる気回復には「認め」「賞賛」が効果的です。
　4か月目を乗り切ると，ゴールがみえてきます。マラソンにラストスパートはつきものですが，ここは焦らず，6か月後のことを考え，今できていることを継続して続けていくことを念頭にフォローしていきましょう。最終的にはセルフケアを目指しているので，支援が終了した後もその方が無理なく続けていけるよう，過度なラストスパートは厳禁です。
　6か月終了後，成功者は健診日が待ち遠しく，少し不安が残るゴールを迎えた方には，真のゴールは次回の健診であることを伝え，これからでも実践できることを1つでもよいのでアドバイスするとよいでしょう。そして，忘れてはいけないのが「健診1週間前の過ごし方」や「健診前日の過ごし方」など，これまでの努力が水の泡にならないよう，紙面やメールなどでアドバイスをしましょう。せっかく頑張ってきたのに，健診日を忘れていて飲みすぎてしまったなんていう残念な報告は指導者も聞きたくないですよね。

季節的要因も見過ごさない

　意外と脅威なのがゴールデンウィークや年末年始などの長期休暇です。6か月の支援期間のなかでは，必ず長期休暇がどこかのタイミングでさしかかります。長期

休暇後に,「お休み期間はいかがでしたか？」と尋ねると,「家でごろごろしてついつい食べ物に手が伸びてしまいました……」なんて声を多く聞きます。

　特に年末年始は日本中がせわしない師走からのんびり過ごせる正月へと移り，体重管理には酷な季節となります。この時期に痩せたなんていう声は，あまり聞いたことがありませんよね。対象者にとって，この過酷な時期は，楽しみ半分で現状維持を心がけるくらいの気持ちで取り組んでいただければよいと思います。むしろ，摂取した分だけ動くことに意識を向けて取り組んでいただくほうがよい結果につながるといえるでしょう。一つだけ必ず実践し続けていただきたいことは朝晩2回の体重記録。これを行うことで，自身の行動に対する体重の変化が一目瞭然にわかってもらえるはずです。

　より体重管理・行動管理をしっかりとしてもらうためには,「年末年始の過ごし方」をまとめたリーフレットなどをつくって配布するのもよいかと思います（**図表3－14**）。

図表3－14　年末年始の過ごし方リーフレット

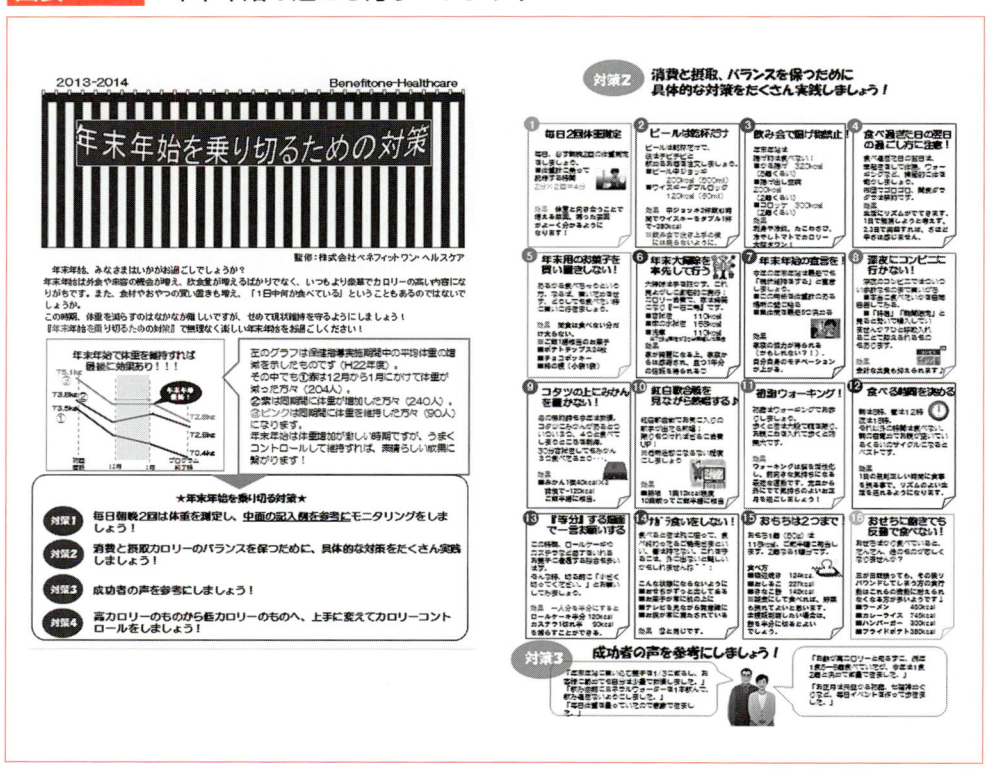

提供　ベネフィットワン・ヘルスケア

支援方法の組み合わせを十分に考える
―― 継続率を高めるための支援方法／成果を高めるための支援方法のマッチング

　同じ180ポイントの支援を実施するにも支援方法やタイミングが重要であると思います。それぞれの現場で実施可能なことと不可能なことがあるかと思いますが，やはりメールよりも手紙，手紙よりも電話，電話よりも対面のほうが効果的であると思います。

　ただ，かかるコストとそれに費やす時間を考えると，より効率的に，かつ効果的に実施していきたいものです。タイミングは前述のとおりですので，あとは方法と頻度を考えて，その方にベストな支援を考えていきましょう。

　180ポイントの支援を実施するために，以下のコース例が考えられます。

❶面談→A電話（10分）〔30P〕×6回

　10分の電話支援を6回かける必要があります。

　対象者も電話10分となると，仕事をされている方にとっては少なからず負担に思う方もいるでしょう。では，そこに手紙を組み合わせるとどうでしょうか。

❷面談→A電話（10分）〔30P〕×2回＋Aメール or 手紙〔40P〕×3回

　❷は❶に比べると少し質が落ちる感じがします。それでは，この中間に対面を入れるとどうでしょうか。

❸面談→A電話（10分）〔30P〕×2回＋対面（20分）〔80P〕×1回＋手紙〔40P〕×1回

　❶，❷と比べると支援回数は減りますが，対面が入るため質の向上にはつながるように思われます。より効果を高めるには，❸にメールや手紙の頻度を高めるという手段もあるでしょう。

　しかし，対象者一様に一律でベストな支援はないと思われます。当然ながら職種や生活も違うわけですから，メールだけでもよい成果につながる方もいます。そう考えると，対象者が支援コースを選択でき，個々の目線に合わせた支援を提供することがパーソナリティーを意識したサービスといえると思います。ただし，支援側の負担増にならないよう注意が必要です。指導者が疲れてはよいサービスはできませんので余裕をもって管理できるプログラムにすることも重要です。

3　指導者の教育（指導スキルの向上）

　日々の面談や継続支援を実施していると，今の支援でよかったのか不安に感じることもあるかと思います。まずは評価のポイントとなる"定量化できる評価ポイント"について押さえておきましょう。

そして，定量的に評価できるものについては積極的に確認し，その結果に対して分析をしてみるとよいでしょう。

定量的な評価項目として，
❶初回面談から1か月目
❷中間支援時の体重減少率
❸最終評価時の体重減少率
❹継続率（脱落率）
❺終了後のCSアンケート（満足度確認）
❻終了後の対象者の生活習慣改善率
❼行動変容ステージの変化率
❽健診結果数値の変化率
❾メタボリックシンドロームの脱却率
❿受診勧奨必要者の受診率（特に重症域に値する未受診者）

などがあげられます。このような数字が定期的に個別と集団で確認できるよう，データ管理をしっかり行い，システム的にツール化しておき，タイムリーに自己評価するとよいでしょう。自分自身の支援や支援プログラムのウィークポイントがみ

図表3—15　自己評価のための数値化

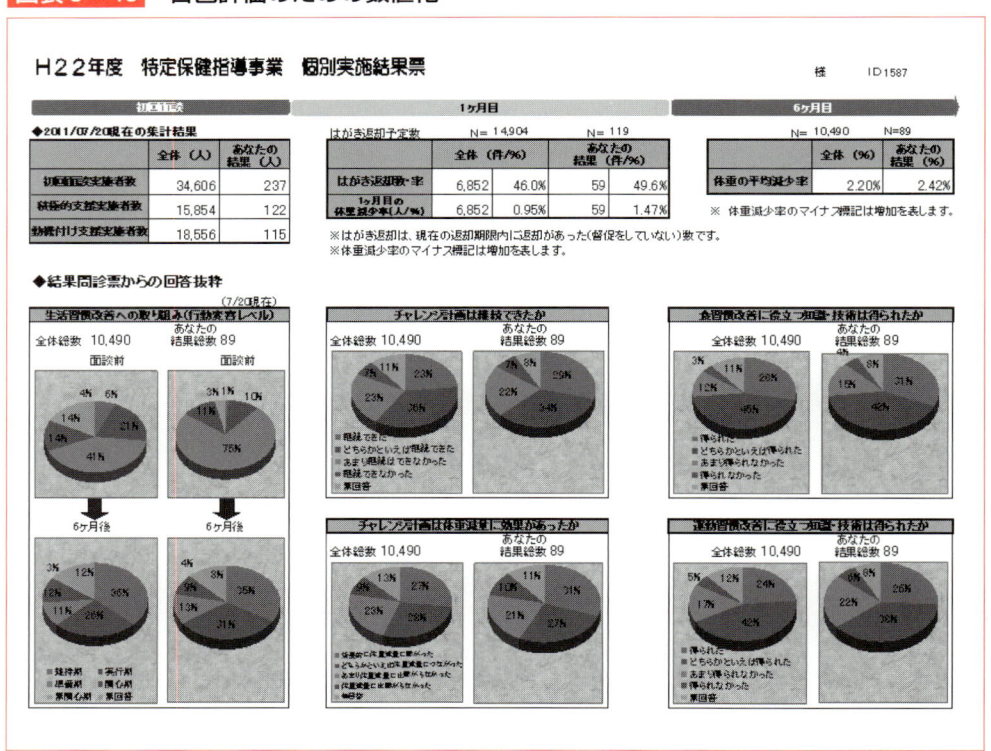

提供　ベネフィットワン・ヘルスケア

えてきます。

　面談者の質の向上を図るために実施件数や実施成果を表やグラフにして評価を行っている保健指導実施機関の例を参考として取り上げます（**図表3－15**）。

　指導スキルを向上するには学習や定量評価も必要ですが，やはり経験とマンネリ化した支援にならないよう同じ境遇の専門職からの情報収集を怠らないことです。専門職同士で実践形式のロールプレイングを行い，支援内容だけでなく，応対や姿勢，言葉の使い方などもチェックしてもらいましょう。意外と自分では気がつかない癖が相手にとっては気になることもあります。

> ［例］ロールプレイにおける評価のポイント
> 　挨拶は丁寧か
> 　自己紹介はできているか
> 　個人情報の確認（相手の名前や健診結果の確認）
> 　面談時間の合意
> 　支援の目的および面談のゴール
> 　健診結果についての説明は丁寧か
> 　将来のリスクについてわかりやすく説明できているか
> 　生活習慣のアセスメントは十分か
> 　目標の設定に無理はないか
> 　具体的な行動計画に落とせているか
> 　今後のスケジュールについてわかりやすく説明できているか

　保健指導は機密を保つために個室で行われるものです。そのため，実践の現場において第三者が評価をする機会がないなかで，唯一参考になるのは対象者の反応やその声，そして結果です。誰かに見られてよい悪いと点数をつけられるものでもありませんが，よい感想や結果はモチベーションを上げますし，残念な感想は反省と次につなげていくための肥やしになります。

　対象者からの声に素直に耳を傾けることが指導スキル向上につながります。指導者として何よりも対象者が受けてよかったと思ってもらえるサービスにすることを心がけてほしいものです。

　以下に，研修情報や情報収集ができるコミュニティーを紹介します。これらもスキル向上には欠かせませんので参考にしてください。
　［研修］
　　国立保健医療科学院，特定健診・特定保健指導に関する研修データベース（http:

//kenshu-db.niph.go.jp/kenshin-hokenshidou/）

［学会等］

　日本肥満学会（http://www.jasso.or.jp/）

　産業衛生学会（https://www.sanei.or.jp/）

　日本健康教育学会（http://nkkg.eiyo.ac.jp/）

　日本人間ドック学会（http://www.ningen-dock.jp/）

［コミュニティー］

　さんぽ会（http://sanpokai.umin.jp/）

　東京法規出版「保健指導向上委員会」（http://www.hokensidou.net/）

［指導実績をつくる］

　保健指導実施機関への登録

　株式会社ベネフィットワン・ヘルスケア

　　東京都品川区西五反田 8-9-5 ポーラ第 3 ビル 10 階

　　問い合わせ先 03-6417-9981

　　http://www.bohc.co.jp/

第 **4** 章

行動変容へ導く保健指導に向けて

1　はじめに
2　個別支援の進め方
　　　──支援の目的と期待されるスキル
3　継続支援の進め方
　　　──電話支援およびメール支援

1 はじめに

　特定保健指導は，第1章の「3　特定保健指導の狙い」にもあるように，メタボリックシンドローム（以下，メタボ）対策に特化した保健指導です。指導においては，メタボと喫煙に着目した保健指導を行い，内臓脂肪を減らすことを目的とします。第2期では，2008（平成20）年に本制度がスタートした当初と異なり，検査値改善の効果が期待できる減量目標値も根拠ある数値が示されてきています。第1期に比較すると，指導者にとって対象者の状況ややる気に応じて適切な情報提供や指導を実践するための環境整備は，徐々に整えられてきています。また，「メタボ＝改善したほうがよい身体状況」である認識は，年代層を超えて高まってきました。

　ただ残念なことに，頭では「生活改善の重要性」が理解できても，わが身のメタボは"今少し，あとの健康課題"と先送りする対象者が多い点です。毎年，指導で出会う「病気の芽を認識できない40代」や「支援時には順調に結果を出すのに，リバウンドを繰り返す対象者」「仕事優先のため，毎年期間内に効果を出すことが困難な営業マン」「食事は腹が膨れればいいという中高年単身者」「健康に金はかけられない！　と公言する個人事業主」など，結果に結びつかない状況も多様化してきました。だからこそ，保健指導の場は，健康観を振り返る1年に1度の貴重なチャンスです。

　一方で，成功者に「生活改善のきっかけ」を尋ねてみると，特別な覚悟があった訳ではなく，仲間との何気ない会話や支援者の一言であったりすることが多いようです。指導されている時は，「そうはいっても…」という反発心しかなかったのに，帰りの電車で「これじゃあ，まずいかも」という思いがふつふつと沸き起こった，本社の会議で久しぶりに会った同期の腹まわりが見事にへこんでいて刺激された，喫煙ルームが廃止され屋外に行くしか手立てがなく，その悔しい思いに背中を押されたなど，きっかけはさまざまですが，減量の成功を喜んでいる人がほとんどです。昨今，必要とあれば減量法は，どこからでも入手することが可能です。それゆえに初回面接では，減量のノウハウより，その人が自分の健康や，これからの生き方を

振り返ることができる時間となるよう，心がけたいものです。本章では，同じことを伝えるにしても，対象者がそのことをきっかけに，一歩前に進んでいかれるような問いかけの実際を学びます。

2 個別支援の進め方
──支援の目的と期待されるスキル

　個別支援を4つの部分に分けて，目的とポイントを確認します。特定保健指導も第2期となると，初めての対象者に加えて，リピーターが増えています。目的は同じでも，両者においては，対象者の気持ちやもっている情報量もおのずと異っています。リピーターは，「毎年変化のない人」「一度減量に成功したのにリバウンドしてしまった人」「減量は成功したが，まだ目標に達していない人」など，多種に分かれます。保健指導を受けることが初めてであった第1期の時に比べて，個々の状況に合わせた対応が求められます。

　図表4－1は，個別支援のステップを図に示したものです。各ステップについて目的と期待されるスキルについて考えたいと思います。

1　面接の目的を確認し，同意を得る
──対象者との信頼を構築する（図表4－1，ステップ1）

　仕事の合間に来られた対象者は，ビジネスモードで面談に臨みます。自主的に保健指導に参加した人といえども，行動決定の意思が高いとは限りません。この面接によって対象者が得られるメリットをきちんと明示し，納得を得られたうえで面接を始めましょう。指導者が意識することは，対象者が話しやすい関係づくりです。対象者が指導者に対し，「私の話を聞く姿勢がある」「理解しようという気持ちがある」という信頼感がないと，その後の支援に支障をきたします。面接の前に，対象者の情報を整理し把握しておきましょう。似通った環境の対象者が続く場合には，混乱しないよう，注意が必要です。

図表4−1　個別支援の進め方──支援の目的と期待されるスキル

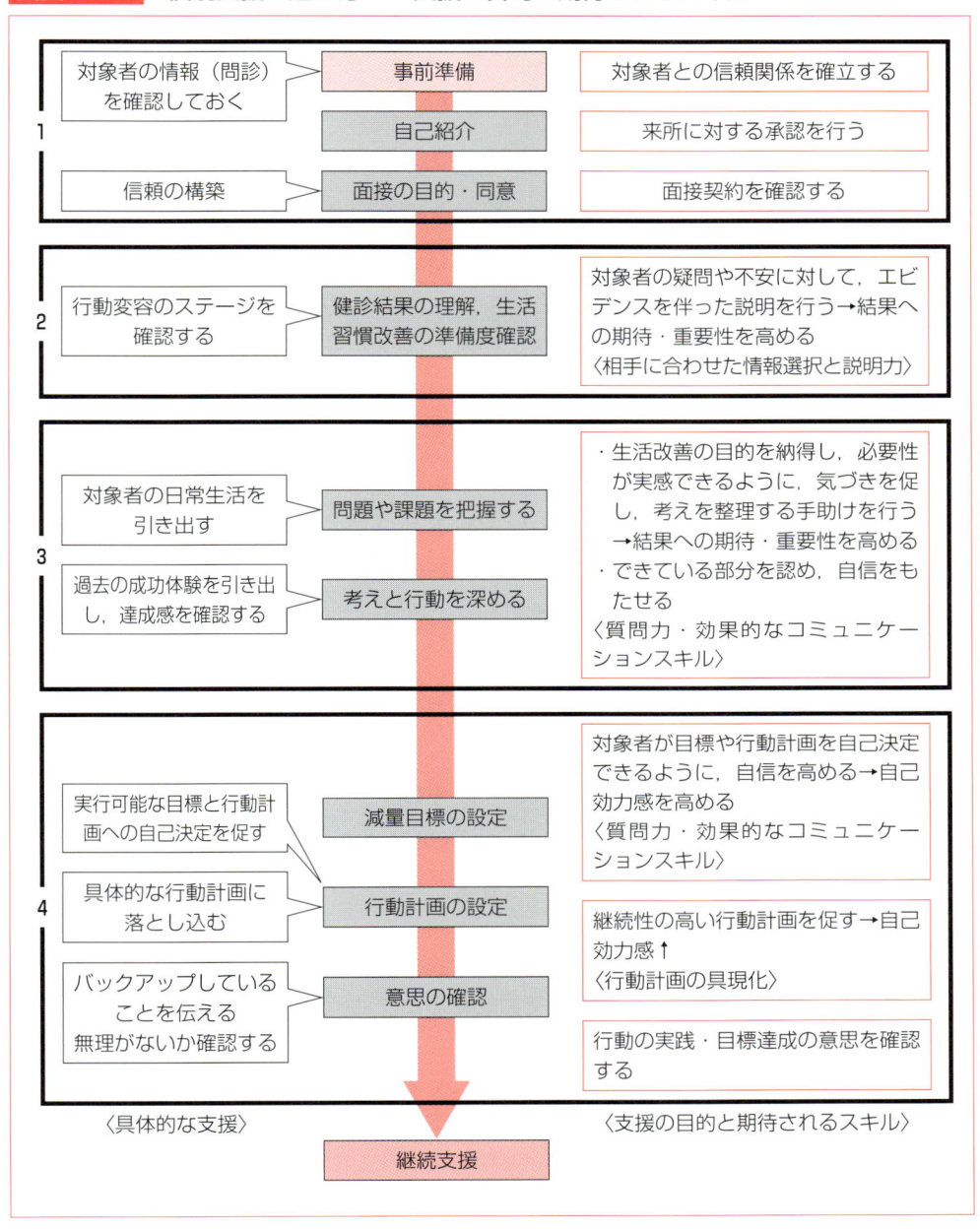

1
- 対象者の情報（問診）を確認しておく → **事前準備** → 対象者との信頼関係を確立する
- **自己紹介** → 来所に対する承認を行う
- 信頼の構築 → **面接の目的・同意** → 面接契約を確認する

2
- 行動変容のステージを確認する → **健診結果の理解，生活習慣改善の準備度確認** → 対象者の疑問や不安に対して，エビデンスを伴った説明を行う→結果への期待・重要性を高める〈相手に合わせた情報選択と説明力〉

3
- 対象者の日常生活を引き出す → **問題や課題を把握する**
- 過去の成功体験を引き出し，達成感を確認する → **考えと行動を深める**
  - ・生活改善の目的を納得し，必要性が実感できるように，気づきを促し，考えを整理する手助けを行う→結果への期待・重要性を高める
  - ・できている部分を認め，自信をもたせる
  - 〈質問力・効果的なコミュニケーションスキル〉

4
- 実行可能な目標と行動計画への自己決定を促す → **減量目標の設定** → 対象者が目標や行動計画を自己決定できるように，自信を高める→自己効力感を高める〈質問力・効果的なコミュニケーションスキル〉
- 具体的な行動計画に落とし込む → **行動計画の設定** → 継続性の高い行動計画を促す→自己効力感↑〈行動計画の具現化〉
- バックアップしていることを伝える　無理がないか確認する → **意思の確認** → 行動の実践・目標達成の意思を確認する

→ **継続支援**

〈具体的な支援〉　　〈支援の目的と期待されるスキル〉

2 「健診結果の理解」「生活習慣改善の準備度」の確認
――対象者が感じている疾病やリスクへの疑問や不安な思いに対し，エビデンスを伴う説明を行う（図表4－1，ステップ2）

　生活習慣の改善に取り組んでいない理由は，男女ともに「病気の自覚症状がない」ことが50％を超えています（**図表4－2**）。改善に取り組んでもらうためには，対象者に「生活習慣病の予防」または「治療の目的」を理解してもらい，また生活改善の必要性を実感してもらうことが必要です。そのためには，対象者の準備度や健診結果の理解に合った質問やエビデンスのある説明が効果的です。

生活習慣改善の準備度を理解する

　第1章の「7　効果を高めるための保健指導のコツ」にも，記述があるように，対象者がどの段階にいるかを判断するには，「行動変容ステージ」を確認することが，的確です。**図表4－3**に「飲酒」と「間食」に関する対象者のセリフをまとめました。まず，そのセリフから対象者が行動変容のどのステージにいるか，判断してみてください。**図表4－4**に返答例と対応をまとめてあります。ここに記載したセリフには，対象者の表情や話す抑揚がありませんので判断しにくいかもしれません。実際の面接では，対象者の気持ちが伝わりますので，目安がつけやすいでしょう。判断がつかない場合は，「〜なのですか」と直接確認することもできます。

　ただし，次に話すことに気をとられ，対象者としっかり向かい合って話を聞いて

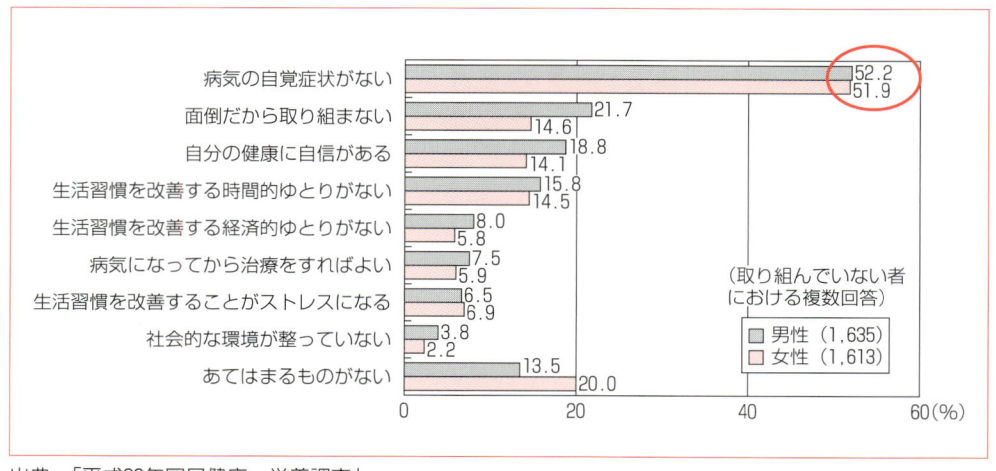

図表4－2　生活習慣病の予防・改善を目的とした生活習慣の改善に取り組んでいない理由（30歳以上）

項目	男性(1,635)	女性(1,613)
病気の自覚症状がない	52.2	51.9
面倒だから取り組まない	21.7	14.6
自分の健康に自信がある	18.8	14.1
生活習慣を改善する時間的ゆとりがない	15.8	14.5
生活習慣を改善する経済的ゆとりがない	8.0	5.8
病気になってから治療をすればよい	7.5	5.9
生活習慣を改善することがストレスになる	6.5	6.9
社会的な環境が整っていない	3.8	2.2
あてはまるものがない	13.5	20.0

（取り組んでいない者における複数回答）

出典　「平成22年国民健康・栄養調査」

図表4-3　対象者のセリフから行動変容ステージを理解する

	無関心	関心期	準備期	実行期	維持期
	病気の重大さやセルフケアの重要性を理解していないので，行動変化を真剣に考えることができない	セルフケアの重要性は認めるが実際の行動変化はない	望ましい方法を聞けばすぐに始める積りか，自分なりに始めてはいるが，望ましい行動にはいたっていない	望ましいセルフケアは進められているが十分に身についていない	セルフケアを含む新しい習慣がおおむね形成されている
Q：対象者のセリフ①〜⑳は，どのステージでしょうか？	①今は，生活を変える余裕がない ②やめたほうがいいのはわかっている，だが… ③誘われると断れない ④ダイエットビールに替えた ⑤休肝日の翌朝はスッキリする ⑥飲む機会が多いので無理だ ⑦飲み会は，部下の本音を聞くチャンスだ ⑧自分からは誘わないようにしている ⑨3杯目はウーロン茶にしている ⑩付き合いが嫌になった ⑪いつでもやめられるので大丈夫だ			⑫飲まないとストレスがたまるので… ⑬我慢できるときは，炭酸水＋レモンに替えている ⑭週に1回の休肝日を始めた ⑮本物のビールを飲むと体が火照る ⑯やめる価値がない！ ⑰飲まないと眠れない ⑱外食には車で出かける ⑲飲み会の前日は飲まない ⑳どんな機会でも，自分のペースが守れる		
飲酒					
Q：対象者のセリフ①〜⑮は，どのステージでしょうか？	①間食は楽しみなの！ ②減らそうと思っている ③なるべく買わないようにしている ④買う日は金曜日に決めている ⑤量を決めたら体重が減った ⑥絶対無理！ ⑦甘い物が欲しいときは，ストレスサインだから ⑧コンビニに寄らないようにしている			⑨1日1回に減らした ⑩ご褒美を考えるのが楽しい ⑪好きなものをやめてまで健康になろうとは思わない ⑫コンビニに寄ると，つい買っちゃうのよね ⑬セールのときしか買わないようにしている ⑭小袋1袋までにした ⑮LDL-Cが下がった		
間食					

いないと，見逃してしまうこともあります。

リピーター対策

　第1期の時と異なり，リピーターの対象者が増えています。すでに保健指導や改善に取り組んだ経験をもつ対象者は，もっている情報や考え方も多様です。前回の取り組みの内容や効果，それに対する対象者の考えを把握したうえで，今回のチャレンジを検討する必要があります。

　面接の時間が限られている場合は，問診票を別にする，リピーター用の項目（**図表4-5**）を組み込んでおくと，時間が短縮できますし，面談での振り返りが進め

図表4-4　行動変容ステージの特徴とその対応

	無関心 まだ変える気になってない	関心期 わかっているが変えられない	準備期 自分なりにやってはいるが…	実行期 変えてみてまだ6か月以内	維持期 継続できている
飲酒	①今は、生活を変える余裕がない ⑥飲む機会が多いので無理だ ⑪いつでもやめられるので大丈夫だ ⑯やめる価値がない！	②やめたほうがいいのはわかっている、だが… ⑦飲み会は、部下の本音を聞くチャンスだ ⑫飲まないとストレスがたまるので… ⑰飲まないと眠れない	③誘われると断れない ⑧自分からは誘わないようにしている ⑬我慢できるときは、炭酸水＋レモンに替えている ⑱外食には車で出かける	④ダイエットビールに替えた ⑨3杯目はウーロン茶にしている ⑭週に1回の休肝日を始めた ⑲飲み会の前日は飲まない	⑤休肝日の翌朝はスッキリしている ⑩付き合いが嫌になった ⑮本物のビールを飲むと体が火照る ⑳どんな機会でも、自分のペースが守れる
間食	①間食は楽しみなの！ ⑥絶対無理！ ⑪好きなものをやめてまで健康になろうとは思わない	②減らそうと思っている ⑦甘い物が欲しいときは、ストレスサインだから ⑫コンビニに寄ると、つい買っちゃうのよね	③なるべく買わないようにしている ⑧コンビニに寄らないようにしている ⑬セールのときしか買わないようにしている	④買う日は金曜日に決めている ⑨1日1回に減らした ⑭小袋1袋までにした	⑤量を決めたら体重が減った ⑩ご褒美を考えるのが楽しい ⑮LDL-Cが下がった
対応	●まず、気持ちを聞く ●漠然とした不安を理解する ●一方的にたくさんの情報提供は反発を生む	●できない理由を否定しない ●言い訳であっても、生活ポリシーを認める ●「～だから○○をしましょう」の連発はNG	●できていない部分が多くても、やろうという気持ちをほめる ●間違った情報や理解があっても、すぐに修正せずに、認める ●達成感を経験することで継続への自信を高める	●習慣の定着を促すために現状の気持ちや効果について確認する	●継続への自信を高めるために達成感や充実度を想起してもらう
介入	●指導者が重要とする「知識」ではなく、対象者が必要な「情報」を提供する	●相手の情報を整理する ●押しつけにならないよう、提案をする	●新たな目標を探すより、自分なりに取り組んではいるが続かないことの実践度を高める工夫を講じる	●脱落防止のために、代替案（できないときの代替え行動）を決める	●自分に厳しい人は、できていることでも、自己評価が低いことがあるので、やりすぎていないかを確認する ●継続実践へのモチベーションを高めるメッセージを伝える

図表4-5　保健指導・リピーター用振り返りシート

昨年度に引き続き「特定保健指導」を受けられる方へ

①今年と昨年のデータを比較してみましょう

	〈前回の健診結果〉	〈今回の健診結果〉	〈増　減〉	〈変化率〉
体重	kg	kg	kg	%
BMI	kg/m²	kg/m²	kg/m²	%
腹囲	cm	cm	cm	%
喫煙				

②変化のあった項目はありましたか

項　目			基準値	保健指導域	受診勧奨域
血糖	空腹時血糖値	mg/dl	～99	100～125	126↑
	HbA1C	％	～5.5	5.6～6.4	6.5↑
脂質	中性脂肪	mg/dl	～149	150～299	300↑
	HDL-コレステロール	mg/dl	40～	35～39	34↓
	LDL-コレステロール	mg/dl	～120	120～139	140↑
血圧	最高血圧（収縮期）	mmHg	～129	130～139	140↑
	最低血圧（拡張期）	mmHg	～84	85～89	90↑

③昨年の取り組みを確認してみましょう

	主食の調整	間食の調整	アルコール	おかずの調整	食事時間食べ方	その他（　）	その他（　）	運動	歩く	タバコ	体重測定と記録
★昨年、チャレンジしたこと　☑											
★現在の状況 いまも継続中　◎ 心掛けている　○ 今１つ…　△											

④今年の目標体重を決めましょう

1) あなたの減量のターゲットを決めましょう
　＊現在の体重は？　_____kg

2) あなたの減量のターゲットを決めましょう
　＊現在の腹囲は？　_____cm

3) 6か月後の目標を決めましょう
　＊6か月後の体重・腹囲　_____kg・cm　　（現在より_____kg・cm　減らす）

　★1ヶ月目の目標　_____kg・cm　　★1日の調整エネルギー_____kcal

やすくなります。

検査結果の説明

　一般的なリスク説明は，ネットからも収集可能です。健診結果に基づくリスクはもちろんのこと，経年の変化や同世代における自分の位置づけなど，現状況を理解してもらうための工夫を凝らす必要があります。一方で，医学用語や検査項目の名称は，指導者には慣れ親しんだ用語であっても，対象者にはわかりにくいものです。特に，検査項目はアルファベットが並んでいたり，単位も mg，mg/dL，％，U/mL とバラバラのため，混同していることが少なくありません。

　疾病に関する用語や検査値の程度（よし悪しの範囲）は，動機づけのためにも，しっかりと把握してもらう必要があります。一つひとつの詳細な解説は必要ないまでも，端的な説明を加え，理解を確認しながら説明する配慮が必要です。面接時間内に，十分な説明ができない場合には，配布資料を用意します。ただし，単に手渡しするのでは活用されにくいので，記載箇所にマーカーや付せんをつけるなどの確認作業を一緒に行うと，対象者があとで探しやすいでしょう。こうしたひと手間がポイントです。**図表4－6**を参考に，情報を整理しておきましょう。

図表4－6 保健指導の専門用語の端的な言い換え例——どうやって説明していますか？（保健指導の専門用語と言い換え例）

	用　語	まずこれだけは 端的な言い換え表現やごく簡単な説明例	少し詳しく じっくりと時間をかけられないが，きちんと伝えたい時の表現
1	メタボリックシンドローム	内臓に脂肪が過剰にたまることによりさまざまな病気を引き起こす状態	内臓に脂肪が過剰にたまった肥満に，高血糖，高血圧，脂質異常の2つ以上が重なって代謝に異常が起こる状態。個々の値が軽度異常でも，複数重なると相乗的に作用して動脈硬化が飛躍的に進む。
2	生活習慣病	よくない生活習慣が原因となって発症，進行していく病気	食習慣，運動習慣，休養，喫煙，飲酒，ストレスが原因となって発症，進行していく病気。2型糖尿病，高血圧症，脂質異常症など。日常の生活習慣を改善することで病気を予防し，症状が軽いうちに治すことが可能である。
3	動脈硬化	動脈の血管の壁が硬く，厚くなって弾力を失った状態	血管が弾力を失って硬くなり，内壁に血液中の余分なコレステロールが蓄積されて内腔が狭くなること。動脈硬化が進行すると，血管が破れたり詰まったりして脳卒中や心筋梗塞を引き起こす原因となる。
4	リスク・危険因子	病気を発症する危険性を高める要因	病気の発症の危険性を格段に高め，危険な結果を予測できる要因のこと。疾病になった人の集団のデータから事後的に確率における有意性が導き出されたもの。
5	合併症	ある病気が原因となって起こる別の病気	ある病気が原因となって起こる別の病気。たとえば糖尿病で高血糖状態が長期間続くと血管が弱ってくる。その結果，細い血管がダメージを受けて神経障害，腎症，網膜症を引き起こす。

6	既往歴	これまでにかかったことのある病気の記録	これまでにかかったことのある病気の記録のこと。現在の病気の診断や治療法の選択の重要な手がかりとなる。
7	BMI	人の体格を表す指数で、肥満判定の基準	人の体格を表す指数で、肥満判定の基準とされている。ただし、これだけでは骨太、筋肉質なのか、脂肪が多いのか判断できないので、体脂肪率も合わせてみる。
8	標準体重	肥満でもやせでもなく、病気になりにくいとされる体重	ある身長における、肥満でもやせでもなく、統計的に最も病気になりにくく、健康的に長生きできるであろうとされる体重。
9	内臓脂肪	腸間膜のまわり等についた脂肪	内臓のまわり、特に腸間膜についた脂肪。エネルギーの貯蔵と消費のバランスが崩れるとたまりやすくなる。脂肪細胞から分泌されるさまざまな生理活性物質（まとめてアディポサイトカインと呼ばれる）が、高血糖、脂質異常、高血圧を引き起こす。
10	体脂肪	体内に蓄積された脂肪	体内に蓄積された脂肪のこと。皮下脂肪、内臓脂肪、血液中の脂肪（中性脂肪、リン脂質、コレステロールなど）の総称。エネルギー源になるだけでなく、体温を保持したり細胞やホルモンの構成成分となったりする。
11	体脂肪率	体内で体脂肪が占める割合	からだの中で体脂肪が占める割合。体内の水分量によって変動がある。
12	血糖値	血液中に含まれるブドウ糖の濃度	血液中に含まれるブドウ糖の濃度。通常、食事をとると上昇し、運動すると低下する。一定濃度に保たれるようにインスリンとグルカゴンなどのホルモンによって調節されている。
13	糖尿病	高血糖が慢性的に続く病気、高血糖症	体のエネルギー源となるブドウ糖は血液によって運ばれるが、処理できない濃度になり高血糖状態になる病気。インスリンというホルモンがつくられなかったり、量が減ったり、働きが悪くなったりすることで起こる。
14	HbA1c	赤血球のヘモグロビンに余分なブドウ糖がくっついたもので、数値は全ヘモグロビンに占める割合	全身に酸素を運ぶ赤血球の蛋白であるヘモグロビンに余分なグルコース（ブドウ糖）がくっついたもので、数値は全ヘモグロビンに占める割合。過去1～2か月間の血糖の状態がわかるので、血糖コントロールの指標とされる。
15	食後高血糖	食後の高血糖値が正常より長く続くこと	食後の高血糖値が正常より長く続くこと。食事によって血糖値は上昇し、それに反応して分泌されるインスリンによって低下する。インスリンの分泌が足りなかったり分泌されるタイミングが遅い人では、食後の血糖値がすぐに下がらず、高い値になる。
16	インスリン	膵臓から分泌されるホルモンで、血糖値を下げる働きをする	膵臓から分泌されるホルモンで、血糖値を下げる働きをする。血液中のブドウ糖を細胞の中に取り込み、エネルギー利用するときに必要となる。量が不足したり働きが悪くなると、ブドウ糖が細胞に取り込まれなくなり、血糖値が上昇する。
17	インスリン抵抗性	インスリンが出ているのに血糖値が下がりにくくなること	インスリンの血糖値を低下させる作用が、血中のインスリン量にもかかわらず発揮されないこと。遺伝的素因と、肥満、食事、運動、ストレスといった環境要因の相互作用で生じると考えられている。
18	中性脂肪	血液中の脂肪で内臓脂肪や皮下脂肪のもとになる	食事から摂られた中性脂肪は腸で消化され、血液によって筋肉・臓器などの組織に運ばれるが、エネルギーとして消費しきれない分は脂肪組織にたまり、肝臓に取り込まれる。

	用語	簡易説明	詳細説明
19	脂肪肝	肝臓に脂肪がたまっている状態	肝臓の中に脂肪がたまった状態。アルコール性脂肪肝と非アルコール性脂肪肝がある。日頃から糖質や脂質の多い食生活を送っていると，肝臓が取り込んだ糖でいっぱいの状態になる。するとインスリンが指令を出して糖を脂肪に変え，糖を取り込むスペースを作ろうとする。その結果，肝細胞に中性脂肪が蓄積し，肝臓の機能そのものが低下してしまう。
20	HDL-コレステロール	全身から余分なコレステロールを回収し，肝臓へ運ぶ掃除役のコレステロール	HDLという高比重リポ蛋白と結合し，全身の血管や組織から余分なコレステロールを回収して，肝臓に運ばれる掃除役のコレステロール。動脈硬化の防止につながるため，善玉コレステロールと呼ばれる。HDLコレステロール値が低いと，動脈硬化が進行し心筋梗塞や脳梗塞を引き起こすリスクが高くなる。
21	LDL-コレステロール	肝臓から全身にコレステロールを運ぶ運搬役のコレステロール	LDLという低比重リポ蛋白と結合し，肝臓から全身に運ばれるコレステロールで，悪玉コレステロールと呼ばれる。多すぎると血管の内壁にたまって血液の通り道が細くなったり，血栓ができやすくなる。動脈硬化が進行し心筋梗塞や脳梗塞を引き起こすリスクが高くなる。
22	プリン体	細胞の核酸が分解されてできる物質で，痛風を引き起こす尿酸の材料	新陳代謝で古い細胞が分解されるとき，細胞核の成分である核酸がプリン体になる。プリン体が分解されて尿酸という老廃物になる。プリン体は旨味の成分でありレバーや白子，カツオ，サンマなどに多く含まれる。ビールのプリン体量は多くないが，アルコールの作用で尿酸値を上げやすい。食事からとるより体内で合成される量のほうが圧倒的に多いとされる。
23	尿酸	プリン体が分解されてできる老廃物で，痛風の原因物質	プリン体が分解されてできた尿酸は腎臓でろ過され尿とともに排出される。尿酸が多くなりすぎると血液中に溶けずに結晶となる。高尿酸血症：その結晶が関節部分などにたまり痛みを引き起こす。痛風：肥満の場合，減量することで尿酸値が下がる傾向がある。
24	抗酸化作用	体の細胞が酸化されてダメージを受けるのを防ぐ作用	体の細胞が活性酸素によって酸化され，ダメージを受けるのを防ぐ作用。LDL-コレステロールが酸化されると酸化LDLに変化し，血管を傷つけ動脈硬化を引き起こす。βカロテン，ビタミンC，E，ポリフェノールなどに抗酸化作用がある。
25	免疫力	体内に病原菌や毒素が侵入してきたときに発病を抑える力	体内に病原菌や毒素が侵入したときに抵抗して発病を抑える力。加齢，ストレス，環境，食事，生活習慣などによって免疫力が低下する。
26	リバウンド	減量によっていったん減った体重が元に戻ってしまうこと	減量によっていったん減った体重が元に戻ってしまうこと。食事制限で栄養不足状態が続いたとき，体は少ないエネルギー量でも生命を維持できるように，消費エネルギーを減少させて均衡を保つ。食事量が戻ると体は消費エネルギー量が減少したままなので，余分なエネルギー量が脂肪となって蓄積する。
27	満腹中枢	脳の視床下部にあって満腹になったことを知らせてくれるところ	脳の視床下部にあって満腹になったことを知らせてくれるところ。血糖値の上昇などから脳に摂食行動を抑制する指令を出す。
28	身体活動レベル	日常の身体活動を(Ⅰ)低い，(Ⅱ)普通，(Ⅲ)高いの3段階に分類したもの	日常の身体活動の程度を，生活・仕事・運動の内容と時間によって，(Ⅰ)低い，(Ⅱ)普通，(Ⅲ)高いの3段階に分類したもの。身体活動レベルを上げることは消費エネルギーを増やすことになる。

29	エネルギー代謝	栄養素を体内に取り込んで燃焼させ、エネルギー源として利用すること	炭水化物（糖質）、脂質、蛋白質の各栄養素を体内に取り込んで、酸素の働きで酵素と結合して燃焼させ、体温の維持や運動などのエネルギー源として利用する仕組みのこと。基礎代謝・活動代謝・特異動的作用の3つがある。
30	基礎代謝	生命を維持するのに最低限必要なエネルギー	呼吸をする、体温を保つ、心臓を動かすなど、人間が生きていくのに最低限必要な機能を維持するためのエネルギー。男女ともに10代がピークで、年々低下していく。
31	栄養アセスメント	対象者が抱える栄養の問題と背景を理解するための事前評価	対象者が抱える栄養の問題と背景を理解するための事前評価。身体計測・臨床検査・生化学検査・食事摂取状況などから得たデータをもとに、栄養状態を評価すること。
32	炭水化物	主なエネルギー源となる栄養素で、糖質と食物繊維の総称	3大栄養素の1つで、エネルギー源として利用される糖質と、利用されない食物繊維を合わせた総称。穀類、芋類、砂糖、果物に多く含まれる。
33	糖質	主なエネルギー源となる栄養素で炭水化物から食物繊維を除したもの	主なエネルギー源となる栄養素で、単糖が1つ、2つ、または多数結合したもの。分解され、ブドウ糖（グルコース）として血液によって脳をはじめ全身に運ばれたり、グリコーゲンとして肝臓や筋肉組織に蓄えられたりする。穀類、芋、砂糖、果物に多く含まれる。
34	脂質	3大エネルギー源の1つで中性脂肪、脂肪酸、コレステロール、リン脂質の総称	中性脂肪、脂肪酸、コレステロール、リン脂質の総称で3大エネルギー源の1つ。脂質には体の中でつくることができない必須脂肪酸が含まれており、体の細胞膜の成分やホルモンの材料などになる。とりすぎるとエネルギー過剰になり、肥満、生活習慣病の原因となる。不足すると、発育の障害や、皮膚炎を引き起こす。
35	脂肪	脂質の一種で中性脂肪のこと。動植物に含まれる固体・液体の油脂	体内に存在する脂質の9割が中性脂肪で、一般的にこれが脂肪と呼ばれる。体内ではその存在箇所によって「皮下脂肪」「内臓脂肪」「脂肪肝」「血中脂質」と呼び分けられる。動物性・植物性食品に含まれ、常温で固体のものは飽和脂肪酸が多く、液体のものは不飽和脂肪酸が多い。
36	蛋白質	3大エネルギー源の1つで、筋肉など体を構成する細胞質の主成分となる栄養素	3大エネルギー源の1つで、筋肉や血液、ホルモン、酵素、遺伝子、免疫抗体などの細胞質の主成分となる栄養素。肉、魚介、卵、大豆製品、乳製品に多く含まれる。
37	アミノ酸	蛋白質を構成する最小単位の物質	蛋白質を構成する最小単位の物質で約20種類。うち9種類は必須アミノ酸と呼ばれ、体内で合成できないため食品からとる必要がある。蛋白質はアミノ酸が数十万から数百万個集まったものであり、数個集まった状態はペプチドと呼ばれる。
38	ビタミン	代謝や体の発育・活動が円滑に行われるように作用する栄養素	微量ながらも糖質・脂質・蛋白質の代謝や体の発育や活動が円滑に行われるように作用する栄養素。生体内で合成されないので、食品から摂取する必要がある。13種類あり、脂溶性と水溶性に分類される。欠乏すると、病気を発症したり発育に障害が出たりする。
39	ミネラル	体の機能の維持や調節の働きをもつ栄養素	微量ながらも体の機能の維持や調節の働きをもつ栄養素。栄養素として不可欠な16種類を必須ミネラルといい、体内で合成できないため食事からとる必要がある。とりすぎによって過剰症、不足によって欠乏症が起こる。
40	飽和脂肪酸	肉類や乳製品など動物性脂肪に多い成分	脂質の材料で、肉類や乳製品など動物性脂肪に多い成分。常温では固体。植物油でもパーム油、やし油は飽和脂肪酸が多く常温で固体。飽和脂肪酸をとりすぎると中性脂肪やLDL-コレステロールが上昇し、動脈硬化を引き起こす。

41	不飽和脂肪酸	魚油や植物性脂肪に多い成分	脂質の材料で，魚油や植物性脂肪に多い成分。酸化・劣化しやすい。常温では液状。一価不飽和脂肪酸と多価不飽和脂肪酸に分類される。多価不飽和脂肪酸はさらにn-6系とn-3系に分類される。中性脂肪やコレステロールを下げる働きがある。
42	コレステロール	脂質の一種で細胞膜やホルモンの材料	脂質の一種。細胞膜の成分や胆汁酸やホルモンの材料となる。血液中のコレステロールはLDLによって肝臓から全身に運ばれ，HDLによって肝臓に戻される。約80％が体内で合成され，食事からの摂取量が多いときは体内での合成量が減るように調節される。
43	食物繊維	炭水化物の一種で体内の酵素で消化されない成分	炭水化物のうち体内の酵素で消化されない成分で水溶性と不溶性がある。不溶性食物繊維は腸を刺激して便通をよくする。水溶性食物繊維は血糖上昇をゆるやかにしたり，余分なコレステロールの排出を促したり，腸内環境を改善する働きがある。
44	食塩相当量	食品中のナトリウム量を食塩量に換算したもの	食塩はナトリウム（Na）と塩素（Cl）からできているが，食品中のナトリウム量を食塩量に換算したもの。
45	緑黄色野菜	原則として100g中に，カロテンを600μg以上含む野菜	原則としてカロテンを100g中600μg以上含む野菜。トマト・ピーマンなど，カロテンが100g中600μg以上でなくても食べる回数や量が多いものも含まれている。主にビタミンAの供給源。
46	淡色野菜	緑黄色野菜以外の野菜	緑黄色野菜以外の野菜。カロテンをほとんど含まない。
47	ファーストフード	注文してすぐに提供される簡単な食事	注文してすぐに（fast）提供される簡単な食事。一般的に高カロリー，高脂肪，高塩分である。
48	中食	惣菜や調理済み食品などを買って帰り，家でとる食事	惣菜や調理済み食品などを買って持ち帰り家でとる食事のこと。「外食」と，家庭で調理する「内食」の中間。
49	特定保健用食品	特定の保健の効果について，国から表示の許可を得ている食品	おなかの調子を整えるのに役立つ，など特定の保健の効果が期待できることを示した食品。個々の製品ごとに，関与成分のヒトでの安全性・有効性の科学的根拠を国に提出して，表示の許可を得たもの。
50	栄養機能食品	ビタミン・ミネラルの栄養成分を補給する目的でとる食品。国が定めた規格基準にあっている。	ビタミン・ミネラルなど不足しがちな栄養成分を補給する目的でとる食品。国の規格基準に合っていれば申請の必要がない。
51	サプリメント	日常の食生活ではとりにくい栄養素を補う目的でとる機能性食品の総称	日常の食生活ではとりにくい栄養素を補う目的でとる食品の総称。健康の維持・増進に役立つ機能性食品で，形状は限定されない（ただしアンプルや舌下錠は不可）。
52	健康食品	普通の食品より健康によいと称して売られている食品	普通の食品より健康によいと称して売られている食品で，明確な定義はない。病気の予防・診断・治療に関する表示はできない（薬事法違反）。
53	有酸素性運動	一定の時間に酸素を取り入れて糖質と脂肪を燃焼させながら行う運動	酸素を取り込みながら血液中の糖分や筋肉中のグリコーゲンを燃焼させ，エネルギーを消費する運動。負荷が小さく，長時間持続可能。ウォーキングやジョギング，水泳など。
54	無酸素性運動	短い時間に糖質を燃焼させ大きな力を発揮する運動	活動筋に貯蔵されているグリコーゲンを乳酸やピルビン酸に素早く分解して，大きなパワーを発揮するような強度の高い運動。筋力トレーニング，短距離走など。
55	レジスタンス運動	筋肉に抵抗（レジスタンス）をかける動作を繰り返し行う運動	筋肉（骨格筋）に抵抗（レジスタンス）をかける動作を繰り返し行う運動。ダンベルやマシンなどを用いる方法と，スクワットなど自分の体重を利用して行う方法がある。

56	ストレッチ	準備運動や整理運動として筋肉を引っ張ったり伸ばしたりしてほぐすこと	準備運動や整理運動として筋肉を引っ張ったり伸ばしたりしてほぐすこと。反動をつけずに筋肉を伸ばしたまま静止する静的ストレッチは，クールダウンとして行い，けがの予防や疲労回復に役立てる。ある程度反動をつけて行う動的ストレッチは，運動前のウォーミングアップとして行い，関節の柔軟性を高めるのに役立てる。
57	メッツ	身体活動・運動の強さを表す単位	身体活動・運動の強さを表す単位。座って安静にしているときを1メッツとして何倍に当たるかを示す。
58	エクササイズ	身体活動・運動の量を表す単位，メッツ・時	身体活動・運動の量を表す単位。身体活動の強さ（メッツ）×運動した時間。

3 問題や課題を把握し，考えと行動を深める
―― 生活改善の目的を納得し，必要性を実感できるように気づきを促し，考えを整理する手助けを行う（図表4－1，ステップ3）

「変わりたい，でも変わりたくない」という，相反する2つの気持ちを抱いている状態をアンビバランス（両価性）の現象といい，人は誰でもこうした相反する気持ちをもっています。頭では理解できても，改善行動に進めない場合には，いくつもの理由があります。どこから手をつけてよいかわからない，継続への自信がない，健康より優先度の高い仕事や介護を抱えている，経済的な理由などさまざまです。しかし，「将来病気になりたい」と願っている人はいません。そこで，漠然ととらえている将来の健康設計について，具体的にイメージができるようサポートしていきます。

　指導者は，健康のとらえ方を相手に「教える」のではなく，ともに考えたり，「考えるきっかけ」を与える人です。保健指導では，食事や運動の改善方法を伝授するのではなく，対象者が自分の健康観やその方向性を再認識することも大きな目的です。この段階では，対象者とともに，実行可能な戦略を考え，自己決定を支援します。そのためには，対象者の気づきを促し目標や行動を自己決定できるように，考えを整理するための質問を投げかけます。質問には，「自分のための質問」「相手のための質問」があります。前者は文字どおり，自分の考えを整理したり今後の方向性を決めたりする際に，心に問いかける質問のことを指します。後者の「相手のための質問」は，相手の現状を整理し，課題やチャレンジに立ち向かうための行動力を引き出すための質問です。この後者の質問力と効果的なコミュニケーションスキルが自己決定を導く指導者に求められるスキルです。この時の質問で引き出される内容こそが，対象者が目標を実践していくためのアイデアや工夫，そしてそれを支え続けるための「やる気」となります。

　以下，2つの例から，対策の仕方を考えてみましょう。

生活改善への気づきを促し，考えを整理する面接の実際
——無関心期・アルコール支援例

[ステージの特徴]

無関心期とは，「6か月以内に行動変容に向けた行動を起こす意思がない時期」で，行動変容についての関心が「全くない」もしくは「あまりない」と定義されます。自分の現在の状態をはっきり認識できていないので，セルフケアや生活改善の重要性が理解できない状況にあります。否定的な言葉が多かったり，自分の考えを主張しますので，指導者のなかには苦手意識の高い人が多いかもしれません。

A：よくある面接例

[面接例（逆効果のアプローチ）：変わってほしい気持ちが強いと，つい…]

指：指導者，対：対象者

> 指「アルコールについて聞かせてください」（承認を求める）
> 対「はい」
> 指「まず頻度ですが，週に何回くらい飲んでいますか？」
> 対「週に3回，飲みにいってます」
> 指「飲み方についてですが，どんな風に飲んでいますか？」
> 対「飲み方ですか…，普通ですよ。特に考えてはいません」
> 指「週に3回は結構多いほうだと思いますが，食事は食べていますか？」
> 対「そうですか？　でも毎日じゃないし…」
> 指「お酒の勢いで食べ過ぎることはありませんか？」
> 対「一応，次の日のことは考えます。それに，BMIも25以下はキープしているし，問題ないと思いますが…」
> 指「しかし40代でこの数値は，将来を考えると心配になります」
> 対「50代になったら，ちゃんと考えますよ」
> 指「今から，飲酒を控えることで，将来も楽しめることにつながるのですが…」
> 対「楽しみを減らすのはつらいなあ…。それに，減らしたからといっても，絶対に将来が大丈夫！　という保証はないでしょ」
> 指「アルコール量を調整すると，一緒に食べる食事の改善も一緒に進めることができます」
> 対「どうしても…何か決めないと，いけないならば…，つまみの調節かな」
> 指「みんなで飲んでいて，一人で量を控えるのは難しいですね。自制心は効くほうですか？」

- 対「ダメ，それはムリだね」
- 指「では，やはり飲みに行く回数を調整するのが一番確実だと思います，いかがですか？」
- 対「う〜ん…」

B：生活改善への気づきを促し，考えを整理する面接例
[面接例（成功するアプローチ）：生活改善への気づきを促し，考えを整理する]

- 指「①アルコールについて聞かせてください」
- 対「はい」
- 指「保健指導で栄養士と話すと聞いてどう思われましたか？」
- 対「②減らしたくないと思った」
- 指「楽しく付き合っていきたい，ということですね」
- 対「ええ」
- 指「今後もそうしていけるように，話をしていきましょう」
- 対「はい」
- 指「③飲むことのメリットは？」
- 対「仕事でも友人でも，普段話せないことが話せること」
- 指「それでは，飲んだあとは元気になることが多いですか？」
- 対「はい。たいていは，楽しめています」
- 指「気分が悪くなるようなことは？」
- 対「ありますよ，飲み過ぎて…。二度と飲まない！　と思うくらい」
- 指「飲み方を聞かせてください。体調がよくないときは？」
- 対「体調が悪いときは飲まない」
- 指「安心しました。体に合わせた飲み方を心がけているのですね」
- 対「そうとも言えますね」
- 指「④飲むことのデメリットを強いてあげるなら？」
- 対「太ることですね」
- 指「Aさんの場合，アルコールが原因？　食べものが原因？」
- 対「アルコールでしょうね」
- 指「⑤整理をさせてください。Aさんにとって飲酒は，ストレス解消ではなく，友人との会話を楽しむためのもの，ということですね。また，体調も一応考慮している，そう理解しましたが，いかがですか？」
- 対「そうですね」（確認）

- 指「将来も今のように，楽しく飲み続けるために，気になっていることはありますか？」
- 対「飲み会も後半になると，惰性で飲んでいるところがあるので，何とかできたら…と思います」
- 指「後半というのはどれくらいですか？」
- 対「1時間半後ぐらい。一番盛り上がってきた頃じゃないかな」
- 指「そこを調整するのは大変ですね，何かアイデアがありますか？」
- 対「後半はロックではなく，薄めの水割りにして！　と頼んでおく…。自分じゃ絶対に無理だから」
- 指「いいアイデアですね。一緒に飲む人に，先にアナウンスしておくのですね」
- 対「友人が忘れたら，ダメかもしれないなあ」
- 指「まずはチャレンジしてみましょうか。そこで修正が必要なら，また考えましょう。ところで，いつ頼みますか？」
- 対「来週，忘年会があるのでそこかな…」
- 指「わかりました。また，その感想を聞かせていただけますか？」
- 対「報告義務があると実践しなくてはいけませんね」
- 指「はい。Aさんなら，成功談を聞かせていただけると思っています」
- 対「わかりました，そうなるように友達を選びます」（笑）

[生活改善への気づきを促し，考えを整理するポイント]

●ポイント1：対象者の気持ちを確認する

・対象者の発する否定的な言葉に対抗し，いきなり説明や説得を始めてしまうと，対象者の気持ちは指導者への不信につながっていきます。面接でアルコール指導をする確認がとれたら（①），対象者が「行動を変える」「変えない」のどちらにふれているか，ストライクゾーンを探ります。

　→対象者は，②「減らしたくないと思った」と，答えています。対象者の気持ちは，（減らしたほうがよいのは理解できるけれど，まだ節酒などの行動に移す気持ちがない）または（行動に移す気持ちが弱い）ことがわかります。

●ポイント2：対象者と一緒に方向性の選択を行う

・質問③「飲むことのメリットは？」と質問④「飲むことのデメリットは？」を尋ね，対象者とアルコールのかかわり方を確認しています。

　→通常では，対象者が，自分にとっての飲酒のメリット，デメリットを公平に整理することはできません。支援者の問いかけがなければ，考えるチャンスのない課題です。保健指導ならではの振り返りです。

図表4-7　節酒のメリット・デメリット

> 節酒のメリットを強調されると
> 「そんなことはわかっている。もうこれ以上，話したくなくなるんです」

【節酒するメリット】（指導者）
・体重減，データ改善
・食事量が把握しやすい
・カロリーオーバーにならない
・お金がかからない（酒/タクシー代）
・他のことに時間が使える
・作業能率が上がる
・人に迷惑をかけない（酒の失敗がなくなる）
・車で行動できる
・家族にほめられる
・食事が早く片づくと，感謝される

【節酒するデメリット】（対象者）
・つきあいが悪いと言われる
・楽しみが減る
・ストレスがたまる
・我慢しなければならない
・周りの雰囲気に取り残される
・寝つきが悪くなる
・部下や同僚の本音を聞く場がなくなる
・食事がおいしくなくなる
・おいしさが味わえない
・飲まないと時間が余るので，その分食べてしまう

●無関心期の指導時に指導者が話すのは，一般的に【節酒するメリット】です。しかし，【節酒するメリット】「酒を控えると検査値が改善しますよ」と話すと，たいていの対象者は，メリットに対する"抵抗"──「でも1日の楽しみが減ります」（節酒するデメリット）で返してきます。これは，行動を変えるメリットを強調されると，逃げ場がなくなるので，抵抗するためです。ところが，指導者が【節酒するデメリット】「酒を控えると楽しみが減りますね」と話すと，わかってもらえる安心感から対象者は【節酒するメリット】「でも，そろそろ考えなくてはいけない年代ですね」と，返してくることが多いようです。
●ステージによる尋ね方の違い
　・無関心期の人には，　　生活改善しない（飲酒する）メリットとデメリットを聞く
　・関心期の人には，　　　生活改善する　（節酒する）デメリットとメリットを聞く
　・ヤル気のある人には，生活改善する　（節酒する）メリットのみ　　　　聞く

・質問⑤「整理をさせてください。Aさんにとって飲酒は，ストレス解消ではなく，友人との会話を楽しむためのもの，ということですね。また，体調も一応考慮している，そう理解しましたが，いかがですか？」
　→本人のアルコールのとらえ方を整理し，確認しています。指導者の理解をサマリーし，確認をとってから次に進める行為は，対象者との信頼関係を深めます。

●ポイント3：対象者のニーズに添ったわかりやすい情報提供を行う
・この指導が，気づきのきっかけになればと，指導者が一方的にたくさんの情報提供を行うと，かえって対象者の反発心は高まります。指導者が伝えたい情報を一度脇に置き，対象者の知りたいことやニーズに対応していくことが大切です。

　このステージは，強引に実践行動に結びつけるより，行動変容を妨げている"刺激"や"課題"を絞り込み，付き合い方の多様性の確認作業を丁寧に行う支援のほうが，成功率が高いようです。「無理強い」は禁物です。

生活改善への気づきを促し，考えを整理する——関心期・間食支援例

[ステージの特徴]

　関心期とは，「6か月以内に行動を変えようと思っている時期」で，改善の必要性は理解できているけれど，まだ行動には移していない時期と定義されています。いわゆる，"わかっちゃいるけどやめられない"人たちがこれに当てはまります。特徴は，2つあげられます。1つ目は，「できない理由（言い訳）が多い」こと。自分にはそれに対応できない理由があることを明言し，それを言い訳に思考停止してしまいます。周りの人など外的要因を理由にすることが多く，"だから仕方ない"といった方向へ片づけがちです。2つ目は，「行動変容することが，本当に自分のプラスになるのかを迷っている」。将来の健康より，直近の障害（断ることで気まずい思いをする，食べることを我慢することでストレスがたまる等）を避けたい気持ちが立ちはだかり，あきらめています。どちらにせよ，生活改善にとりかかるきっかけがつかめず，行動に踏み出せない状況にいます。

A：よくある面接例

[面接例（逆効果のアプローチ）：変わってほしい気持ちが強いと，つい…]

> 指「最近，中性脂肪やLDL-コレステロールのデータが悪くなってきましたね。少し間食を減らしてみませんか？」
> 対「そうですね，間食は減らしたほうがよいんでしょうね」
> 指「何か，対策をされていますか？」
> 対「なるべく買わないようにしています。でも，いただきものが多くて…」
> 指「どのようなものを，いただくことが多いのですか？」
> 対「いろいろです。今，話題のお店のものや，珍しいものもあったり…ありがたいことです」
> 指「どなたかに差し上げたりして，食べる量を減らすことはできませんか？」
> 対「いただいたものを他に回す，ということですか？　気軽に差し上げられる方って，難しいですね」
> 指「でも，何か対策を立てられないと，この問題は解決しないと思いますが…」
> 対「確かにそうですが，みなさんのご厚意を無にするようで…。難しいと思います」

B：生活改善への気づきを促し，考えを整理する面接例

[面接例（成功するアプローチ）：生活改善への気づきを促し，考えを整理する]

㊟「間食との付き合い方について，話をさせていただきます。よろしいですか？」

㊙「はい，いいですよ」

㊟「Aさんは普段，間食との付き合いをどのようにされていますか？」

㊙「以前に比べて，自分では買わないようにしていますが，いただきものが多くて…」

㊟「それは大変ですね。ご自分では，買わないように努力されているのに，いただいてしまうことが多いのですね」

㊙「そうなんです。今，話題のお店のものや，珍しいものもあったり…。とてもありがたいことですが，やはりあると食べてしまいます。中性脂肪が高いことはわかっているのですが…」

㊟「検査値は気になるが，下さった方の気持ちやご厚意を無にするわけにもいかず…。お困りなのですね。Aさんの検査結果ですが，現在は生活習慣の調整範囲にあります。ただし，このままですと，投薬の必要性が出てきますがその点はいかがですか？」

㊙「薬は飲みたくないです。一度，薬を飲み始めると，増え続けていくことを，母を見ていて知っていますので。でもどうしたら…」

㊟「以前，Aさんと同様な方から伺った話ですが『自分の好みを知っていて，好物をくださる方は同年齢なので，『くすりを飲まないために調整中！』とアナウンスしたら，『頑張って！ よくなったら，一緒においしいものを食べに行きましょう！』と応援してくださった』そうです。Aさんはいかがですか？」

㊙「そうですね，同世代が多いです。考えたこともなかったですが，確かに同じ悩みをもっているかもしれませんね。ひょっとして『私も頑張る！』という仲間がいるかもしれません」

㊟「その可能性は，高いかもしれませんね。お話しできそうな方は，いらっしゃいますか？」

㊙「はい，二人ほど…」

㊟「まずはその方に，お声をかけてみますか？」

㊙「気を悪くされないかしら…」

㊟「もし，Aさんがお友達にそのように相談を受けた場合，気分を悪くされますか？」

> 対「そうですね…。かえって，うれしいかもしれませんね」
> 指「それでは，ぜひチャレンジなさってみてください」
> 対「はい，やってみます」
> 指「次回に，その時のことをお聞かせください」
> 対「わかりました」

[生活改善への気づきを促し，考えを整理するポイント]

●ポイント1：対象者の間食のとらえ方や現状況を理解する
・対象者の考え方や言い訳に対し，いきなり生活改善の必要性を説いても，対象者の抵抗や指導者への不信が募るだけです。
　→まずは，対象者のとらえ方や言い訳を否定せずに聞き，現状を理解します。

●ポイント2：対象者に，生活改善に対する不安や，抵抗の要因に気づいてもらう
・一方的に聞き出すのではなく，対象者を主体に経過を振り返りながら現在の状況を整理します。

●ポイント3：現在の状況判断や対策が講じられる情報提供を行う
・気づきのきっかけになれば…と，指導者が一方的にたくさんの情報提供を行うと，対象者の反発心が高まります。
　→データの見方などの科学的事実を伝えたり，残念にも合併症に至った例や成功例を紹介し，今がチャンスであることに気づいてもらいます。

　特定保健指導では「効果を出すこと」が求められています。しかし，このステージ（関心期）では，まず本人の状況を確認し，迷っている段階であることを理解します。効果を急ぎ過ぎると，負担感を感じて前に一歩を踏み出すことができません。人の気持ちの変化には，振り返りやきっかけが足がかりになります。経過をたどりながら，本人とともに状況を整理していくことで，抵抗する気持ちの要因に気づいたり，生活改善の必要性を感じ，前向きな気持ちになってもらうことを優先します。その合間に，現在の状況が判断できる情報提供を行うことで，生活改善への動機づけを進めていきます。

図表4−8　面接時に犯しやすいNG対応とその対策

NG対応	NGを避けた対応例
1．検査値説明の導入時 ●「○○さんの結果は，血圧と糖尿病の指標であるHbA1cが，ちょっと高めですね」 　→無意味に「不安を与えたくない」ために，指導者は「ちょっと高め」「少しずつ高め」という表現を使用することがあります。しかし，対象者は医療の専門家が話す"ちょっと高め"というニュアンスに，「大したことがない」と受け取り，結果に対する不安は解消され，生活改善をして対処しようという気にならなくなります。 **2．検査値の説明** ●「今回の健診結果はいかがでしたか」 　→「健康意識の高い人」は，昨年の結果と比較したり，正常値と比較して回答することができます。 　→気にしていない人は，「こんなもんじゃないですか」「去年と変わりません」「体重は大丈夫」と答えます。 ●指導者が大切，または詳しいところを過剰に説明する 　→興味のないことは，聞く意欲が低いので，時間をかけても報われません。対象者に，本当に理解をしてもらいたい項目に絞って説明をします。	〈対応策〉：プラスで答えられる質問から入る **1．導入時** ●「体調はいかがですか」 　→「まぁ，普通です」「忙しいですが，変わりありません」などと，たいていの人は大丈夫なことが多いので，「それはよかったです」とプラスの答えで返します。 　→「疲れてストレスがたまっている」などと，プラスで答えない場合には保健指導以前に，メンタルケアが必要な状況です。 **2．検査値の説明** ❶「血圧値はいいですね」 　→よいところから先にほめて，聞く耳をもってもらいます。 ❷（❶の後，少し間をおいてから）「ところで，少し気になる値があるのですが，説明してもよいですか」 　→「中性脂肪とLDL-コレステロールと血糖値」どれに反応するか観察し，反応があったものを詳しく説明します。面接時間は限られているので，焦点を絞ります。 ❸「中性脂肪150を超えるとメタボの危険因子，では○○さんの結果をみていきましょう」 「血糖値は糖尿病の診断基準で，110を超えると糖尿病の一歩手前と判断します。○○さんの結果は〜」 　→まず，検査値の端的な説明とともに基準値を伝えます。次に，本人の結果を表示することで，その差を比較検討する効果を狙います。 ❹「○○さんは，検査値で気になるところがありますか？」 　→本人が一番気になっている値を聞くことも大切です。初めに尋ねると，よくわからない人は検査値に関して，試されているような気持ちになることもあります。 ❺「昨年データとの比較」をする場合の注意 　→本人がよくわかっているのは体重です。TG，HDL-コレステロール，血圧は，検査値の意味をきちんと説明することが大事です。関心をもってもらいたくても，

3．行動計画への動機づけ ●「忙しい」「時間がない」という人への「できることは何ですか」という質問 　→忙しい人にとって，「できることはありますか」「できることは何ですか？」という質問は，酷です。「ちゃんと考えているの？」と責められていると受け取る人は「抵抗感」を，「自分にできることを探さなければ…」と責任を感じてしまう人は真剣に考えるので，どちらも寡黙になります。この間を十分に待てる場合はよいのですが，時間に追われていると，次の質問をたたみかけることになるので，その後の面接に支障をきたします。	LDL-コレステロールから攻めるのは少し難しいかもしれません 3．行動計画への動機づけ ❶「忙しくて運動をする時間はとれないし，食事に制限を課すことはできない」という人への共感 　→「今は忙しくて，今は健康を考えて運動する時間や食事の制限をすることはできないということなのですね」と，その場で本人のセリフをそのまま返し，共感します。 ❷「忙しい人」の健康の優先順位を上げる問いかけ 　ⅰ「ご自身の健康について，考える時間をもてるのはどれくらい先になりますか？」 　　→時間をかけない健康対策を提案するのも1つですが，"健康"の優先順位を上げる作業も必要です。単に先延ばしをしていないか，生活改善に対応するまでどれくらい放置することになるのかを気づく質問を投げかけます。 　ⅱ「責任ある仕事（介護）を支障なく進めていくためには，身体に不都合がないことが前提です。体調の変化を見逃すことのないように△△，□□における自己管理は重要です」 　　→対象者にとって優先度の高い仕事も，健康であることが前提であり，その維持には△△，□□の自己管理が重要であることを確認します。

4　減量目標の設定や行動計画の設定・意思の確認を行う
（図表4－1，ステップ4）

行動計画の設定

　減量目標が決まったら，目標を達成するために生活のなかで実行してもらう具体的な行動計画を決めます。さまざまな症例をみてきた指導者にとって，目の前の対象者が効果を出しやすい生活行動は，予測がつきやすいと思います。しかし，初回面接では，あくまでも対象者が「やってみよう」「これなら続けられる」という内容を尊重します。実行している姿がイメージできるものがよいので，ヒントとして対象者の周囲の人が取り組んでいる内容を尋ねるのもよいでしょう。ここで，注意したいのは，抽象的な表現の行動計画（例：野菜を増やす・お酒を減らす・揚げ物を減らす）はセルフモニタリングの評価が難しいので，かなり具体的な内容まで絞り込みます（**図表4－9**）。また，積極的支援の場合，面接で決めた行動計画が絶対的なものではなく，継続支援において修正可能であることを伝え，背中を後押しします。

図表4－9　効果が出やすい行動計画の設定

●行動計画とは方法論に具体的な内容や数値に絞り込まないと，セルフモニタリングができない

抽象的な行動計画
1. 食事に気をつける
2. 野菜を増やす
3. 酒を減らす
4. 歩くようにする
5. 階段を使う

→

●曖昧な表現ではセルフモニタリングができない
1. 食事に気をつける ⇒ 何に気をつける？　量？　内容？　揚げ物？　食べる時間
2. 野菜を増やす ⇒ 何を？　どれくらい増やす？　いつの食事で？　外食では？
3. 酒を減らす ⇒ 飲む量？　飲む種類？　飲み会？
4. 歩くようにする ⇒ いつ？　どこを？　どれくらい？　スピードは？
5. 階段を使う ⇒ いつ？　どこの階段？　何往復？

↓

場面設定をして，イメージを具体化（毎日，自己評価が可能な内容）する

野菜を増やす	間食の管理	酒を減らす/休肝日	歩く歩数と時間	身体活動・運動
朝食に1皿分70gの野菜を摂る	150kcal/日の範囲に収める	毎週木曜日を休肝日とする	週に3回（月・水・木）朝に家～最寄駅	オフィスの5階までは階段を使う
夕食に2皿分140gの野菜を摂る	飲みものはノンシュガーに変更	自宅では，缶ビール1日1本350mlまで	平日8000歩/日　休日10000歩/日	土曜日午前中にジムに行く

意思の確認

継続に向けてセルフマネージメントを提案する

　行動計画を実践するために，①妨げとなる要因を探ったり，②妨げになる刺激を遠ざける工夫をここで考えておくことがポイントです。過去に失敗したことがある人には，どんな刺激に弱かったのかをリストアップしておくと対策が立てやすいことを助言します。また，家族や職場に，行動計画の実践を手助けしてくれる身近な協力者がいると脱落しにくいことを伝え，指導者以外の協力者の有無を確認します。くじけそうになったときの励まし，順調なときの称賛，一緒に頑張る仲間の有効性をアピールします。

自信度を高める

　最後に，この面接で計画した行動計画の実践・継続に対する自信を確かめます。いろいろな尋ね方がありますが，例えば，「○○○を1か月続けられる自信を10点満点でとらえると，いま何点をつけますか？」と尋ね，
- 点数が高い場合：「いい目標が決まりましたね」と自信の度合いを点数化してもらいます。
- 点数が中間の場合：脱落予防策（継続の工夫）をともに講じる
- 点数が低い場合：実践可能な目標への変更もしくは再検討を行う

が，留意点としてあげられます。

　一方で，継続性を重視したり，負担感を軽減するために効果が少ない目標を選択せざるを得なかった場合には，まず計画を立てた意識や意欲をほめ，その後に「効果が少ない」事実を確認し，目標をデータで評価しながら釘をさすことも必要です。

COLUMN

メタボは食事のせいじゃない？

『家族の勝手でしょ！』（岩村暢子著，p28〜31，新潮社，2010年）に食生活に関する驚くべき現況が報告されています。2005〜2008年に実施した【食DRIVE】調査（1960年以降に生まれて，首都圏に在住する子どもをもつ主婦を対象とした家庭の食事調査／1998年〜年1回実施）によると，夫が現在，肥満，高血圧，高血糖，高中性脂肪，肝機能障害などの注意を受けていたり，治療中であるケースは，夫の年齢が35〜39歳で39.1％，40〜44歳で56.0％，45〜49歳で60.0％となっています。数値は被調査者・主婦の記述などから把握できた限られた範囲，との断りがありますが，筆者はそれに対する主婦の口調に言及しています。

夫にドクターストップがかかっていても，「肥満気味」「糖尿病らしい」と他人事のようにとらえ，原因も「彼の家系」「彼の体質」「彼の嗜好のせい」「仕事のストレス」「付き合い」ととらえ，"わが家の食事が問題"と語った主婦はいなかった，とのことです。

主婦ばかりか当の夫たちも，「食べたいものは我慢できない（したくない）」と"中性脂肪，脂肪肝が悪化して注意を受けている"にもかかわらず，アイスや目新しいお菓子が好きでいろいろ買ってくる（46歳），"インスリン治療寸前で近々入院予定"なのにコンビニでプリンやデザート，菓子パンや揚げ物を買ってきて一人で食べる（47歳），というから驚きです。

また，管理栄養士による指導「できるだけ野菜を」は「できる時だけ」に，「1週間で所定量確保」は「1週間に1回確保」にすり替わっていることがとても多い，とのことです。

こうした報告から，食事に関心のない世代は若者ではなく，特定健診の対象者世代にも広がってきていることがわかります。特定保健指導における面接は，その人の食事の見直しが図ることができる数少ない，いや唯一の貴重な場であることが理解できます。指導対象者に対しては，「この人には無理！」「変われない人」と安易にレッテルを張ってあきらめるのではなく，「大人の食育」としてその先にある家庭や子どもへの波及力をも意識した姿勢で臨んでいかなくてはなりません。

3 継続支援の進め方
——電話支援およびメール支援

「積極的支援」では，初回面接の後に，3か月間以上の継続的な支援が行われます。この継続支援には，個別支援，グループ支援，電話，メール（FAX）などのいくつかの種類があります。そして，それぞれの支援には「何分受けると何ポイント」とポイント数が決められています。本項では，電話とメールの支援について，ふれていきます。

1 電話支援

電話支援の目的と種類

電話支援の目的

電話支援は，初回個別面接で対象者本人が設定した目標達成に向けて，定期的に電話をかけてその実践を支援していくものです。目的は，以下のとおりです。
- セルフモニタリング状況を確認しサポートする
- 対象者のモチベーションを維持する
- 支援者の存在を意識させ，健康への関心をもってもらう

電話支援の特徴の第一は，非対面型でありながら，対面に近いコミュニケーションが可能であることです。面接のための時間・場所の設定や会場への移動時間などの負担がかからず，忙しい人や遠距離の人にとって参加しやすい方法です。

しかしその一方で，相手の表情が見えない分，態度や心境の変化に気づきにくいことに十分注意する必要があります。

約束をした時間であっても，**図表4－11**にあるように「(2)電話の許可」を確認し，「(3)電話の目的」を明確に示してから本題に入ります。また，所定時間内に終えるように配慮します。

図表4-10　電話支援A・B

種類	ポイント算定要件	支援内容
支援A (積極的関与)	・基本的なポイント：5分15ポイント ・最低限の介入量：5分 ・ポイントの上限：1回20分以上実施しても60ポイント	初回面接時に作成した行動計画に基づき，セルフモニタリング状況，行動目標の実施状況を確認 必要性に応じて行動目標・計画の再設定 生活習慣改善に必要な情報の提供
支援B (励まし)	・基本的なポイント：5分10ポイント ・最低限の介入量：5分 ・ポイントの上限：1回10分以上実施しても20ポイント	行動計画の実施状況の確認 取り組み維持のための励まし・賞賛

電話支援の内容と算定ポイント

特定保健指導・継続支援における電話支援には，図表4-10に示したように2種類あります。

●留意事項

1日に複数回電話しても，ポイントの算定対象は1回分のみです。また，1日に電話以外（メール，文書）の支援を行っても，いずれか1つの支援のみ算定対象となります。

●継続支援におけるポイント制の見直し

第2期では，支援A（積極的関与）および支援B（励まし）のポイントの積算方法が，改訂されています。支援Bを必須条件から外し，支援Aのみで180ポイントを達成してもよいことになりましたが，現行の180ポイント制は維持されています。

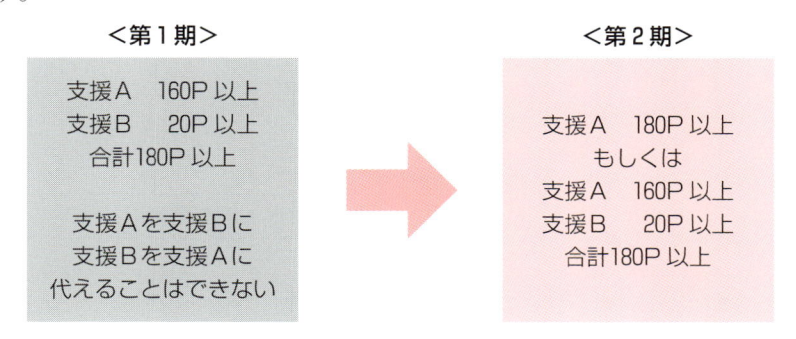

＜第1期＞
支援A　160P以上
支援B　20P以上
合計180P以上

支援Aを支援Bに
支援Bを支援Aに
代えることはできない

→

＜第2期＞
支援A　180P以上
　もしくは
支援A　160P以上
支援B　20P以上
合計180P以上

電話支援の進め方

事前の情報収集

相手の表情が見えないので，態度や心境の変化に気づきにくいことを踏まえ，事

図表4-11 電話支援A（15分）

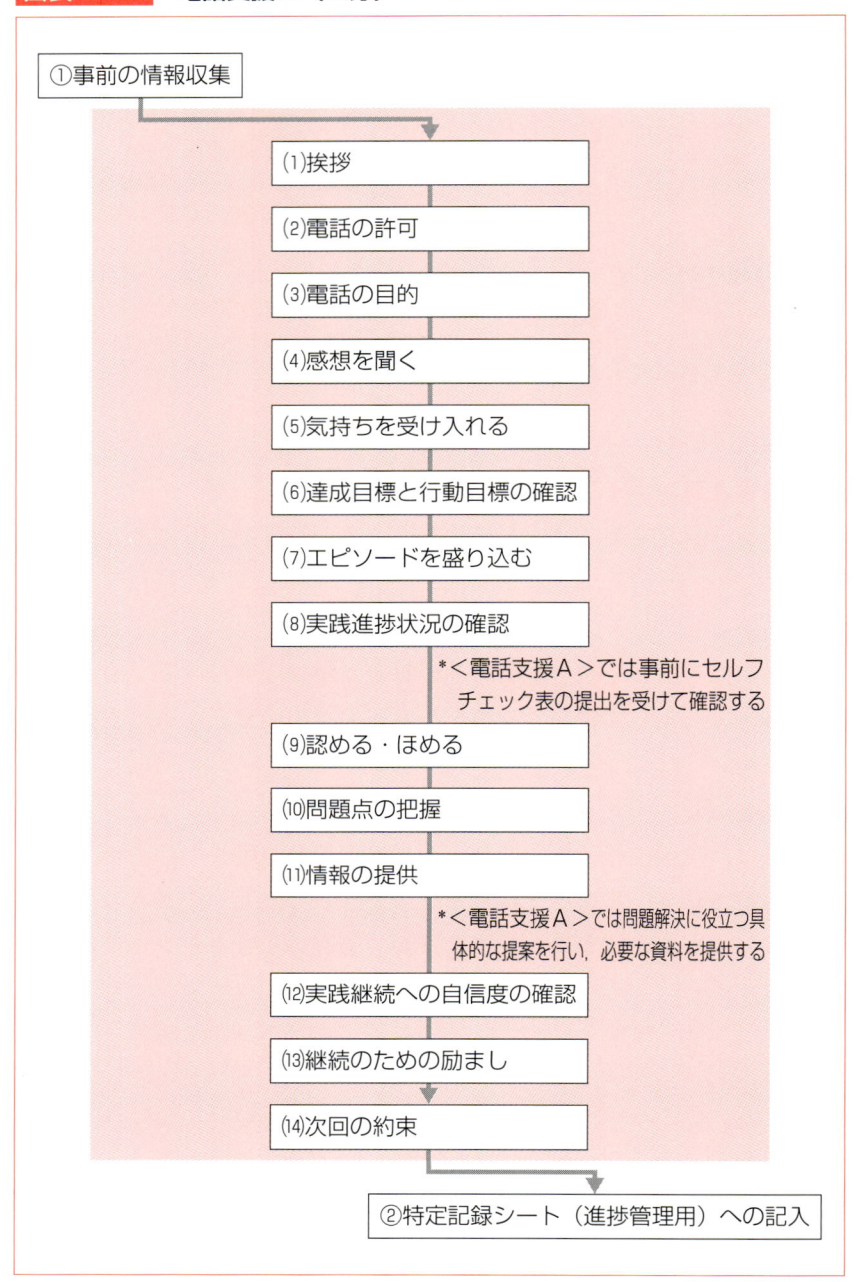

```
①事前の情報収集
    │
    ▼
 (1) 挨拶
 (2) 電話の許可
 (3) 電話の目的
 (4) 感想を聞く
 (5) 気持ちを受け入れる
 (6) 達成目標と行動目標の確認
 (7) エピソードを盛り込む
 (8) 実践進捗状況の確認
         *＜電話支援A＞では事前にセルフ
          チェック表の提出を受けて確認する
 (9) 認める・ほめる
 (10) 問題点の把握
 (11) 情報の提供
         *＜電話支援A＞では問題解決に役立つ具
          体的な提案を行い，必要な資料を提供する
 (12) 実践継続への自信度の確認
 (13) 継続のための励まし
 (14) 次回の約束
    │
    ▼
②特定記録シート（進捗管理用）への記入
```

前に対象者の情報を頭に入れておくことが大切です。特に，初回面接で無関心期，関心期であった人の場合，行動変容へのきっかけになったことは，必ず把握しておくべき内容です。下記のデータも，手元に用意するだけでなく，数値の変化を頭でシミュレーションしておくことがコツです。

① 健診結果データ・特定生活習慣問診票を確認する。

図表4-12　電話支援B（5分）

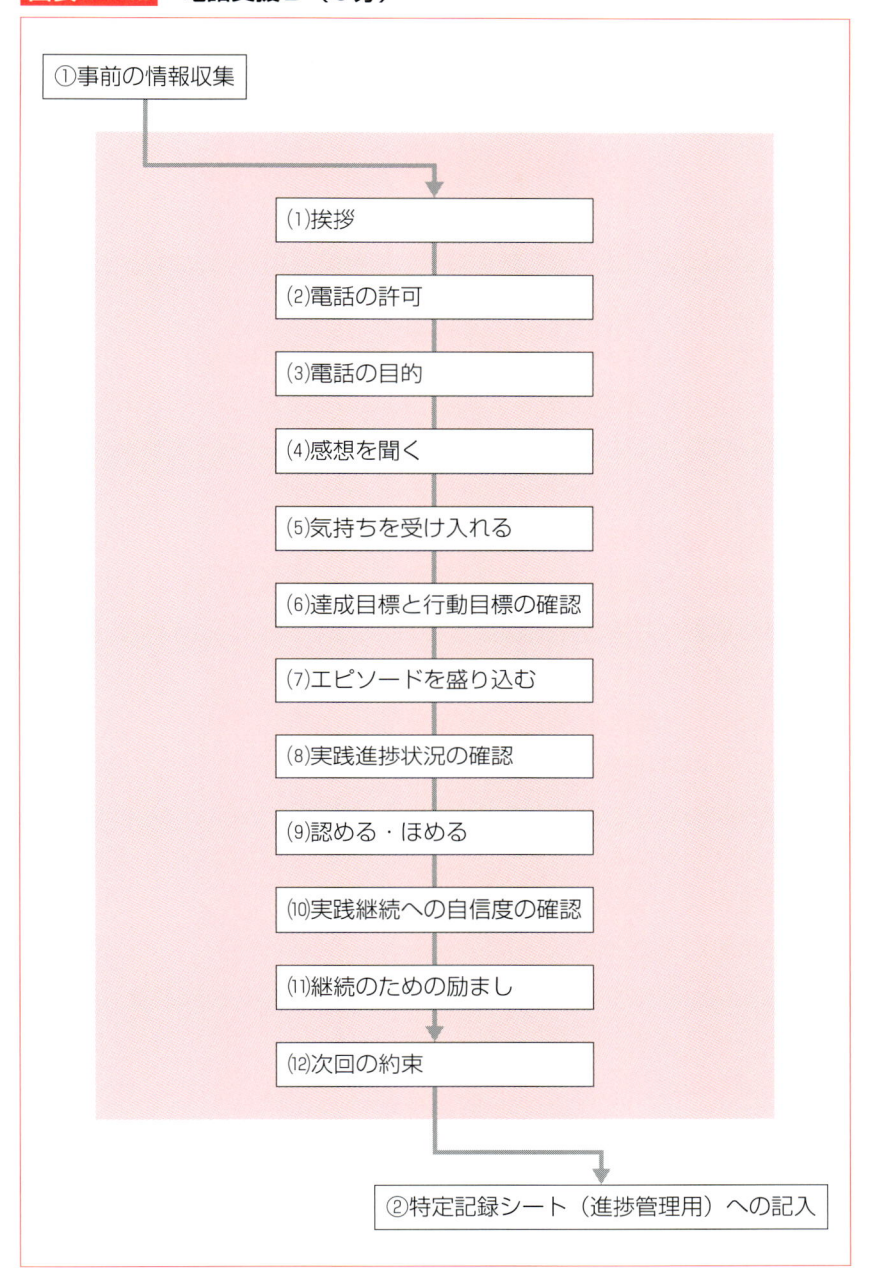

```
①事前の情報収集
    ↓
    (1)挨拶
    ↓
    (2)電話の許可
    ↓
    (3)電話の目的
    ↓
    (4)感想を聞く
    ↓
    (5)気持ちを受け入れる
    ↓
    (6)達成目標と行動目標の確認
    ↓
    (7)エピソードを盛り込む
    ↓
    (8)実践進捗状況の確認
    ↓
    (9)認める・ほめる
    ↓
    (10)実践継続への自信度の確認
    ↓
    (11)継続のための励まし
    ↓
    (12)次回の約束
    ↓
②特定記録シート（進捗管理用）への記入
```

② 特定記録シートより初回～前回介入までの経過を確認する。
　　特に初回面接状況を把握
　・対象者に関するエピソード，ニュース
　・減量目標
　・健診結果の問題点

3　継続支援の進め方　｜　125

- 食事，運動，生活習慣の問題点
- 行動変容ステージ（食事・運動）とその判断材料となった言葉
- 設定した行動目標
- 継続への意欲・自信度

電話支援の構成

　進め方の構成を決めておくと，聞き漏らしの軽減と同時に，順番どおりにいかない場合にも，指導者の混乱を防ぐことができます。

　また，指導者が交代しても，支援内容のレベルを同様に保つことができます。

　電話支援A（15分），電話支援B（5分）の進め方を示します（**図表4－11**，**図表4－12**）。

特定記録シート（進捗管理用）への記入

　記録は，支援直後に記録することで正確性が高まります。特に，連続して支援を行う場合や似た環境の対象者を支援する場合は，メモをとっていても混乱を招きます。特に，指導者が交代する場合は，要注意です。

- 電話支援を行った日時と担当者名
- 前回介入時からの目標達成度
- 食事と運動の問題点に改善がみられたか
- 行動変容のステージに変化があったか（その判断材料となった，対象者の言葉）
- 行動目標に変更はあったか
- 周囲の支援状況に変化はあったか
- 対象者のエピソードや印象的な言葉はそのまま「　」で記載する
- どのようなアドバイス，情報を提供したか
- 継続の意思はあるか

電話支援のメリット・デメリット

　電話支援のメリットとデメリットを，**図表4－13**にまとめてみました。

電話支援例

　電話支援Aにおける支援例を**図表4－14**に項目・内容・留意点に分けて示しました。対象者の実践した結果だけに注目せず，プロセスや心の動きを見つめるようにしましょう。

図表4—13　電話支援のメリットとデメリット

	対象者	指導者
メリット	●面接のために会場まで出向かなくてよい。 ●対面のような圧迫感がない。 ●一方的にならずに双方向のコミュニケーションがとれる。 ●タイムラグがない。 ●話し方に感情を込めることができる。	
	●対面のような圧迫感がない。 ●疑問をその場で解決できる。	●相手の理解度を確認しながら進めていくことができる。 ●相手の声の調子や話し方を聞いて，微妙なニュアンスの違いを感じとることが可能である。
デメリット	●一定時間，電話の前に拘束されることになる。 ●同じ言葉でも，違ったニュアンスで伝わるおそれがある。	
	●話すのが苦手な人は，言いたいことがうまく伝わらない場合がある。 ●環境によっては電話に集中できない場合がある。 ●質問やアドバイスをあとで見直すことができない。	●相手の表情が見えないため，場合によっては本音を見逃すことがある。 ●対面と違い，沈黙している時の表情がわからず，言葉が発せられるのを待ちにくい。 ●沈黙後に，話のきっかけがとりにくい。 ●詳細または専問的な情報提供は理解されにくい。

図表4—14　電話支援例

項目	内容	留意点
(1)挨拶	こんにちは。○○さんですね。○○健保の栄養士（保健師）の△△です。	・最初に職名と名前を伝え，さわやかな雰囲気で挨拶する。
(2)電話の許可	○○さんと約束した時間ですが，今よろしいでしょうか？ ご都合が悪いようでしたら，時間をあらためてかけ直しますが…。 （許可が得られたら）ありがとうございます。	・予約をしていてもその時がよいかどうかはわからない。電話のタイミングが適切か必ず確かめる。
(3)電話の目的	今回は，初回面接から1か月たちましたので，どのようにお過ごしだったか伺わせていただきます。	・要件をはっきりと伝え，（電話による）面接の了解をとる。（面接契約）
	保健支援として電話を5回おかけするうちの，今日はその2回目です。時間は15分の予定です。	
(4)感想を聞く　**ここが重要！**	■最初は相手の率直な気持ちに耳を傾けることから！ スタートから1か月たちましたが，現在どんなお気持ちですか？	・オープン・クエスチョンで感想を聞く。 ・初めに出た言葉が，言いたい内容を端的に表している場合が多いので聞き逃さない。 ・現状を認識しているか，目標に取り組む意欲に変化がないかをみる。
(5)気持ちを受け入れる	「（聞いた内容）」と思っていらっしゃるんですね。 そう思われるのはどのようなときが多いですか？ 今までの生活習慣を変えるのには，少し時間がかかります。今日お話しさせていただくなかで何かヒントが見つかるといいですね。	・「○○という気持ちになられたのですね」と対象者の言葉を用いて，気持ちを確認する。また，そう感じた理由を具体的に尋ねる。 ・対象者の言葉から，行動変容のステージモデルの段階が変化しているかどうかを判断し，働きかけ方を考える。
(6)達成目標と行動目標の確認	○○さんはこの3か月で体重を3kg減らしたいという目標をおもちですね。そのために，間食を1日1回までにする，と決められました。今まで1日に間食を何度も食べることが多かったので，これからは控えようと思った，ということでしたね。	初回面接時に決めた達成目標（体重を○kg減らすなど）と，行動目標（1日1万歩歩くなど）について確認し，達成への自信度を確認する。
(7)初回のエピソードを盛り込む	気分転換にコーヒーを入れて，そのとき何かあればついつまんでしまう，とおっしゃっていましたが，現在もその状況は続いていますか？	・特定記録シート（進捗管理用）を見て，初回面接の情報を会話に盛り込む。
	今までは○○をしていたところを，□□されるようになった，ということですね。	
(8)実践進捗状況の確認	さて，今日はいくつか確認事項があります。事務的にお聞きしていきますが，よろしいでしょうか？	・許可を求める。
	・体重に変化はありましたか？ ・行動目標で決めたことは何割ぐらいできていると思いますか？ ・食事で○○という課題がありましたが，それについて何か変化はありますか？ 　（改善内容・後退内容・行動変容のステージ） ・運動についてはいかがですか？（食事に同じ） ・周りのサポートはありますか？	・聞きたいことをまとめて聞いてしまう。 ・電話支援Aのときは提出を受けたセルフチェックシート（紙媒体）を見ながら確認する。

	・続けていく自信をお伺いします。 　○○さんの現在のお気持ちは次のどちらに近いでしょうか。 　　①このまま順調に続けていきたい 　　②なんとか頑張ればできそう 　　③自信はないが，なんとか頑張って続けたい 　　④続けるのは難しいので，別の目標に変えたい	
(9)認める・ほめる	成果が見える形に出てきましたが感想はいかがですか？　○○さんは，どんなことが一番の要因だと思いましたか？ 【記録の項目が出なかったら】「記録を続けた」ということも大きいと思います。これらのことをこの先も続けていって確実なものにしていかれると，さらに効果が期待できますよ。	・評価や分析は，こちらが行うのではなく，相手に尋ねる。 ・対象者自身も気づいていない小さな努力を認めてほめる。 ・体重の変化だけにとらわれず，行動の小さな変化を見つけて取り上げる。その変化のために要した努力を認めることが，対象者の自信を高め行動を継続していくうえで効果的である。行動の変化の表れ方は人によってさまざまなので，うまくいかない場合でも，意識の変化を認めて理解することが大切である。
(10)問題点の把握	「間食を1日1回まで」，という行動目標はうまくいったりいかなかったりなのですね。スタートすれば必ずできるわけではありません。うまくいくのはどのような時なのか，また，その反対にうまくいかない時はどのような時なのかを理解するだけでも大きな収穫です。これは記録が明らかにしてくれます。	・生活習慣の振り返りによる気づきを促す ・対象者が不安に感じていることや，やってみてうまくいかないことがあるかを尋ねる。 ・失敗や逆戻りに対しては要因を探る。 ・対象者の段階に合った働きかけを行う⇒ステージ別対処方法参照。
(11)情報の提供	（状況に応じた内容に関するアドバイス）	・行動の強化や，問題行動の改善に必要な情報を提供する。 ・適切で具体的な，効果の見込める提案を行う。
(12)実践継続への自信度の確認	このまま続けていけそうですか？ サポートは，あったほうがいいですか？	・行動目標の設定に無理があったと感じている場合には，少し頑張ればできるものに設定変更することを促す。
(13)励まし	セルフモニタリングを実践される○○さんですから，継続されることでさらに目標に近づくと思います。不安に思ったり，わからないことがあれば何でもお尋ねくださいね。	・これからも支援していく，というこちらの思いを伝える。
(14)次回の約束	次回は○月○日○時に電話させていただきます。よろしいでしょうか。では次回またよろしくお願いします。	次回の支援の日時，方法を確認し，約束する。

2 メール支援

　メール支援のメリットは利便性にあります。対象者・指導者の双方が時間を選ばず，都合のよい時間にメールの送受信ができるので，一度に多数の保健指導が可能になります。しかし，ここで注意しなければならないのは，メール支援の算定ポイントが双方向のメールのやりとりでカウントされるという点です。面接や電話などとの違いやメールの特徴を理解したうえで，必ず返信メールが返ってくる効果的な支援が求められます。

メール支援の目的と種類

メール支援の目的

　メール支援の目的は，初回面接で対象者自ら設定した目標達成に向けて，対象者のモチベーションを維持することです。指導者は，メールというコミュニケーション手段で，対象者を見守っている存在をアピールしながらセルフモニタリング等のサポートをします。

メール支援の内容と算定ポイント

❶　メールの定義と算定ポイント

　内容・目的・算定ポイントによって，メールは**図表4-15**のように定義されます。

❷　算定ポイントの注意点

　連絡事項，返信催促など指導に直接関係ない内容のメールは，ポイントの算定対象になりません。

　1往復のとらえ方は，指導者が，対象者の「わからないことが理解できた」「解決策を見出すことができた」等，プログラム継続ができそうだと判断できるまで

図表4-15　メールの定義

種類	ポイントの算定条件	内容
メールA	1往復 40P	セルフモニタリングによる行動計画の実施状況の評価 必要であれば行動目標・計画の再設定 生活習慣改善に必要な情報の提供
メールB	1往復 5P	行動計画の実施状況の確認 取り組み維持のための励まし・賞賛

としています。

　メール往復がプログラム継続判断がつくまで，複数回あったとしても，メールA・Bとも算定ポイントは1支援分になります。

メール支援の進め方

メールの構成

　メール支援の構成例を**図表4−16**に示します。後半で「質問」を投げかけることで返信を促します。

　進行に応じて送るメールの目的は以下のとおりです。

発信するタイミングによる目的の違い

●初回面接から1〜2週間以内に送るメールの目的

　初回面接で行動目標を設定した後，モチベーションが維持できるのは1〜2週間といわれます。初回面接からの時間経過が少ないほど，生活改善への抵抗感も少なく，具体的な行動を起こしやすくなります。その行動を指導者から承認されると自信となり，行動の継続へとつながります。また，この時期は，計画が実践できているかよりも，セルフモニタリングがなされているかを重要視します。計画実行ができていなくても，記録をつけることで生活を客観視し，生活改善につなげられることの重要性を認識してもらいます。早期の介入方法がプログラム成

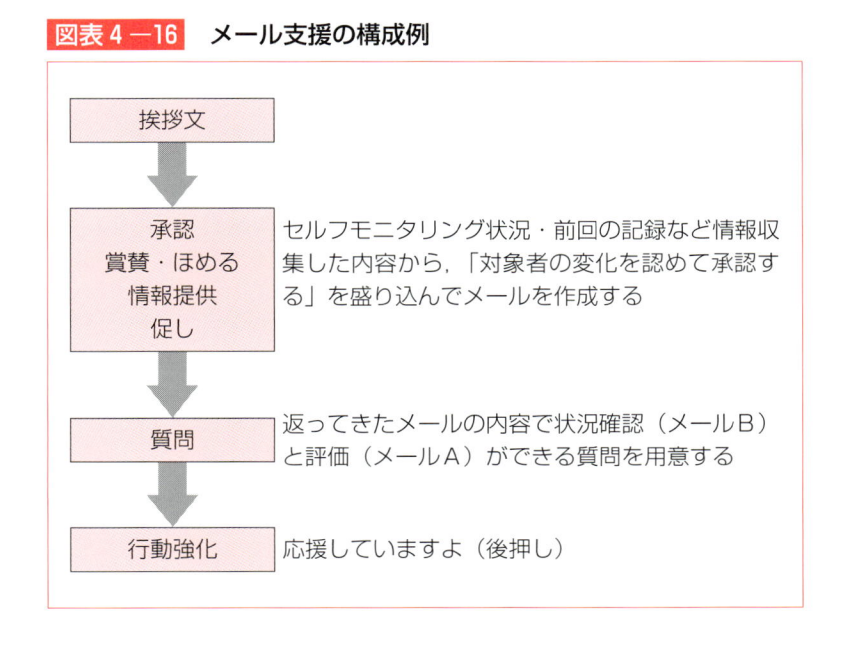

図表4−16　メール支援の構成例

```
挨拶文
  ↓
承認           セルフモニタリング状況・前回の記録など情報収
賞賛・ほめる   集した内容から、「対象者の変化を認めて承認す
情報提供       る」を盛り込んでメールを作成する
促し
  ↓
質問           返ってきたメールの内容で状況確認（メールB）
               と評価（メールA）ができる質問を用意する
  ↓
行動強化       応援していますよ（後押し）
```

功の鍵となるので，タイミングよくメールを発信しましょう。

●初回面接から1か月後までに送るメールの目的

　セルフモニタリングの実施状況確認と合わせて，対象者に行動計画について自己評価してもらいます。必要であれば行動目標・計画の再設定をし，生活習慣改善に必要な情報の提供をします。

●中期から後期に送るメールの目的

　行動目標がうまく実践できている場合は，賞賛して行動の強化を図ります。失敗や後戻りもむしろ当たり前であることを対処方法とともに示し，プログラム終了後も継続できるように導きます。実践できていない場合は，健康についての意識や以前と比べて変わってきているわずかな部分を見つけてほめ，意識の低下を防ぎます。セルフモニタリング継続の重要性，誤った知識の修正や改善策など，対象者に必要な情報を提供します。

返信メールへの返事

返信されたメールに対する返事は**図表4−17**です。

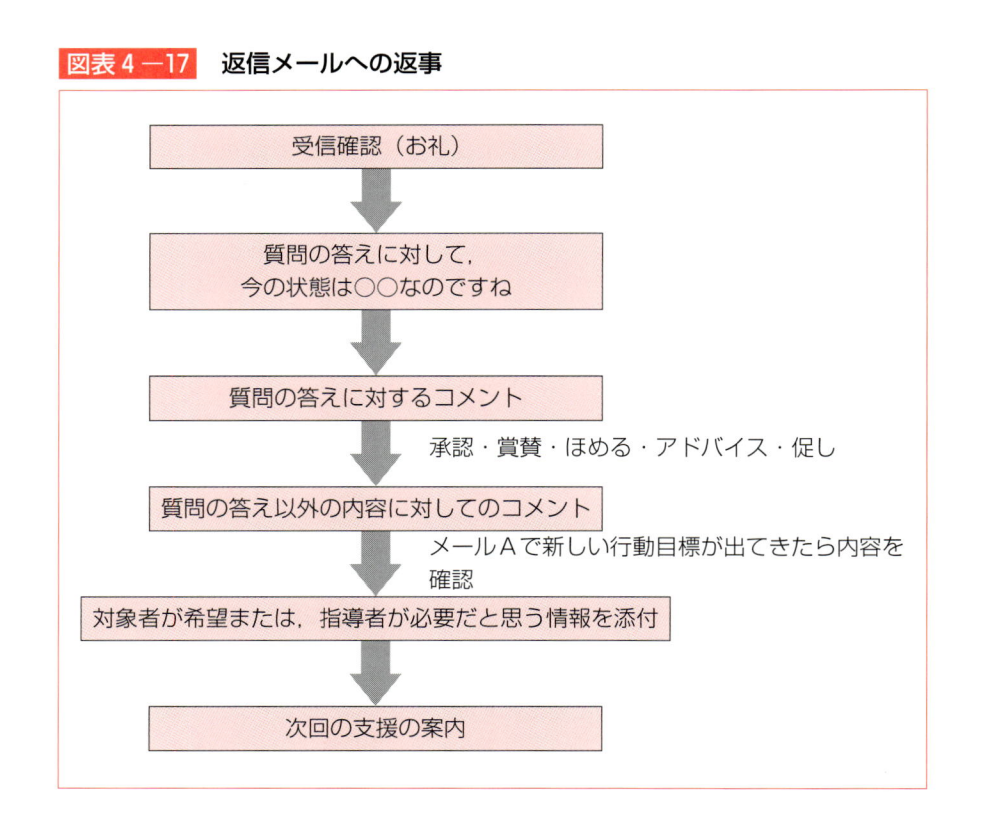

図表4−17　返信メールへの返事

```
受信確認（お礼）
    ↓
質問の答えに対して，
今の状態は○○なのですね
    ↓
質問の答えに対するコメント
    ↓　　承認・賞賛・ほめる・アドバイス・促し
質問の答え以外の内容に対してのコメント
    ↓　　メールAで新しい行動目標が出てきたら内容を確認
対象者が希望または，指導者が必要だと思う情報を添付
    ↓
次回の支援の案内
```

メール支援の留意点

メール作成の留意点

❶　最後までメールを読んでもらう

　　メールA・Bともに対象者に最後までメールを読んでもらうことが肝心です。そのためには，読む側に負担感を感じさせないように，以下の点を心がけます。

①1件のメールに多くの内容を盛りこまないようにします。

②文字数は全体で300文字程度が読みやすいようです。

③文章はなるべく簡潔に短くします。

　　メールの内容では，

④相手への受け取られ方を頭のなかでシミュレーションし，適切な表現を選びます。

⑤対象者に対して「あなたのことをわかっていますよ」「見守っていますよ」という気持ちが伝わる言葉を心がけます。

⑥書き言葉には「癖」があるため（指導者も同様），書き方の癖を読み違えると判断を誤ります。記述の字面だけにとらわれず事実関係や心情を読み取ることが重要です。

⑦双方のメールにタイムラグが生じるため，どの事柄に対するコメントなのかを明確にしておきます。

❷　モチベーションアップを図る

　　モチベーションアップにはセルフモニタリングが重要です。行動目標が実施できたかどうかよりも，セルフモニタリングを続けることに重点を置きます。できないことより努力していること，チャレンジしていることを認め，承認の言葉をかけます。

　　例①：昼食に定食等の登場回数が増えましたね。定食は丼など単品に比べてご飯の食べ過ぎが防げ，野菜も摂れます。

　　例②：歩数が1日1000歩以上増えていますね。時間にして10分。どこで工夫されていますか？

❸　確実に返信をもらうには

　　メール支援は「双方向のやりとり」があって初めて算定ポイントになるため，確実に返信がもらえ，状況確認ができる内容を盛り込みます。対象者の返信への負担感を減らす工夫として，状況確認の返答が番号だけですむように設問します。また，答えが知りたくなるクイズを盛り込むなどの工夫も一案です。

❹　メールを送信前に

・相手の表情や言動に合わせて対応を修正できず，発した文字がストレートに相

手に届くため，発信前には必ず読み返しましょう。
- くどい言い回しなどの書き癖を見つけるために，出来上がった文章を，声に出して読んでみましょう。

注意したい言い回し
- 「…！」や顔文字を乱用すると，軽率な印象を与えます（対象者に合わせる）。
- 「…？」質問符の羅列は，読み手が対応に迷うので，必要最低限の使用にとどめます。
- 「あなたは…」という書き出し，呼びかけは，上から物を言われている感じを与えますので，「○○さん」と名前で呼びかけます。
- 「さようでございます」などの丁寧すぎる言葉は，距離感があり，営業的な感じを与えるので，避けましょう。

効果のないアドバイス
❶励ますばかりで具体的な内容がない（根拠のない励まし）アドバイス
　例：「とにかく頑張りましょう！」「今我慢すれば，効果が出てきます」
❷文章が長く，漢字が多い，読む気を失うアドバイス
❸返すタイミングが遅いアドバイス→2日以内に返す

　メール支援は，仕事上の文章や手紙と異なり，端的な伝え方が効果的です。

　また，面接や電話支援と違って，指導者の熱意が表現しにくいので，単調な励ましの繰り返しになることがあります。発信の前には，必ず読み直すことをお勧めします。

　インターネットを利用した支援を行う場合には，医療情報の安全管理（組織的，物理的，技術的，人的な安全対策等）を徹底し，措置等を講じることにより，外部への情報漏洩，不正アクセス，コンピュータ・ウイルスの侵入等を防止することが重要です。

メール支援の方法別のメリットとデメリット

　メール支援のメリットとデメリットは**図表4-18**です。

メール支援の機能別種類

　メール支援では，対象者と指導者が，携帯電話やパソコンによるメール機能を使ってコミュニケーションをとります。

　メール支援の種類は，携帯やパソコンによるメールの送受信（必要な情報は添付

図表4−18　メール支援のメリットとデメリット

	メール送受信のみ	保健指導専用サイト使用
対象者のメリット	●相手の状況を考慮することなく24時間いつでもアクセスできる。 ●保健指導のために会場まで足を運ぶ必要がない。 ●それまでのやりとりを読み返すことができるので，思考を深めることができる。	
	●現存のメール機能で対応できる（新しいシステムを組み込む必要がない）。	●専用のサイトなので，他のメールと混在することがない。 ●サイト上でセルフモニタリングができる（画像記録・体重グラフなど可能）。 ●サイト上のやりとり，自分の記録を時系列で見ることができる。 ●コミュニティに参加すれば（自主参加），同じ目的の仲間ができる。 ●仲間同士の情報交換ができる。
指導者のメリット	●相手の状況を考慮する必要がないので支援上の時間的制約がない。 ●保健指導のために会場まで足を運ぶ必要がない。 ●それまでのやりとりを読み返すことができるので，思考を深めることができる。 ●作成したメールを自分で読み返す時間があり，内容を客観的で多角的に判断できる。	
	●現存のメール機能で対応できる（新しいシステムを組み込む必要がない）。 ●同じメールを複数の対象者に同時，または，時間をずらして発信することができる。	●対象者のアクセス状況，セルフモニタリング状況が随時確認できる。 ●サイト上のやりとりが時系列で確認できる。 ●状況を確認したうえでメール作成ができる。 ●コミュニティを活用した支援（参加者同士の情報交換等）可能。 ●一度に多数のメール対応・情報配信が可能。 ●対象者毎の個人ページで一括管理。
対象者のデメリット	●メール配信に気づかない可能性あり。 ●対象者と指導者のやりとりにタイムラグがある。	
	●携帯電話使用の場合は添付ファイルの送受信不可能（機種により対応可）。 ●セルフモニタリングの方法，提出を別途設定する必要がある。 ●他のメールと混在する。	●サイトへの登録が必要。
指導者のデメリット	●返信がないとポイントにカウントされない。 ●対象者と指導者のやりとりにタイムラグがある。 ●表情がわからないので対象者の理解度，モチベーションがわかりづらい。	
	●対象者自身がメールを見ないと情報の伝達ができない。 ●返信がない限り，対象者がメールを読んだかどうかの確認ができない。 ●携帯電話使用の場合はファイルが添付できない（機種により対応可）ため別途手段を設定。 ●メール入前，記録済みセルフモニタリングの提出(初回面談で方法を決めておく)催促必要。	●対象者自身がアクセスしないと情報の伝達ができない。 ●新たなシステム導入，またはSNS部分のみ部分委託が必要。

して配信する）のみの方法と専用サイトを使用する方法の2種類あります。

　後者は，保健指導専用に開発された会員（対象者）限定サイトを通して，対象者と指導者の保健指導メールのやりとりを行います。また，支援における情報の伝達，対象者がサイト上に日記を作成することで，体重や歩数の数値入力からのグラフ作成，デジカメや携帯カメラ画像の添付ができる食事記録などのセルフモニタリングも可能です。SSL（コンピューター同士の通信を認証や暗号化により安全にやり取りする技術）通信を採用しているので，プライバシーにかかわる情報を安全に送受信できます（**図表4-19**）。

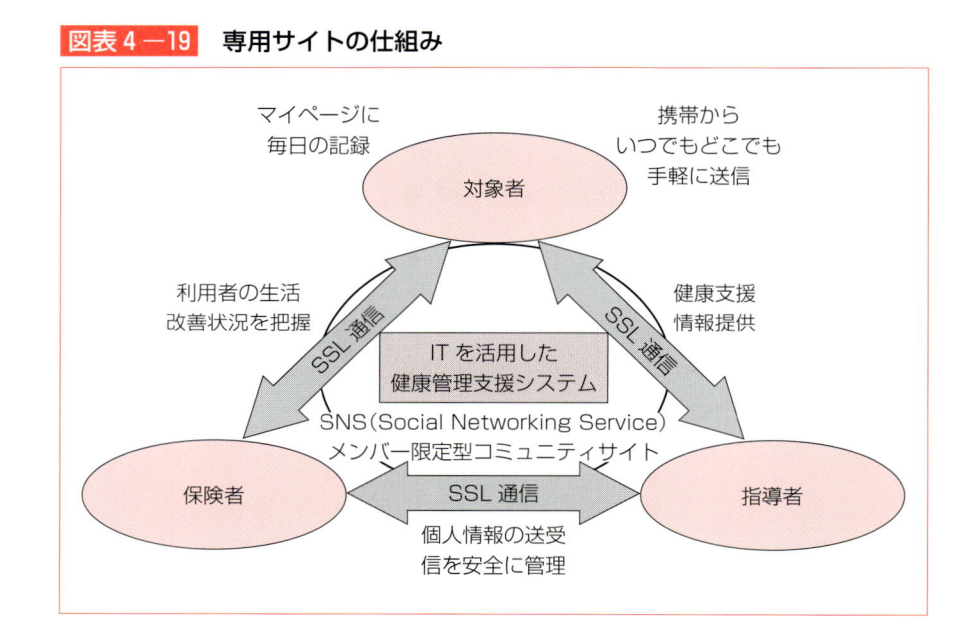

図表4-19　専用サイトの仕組み

第5章

効果的な食事・運動指導に向けて

1 はじめに
2 食事指導の基本
3 運動指導の基本
4 運動指導のリスクマネジメント

1 はじめに

　生活習慣病の予防のためには，食生活の適正化，身体活動量の増加（運動習慣）が必要です。誰もが生活習慣病になりたいと思って生活しているわけではなく，生きていくために，家族を守るために，社会的な責任を果たすためになど，さまざまな事柄に縛られて日々を送っているなかで，結果として生活習慣が乱れていることが多いのです。

　また，生活習慣の乱れが，どのように自分自身に返ってくるかを明確に理解している人は少ないと考えられます。なぜなら，生活習慣病と生活習慣の関係についての疫学的な情報は，自分自身に該当すると考えることはできず，「（こういう生活を続けていると）こうなってしまう人もいるのね」といった参考情報程度の受け止めとなってしまうからです。そのため，情報や知識を得るだけでは，行動を変容させるまでの効果はありません。そこで，対象者自身の健診結果と生活習慣から変容すべき行動の案を提供し，対象者が納得して行動を実施するための教育を行い，生活習慣病予防をすることが，保健指導であると考えます。その主軸となる指導が，食事・運動指導です。

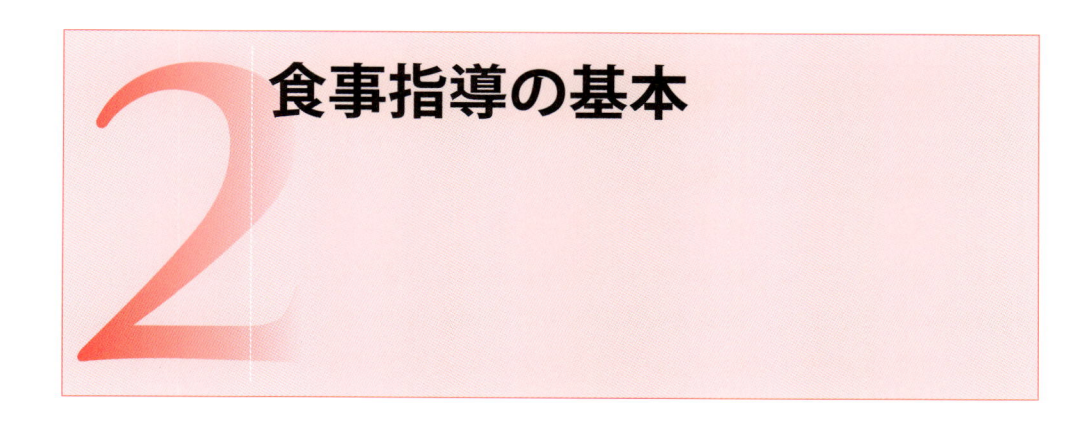

2 食事指導の基本

　食事指導の基本をまとめたものが,「健康づくりのための身体活動基準2013」の参考資料6の2ページ目にあります（**図表5－1**）。この図を中心に説明するとともに，食事の基本となる「バランスのよい食事」についても説明します。

図表5－1 食事指導の基本

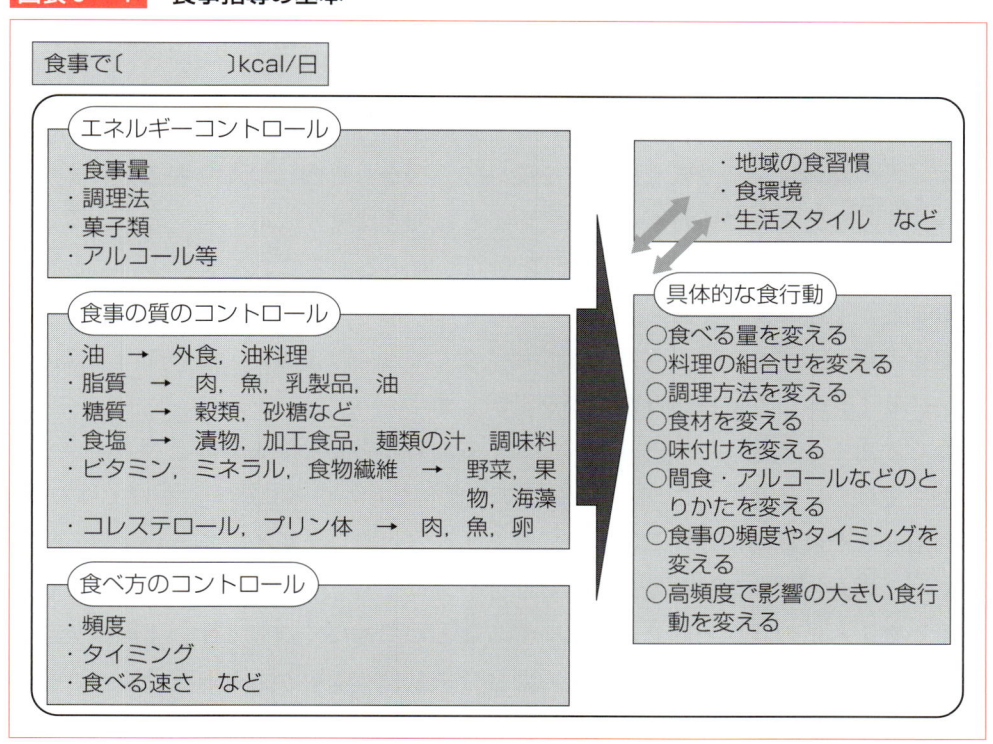

```
食事で〔　　　〕kcal/日

┌─────────────────────────┐
│ エネルギーコントロール      │
│  ・食事量                   │
│  ・調理法                   │
│  ・菓子類                   │
│  ・アルコール等             │
└─────────────────────────┘

┌─────────────────────────┐
│ 食事の質のコントロール      │
│  ・油    → 外食, 油料理    │
│  ・脂質  → 肉, 魚, 乳製品, 油│
│  ・糖質  → 穀類, 砂糖など   │
│  ・食塩  → 漬物, 加工食品, 麺類の汁, 調味料 │
│  ・ビタミン, ミネラル, 食物繊維 → 野菜, 果物, 海藻 │
│  ・コレステロール, プリン体 → 肉, 魚, 卵 │
└─────────────────────────┘

┌─────────────────────────┐
│ 食べ方のコントロール        │
│  ・頻度                     │
│  ・タイミング               │
│  ・食べる速さ　など         │
└─────────────────────────┘
```

- 地域の食習慣
- 食環境
- 生活スタイル　など

具体的な食行動
○食べる量を変える
○料理の組合せを変える
○調理方法を変える
○食材を変える
○味付けを変える
○間食・アルコールなどのとりかたを変える
○食事の頻度やタイミングを変える
○高頻度で影響の大きい食行動を変える

出典　厚生労働省「健康づくりのための身体活動基準2013」

1　バランスのよい食事

　食事指導をするうえで必須の知識として「バランスのよい食事」があります。食事バランスガイドなどの教材や資料はあっても，「なぜ？　どうして？　毎食，バランスよく食べなくてはいけないか」を明確に説明した資料はほとんどありません。その理由の1つとして，対象者一人ひとりにその人用のバランスが存在するので，一般論として説明する必要がないと考えられているのではないかと思います。しかし，「なぜ？」が解消されなければ，行動を起こすことができません。そこで，管理栄養士の筆者が考える「バランスのよい食事」の考え方について解説します。

「バランスのよい食事」の必要性

　バランスのよい食事をとる理由として，「生きるために，生活するために必要なエネルギーや栄養素を摂取しなくてはいけないから」といわれています。しかし，バランスよく食べていなくても，その日その日を生きることも，生活することもできます。もっと納得してバランスよく食べることを進める（勧める）ために，新たに考えました。

　バランスのよい食事を毎食食べることを推奨する理由を新陳代謝を用いて説明します。人の身体は，爪や毛や歯などを除いて，3か月以内につくり変えられます。いつつくり変えられているかをとらえることはできません。もしも，とらえることができるのであれば，「これから○○をつくり変えるからこれを食べよう」と行動することができますが，とらえることができないため，いつ，どこの部分で，つくり変えが起こってもよいように3食で食べなくてはいけません。その際，なぜ，バランスよく食べなくてはいけないかを説明します。

　つくり変えるときには，構成材料，つくるために必要な栄養素の2つの面から考えなくてはいけません。これらは，すべてを食べたものから調達するわけではなく，再利用分とそれ以外に分けることができます。食べない（欠食），あるいは偏って食べている場合には，つくり変えられる部分や量は，蓄えている量に依存しますが，つくり変える前の状態と同じようにつくることができなくなります。1回の欠食や偏りによってつくることができなかった部分や量は少ないかもしれませんが，欠食や偏った食事の頻度が高くなれば，つくることができなかった部分や量も増え，その影響が，病気となって現れることになります。

　発育発達期の子どもの場合には，新陳代謝に加え，発育分が必要となるため，大人に比べ，体重当たりのエネルギーや栄養素摂取量は多くなります。また，運動選

手は，強度の高い運動を長時間行うことにより，新陳代謝だけではなく，筋運動による破壊が加わります。そのため，摂取するエネルギーや栄養素の量は多くなります。

新陳代謝がいつ，どこで，どのくらい行われるかがわからないので，毎食，バランスよく食べることにより，からだが思うとおりの運営ができるようにするために，毎食，バランスよく食べる必要があるのです。

「バランスのよい食事」とは

「バランスよく食べる」を考えるときに2つの柱があります。1つ目の柱は「食事構成と食材を整える」，2つ目の柱は「必要量を考えて食べる」です。

1つ目から説明します。食事構成とは，1回の食事を構成する料理・食品区分をいい，主食，主菜，副菜，牛乳・乳製品，果物に区分して説明しています。
- 主食：ごはん，パン，麺類，パスタなどを主材料とする料理のこと
- 主菜：肉類，魚類，卵類，大豆製品が使われているメインの料理のこと
- 副菜：野菜類，きのこ類，いも類，海藻類などを主材料とする料理のこと

食事構成の次に，それぞれの区分ごとに食材の選び方を考えます。その1例を載せます。

① たんぱく質源となる食品は，「❶肉類（肉以外にもソーセージやハムなどの加工食品も含む）」「❷魚類（魚以外にもかまぼこやシーチキン等の加工食品も含む）」「❸豆・豆製品（納豆，豆腐等）」「❹卵類」「❺乳・乳製品」の大きく5つに分類することができます。朝・昼・晩，それぞれ1食に，これらの分類から3つ以上選び，さらに，3食（1日）ですべての分類から少なくとも1度は食品が摂取できるようにする。たんぱく質を多く含む食品には，たんぱく質以外のビタミンやミネラルが豊富に含まれるため，いろいろな種類の食品を食べることによりたんぱく質以外の栄養素も充足されます。ただし，食べ過ぎには注意が必要です（注意点：生活習慣病を予防すべき年齢になったら，ベーコンなどの脂を多く含む肉類は脂として考え，卵は1日1個程度にするとよい）。

② 脂肪（油）は，体重減少などの課題がなければ，適量を食べている限り問題ありませんが，疲れているときに油を大量に摂取すると，消化に時間がかかり内臓も疲れてしまうので注意しましょう。

③ 炭水化物は，穀類（ご飯，パン，うどん，そば）に多く入っています。エネルギー源のなかで最も必要とされる栄養素なので，毎食必ず食べます。

④ 野菜は，色の淡い野菜（キャベツ，レタス，きゅうりなど）と色の濃い野菜（ほうれん草，にんじん，ピーマンなど）に分類できます。1日で食べる目安量は，

COLUMN

基礎代謝量の推定方法

　エネルギーの必要量を算定する際に，基礎代謝量をベースに考えますが，肥満者の基礎代謝量を基礎代謝基準値（**図表5－2**）で推定する場合には注意が必要です。

　肥満者の基礎代謝量は，体重の重さに比例するわけではなく，**図表5－3**を見てもわかるように，脂肪組織で消費するエネルギー量は低いため，対象者の身長から標準体重を算出して，その標準体重に基礎代謝基準値を乗じなくてはいけません。対象者に生きるために必要なエネルギーとして説明するときに，間違えないようにしてください。

図表5－2　基礎代謝量

性別	男性	女性
年齢	基礎代謝基準値 （kcal/kg 体重/日）	基礎代謝基準値 （kcal/kg 体重/日）
1～2（歳）	61.0	59.7
3～5（歳）	54.8	52.2
6～7（歳）	44.3	41.9
8～9（歳）	40.8	38.3
10～11（歳）	37.4	34.8
12～14（歳）	31.0	29.6
15～17（歳）	27.0	25.3
18～29（歳）	24.0	22.1
30～49（歳）	22.3	21.7
50～69（歳）	21.5	20.7
70以上（歳）	21.5	20.7

出典　厚生労働省「日本人の食事摂取基準（2015年版）」

図表5－3　全身および主な臓器・組織のエネルギー代謝

臓器・組織	重量 (kg)	エネルギー代謝量		比率 (%)
		(kcal/kg/日)	(kcal/日)	
全身	70	24	1,700	100
骨格筋	28.0	13	370	22
脂肪組織	15.0	4.5	70	4
肝臓	1.8	200	360	21
脳	1.4	240	340	20
心臓	0.33	440	145	9
腎臓	0.31	440	137	8
その他	23.16	12	277	16

※　体重70kgで，体脂肪率が約20％の男性を想定
資料　Gallagher, D. et al., 1998 の表より作表

色の淡い野菜が5種類以上で生の状態で両手に1杯以上，色の濃い野菜が3種類以上で火の通った状態で片手に1杯以上を食べましょう。

⑤　海草・きのこ類・いも類は，1日それぞれ1種類以上は食べる必要があります。

⑥　果物は，競技選手の場合，毎食，食べることを勧めます。しかし，食べ過ぎには注意が必要です。競技選手引退後や一般の人は，エネルギーを使うと予想される前（朝食や昼食のとき）には食べてもよいですが，夕食後のような活動量が低くなる前には食べないほうが肥満を防止できます。

2つ目の「必要量を考えて食べる」について説明します。簡単に表現すると，バランスのよい食事であっても必要量以上の場合には，エネルギーやある栄養素の過剰摂取を招き，肥満や生活習慣病のリスクを高めます。その逆に，バランスのよい食事であっても必要量以下の場合には，栄養状態は悪くなります。

私たちは，身体状況，心理的状況，環境，活動などの面からエネルギーや栄養素の摂取量を事前に確認することはできません。したがって，摂取量と消費量のバランスを結果として評価することになります。そのため，栄養素の摂取に関しては健診の結果から，エネルギーの出納に関しては，毎日，同じ条件（朝起床時の排尿後を推奨します）で体重と体脂肪率の測定を行い確認することになります。

2つ目の柱を理解していただくとわかるように，毎食，毎日，同じ内容と量の食事を繰り返すことが，「バランスのよい食事」をすることにはならず，毎食，毎食，考えて，食べることが必要となります。一生使える知識の1つとして「バランスのよい食事」の教育は不可欠であると言えます。

2　エネルギーコントロール

食事からエネルギーのコントロールをするためのポイントについて説明します。

食事量

最初に押さえておきたいことは，「食事量＝エネルギー摂取量」ではないということです。通常，1回の食事で食べることができる食事量の上限には限界があります。その理由は，胃の容量には上限があり，また，満腹中枢などの刺激を受けるからと考えます。食事量の下限に関しては，バランスよく食べるために，また，食事の満足感を得るために，ある程度の食事量が必要となります。上限，下限の設定は，ともに個人差が大きく，指導時には，量の設定状況と食事量の優先順位の把握に努めなくてはなりません。食事量に関する表現として，「人よりもたくさん食べるほう

だ」「とにかくたくさん食べたい」「少量でもいいからおいしいほうがよい」「食事を少なくすると間食を食べたくなる」「胃袋に物が入っていないと落ち着かないから，しっかり（たくさん）食べる」などがあります。最近では，食事量をコントロールし減量に結びつけるために，グリセリン・インデックス（GI）を利用した方法や，食べ方の順番で満腹感を得る方法などを活用している例がみられます。

調理法

　油の摂取とかかわりの深い調理法には，揚げる，炒めるがあります。揚げものや炒めものを食べることによって得られた油からのエネルギー摂取量を満腹感として認識する力は低いと考えられます。なぜならば，油の摂取は摂食中枢を刺激するからです。また，重さが少ないことも，認識を低くするのに役立っています。

　例をあげてみましょう。チキンカツの吸油量20gで180kcalだとします。180kcalはご飯1膳分に相当します。衣をつけて揚げる調理法ではなく，蒸す調理法に変え，油の摂取量が少なくなった分をご飯1膳追加して食べたときの満腹感を想像してみてください。食事量が増加することと，満腹中枢を刺激する糖質がより摂取されることにより，満腹感は高くなると考えられます。このように，調理法により満腹感やエネルギー摂取量に影響することを考えて，揚げものや炒めものの頻度が高い対象者へは，調理法を変更することにより，無理なく減量することが可能となります。揚げものや炒めものの頻度の低下を促す指導が必要です。

　中華料理の下揚げやおでんの具のような，揚げてあることがわかりづらい食品については，教育が必要となります。

菓子類

　菓子類は，心の栄養剤と考えるべき食品ですが，さまざまな菓子を食べることが趣味になっている場合も見受けられます。そのような人が，エネルギーの過剰摂取を気にすると，食事よりも菓子の摂取を優先させることになります。趣味の変更を促すことはなかなか難しいので，趣味を活かしつつ，成分表示を正しく理解する方法，1回に食べる量，頻度，タイミングを提案していくことになります。

　また，仕事の環境によっては，間食のための常備品という位置づけになっている場合も多く見受けられます。菓子の賞味期限は，おにぎりやサンドイッチなどよりも長く，小分けになっていて，食べる量をコントロールすることもできるので，便利だと考えられています。しかし，間食で菓子を摂取すると，食べる前に設定していたよりも多く食べてしまい，小分けになっている意味がなくなることもしばしば

起こります。この現象は，夕食の時間が遅くなるために間食を用いる場合には，間食を食べることによって摂食中枢が刺激され，食べることを推し進めていこうとします。その刺激に応えると，摂食中枢の刺激に従って，あるもの（菓子）を食べることになります。菓子には糖が入っているので，菓子を大量に食べることによって，刺激は20分程度時間が経過すると収まります。

　そこで，間食時での過食を防ぐ方法には3つあります。1つ目は，間食はせずに6時から7時の夕食の時間に食事を食べることです。2つ目は，事前に設定したとおりに間食を食べて，もっと食べたいという欲求に勝つことです。勝つ方法としては，30分程度，じっと我慢する，あるいは，食べることができない状況をつくることです。3つ目は，間食として，温野菜やコンニャク系の食品，ふすまが入ったパンなど，エネルギーが低くて嵩（かさ）のある食品を食べることです。この方法は効果的ですが，金銭面に余裕がなくてはできません。

嗜好飲料類

　嗜好飲料とは，栄養素や原材料の分類ではなく，個人の嗜好を中心として選択される飲料をいい，茶類，コーヒー，清涼飲料，ジュース・果汁入り飲料，スポーツドリンクなどがあげられます。

　茶類やコーヒーは，茶葉から抽出されたまま飲む場合と，砂糖やクリームなどをプラスして飲む場合があります。保健指導では，茶類を飲むときに砂糖やクリームなどをプラスするかをチェックし，その使用量や飲む頻度が多い場合には，改善案を提示します。特に缶やパックで市販されているコーヒーや紅茶のエネルギー量に着目するとよいでしょう。

　缶コーヒーを例にとると，100mL当たり，ブラック缶では0～8kcal，微糖で8～22kcal，砂糖とクリーム入りで35kcal前後，カフェラテでは40kcal以上となります。缶コーヒーの愛好者は，毎食後に飲むケースが多く，缶コーヒーからのエネルギーを減じるだけでも減量につなげられます。缶が小さいため，エネルギーが低いと思い込んでいる場合や，エネルギー表示が100mL当たりのため，実際に飲んだ量に換算したことがなく，エネルギーを摂取しているという感覚が低い場合など，エネルギーに関する正しい知識を教育することが大切です。ノンカロリーは，100mL当たり5kcal以下，「低」や「オフ」は100mL当たり20kcal以下であることも教育するとよいでしょう。

　ジュース類に関しては，果汁が入っていることにより，果物をとっているのであって，ジュースをとっているわけではないと考えている場合などがあるので，飲料からのエネルギー量を示し，飲む量の設定をしていく必要があります。

スポーツドリンクは，基本的には，スポーツによって汗をかいたときに飲むものなので，もし水代わりに飲むようなことがあった場合には，飲むときとその量の教育を行う必要があります。夏場の飲み方に関しても，必要以上に飲まないよう併せて教育する必要があります。

アルコール

　「健康日本21（第二次）」では，生活習慣病のリスクを高める飲酒量を「純アルコール摂取量で男性40g/日以上，女性20g/日以上」と定義しています。アルコールは，嗜好品であって，生きるために必要な栄養素ではないので，飲酒の有無や飲酒量には個人差があります。減量のためだけではなく，生活習慣病の予防の観点からも減酒が基本的指導の姿勢であるといえます。アルコールの摂取が習慣化されている対象者には，アルコールと生活習慣病との関連とアルコールのもつエネルギー量（純アルコール1gは7kcalに相当）とアルコール濃度，適正量，多量飲酒のリスクを教育します。多量飲酒者には必要に応じて専門機関等へつなげます。減酒のために飲み方をルール化していくと1回の摂取量に大きな変化はなくとも，1週間での飲酒量は大きく，効果は高くなります。

　保健指導におけるアルコール使用障害スクリーニング（AUDIT）とその評価結果に基づく減酒支援（ブリーフインターベンション）の手引き（厚生労働省科学研究費補助金循環器疾患・糖尿病等生活習慣病総合研究事業「わが国における飲酒の実態把握およびアルコールに関連する生活習慣病とその対策に関する総合研究」）などを活用し，より効果的な支援をしましょう。ここでは，**図表5－4**として，危険な飲酒や有害な飲酒に対するスクリーニングであるAUDITを掲載します。

図表5-4 AUDIT

AUDIT（アルコール使用障害スクリーニング）①

質問1 あなたはアルコール含有飲料（お酒）をどのくらいの頻度で飲みますか？

点数	回答
0点	飲まない
1点	1ヶ月に1度以下
2点	1ヶ月に2〜4度
3点	週に2〜3度
4点	週に4度以上

質問2 飲酒するときには通常どのくらいの量を飲みますか？

（注）
○「ドリンク」は純アルコール換算の単位で，1ドリンクは純アルコール換算で10グラムです。
○1ドリンクは，ビール中ビン半分（250mL），日本酒0.5合，焼酎（25度）50mLに相当します。

点数	回答
0点	0〜2ドリンク＊
1点	3〜4ドリンク
2点	5〜6ドリンク
3点	7〜9ドリンク
4点	10ドリンク以上

＊通常のAUDITは「1〜2ドリンク」ですが，すべてを分類できるよう，本手引きでは敢えて「0」の場合を含めています。

質問3 1度に6ドリンク以上飲酒することがどのくらいの頻度でありますか？

（注）
○「6ドリンク」とは，ビールだと中ビン3本，日本酒だと3合，焼酎（25度）だと1.7合（300mL）に相当します。

点数	回答
0点	ない
1点	月に1度未満
2点	月に1度
3点	週に1度
4点	毎日あるいはほとんど毎日

AUDIT（アルコール使用障害スクリーニング）②

質問4 過去1年間に，飲み始めると止められなかったことが，どのくらいの頻度でありましたか？

点数	回答
0点	ない
1点	月に1度未満
2点	月に1度
3点	週に1度
4点	毎日あるいはほとんど毎日

質問5 過去1年間に，普通だと行えることを飲酒していたためにできなかったことが，どのくらいの頻度でありましたか？

点数	回答
0点	ない
1点	月に1度未満
2点	月に1度
3点	週に1度
4点	毎日あるいはほとんど毎日

質問6 過去1年間に，深酒の後体調を整えるために，朝迎え酒をしなければならなかったことが，どのくらいの頻度でありましたか？

点数	回答
0点	ない
1点	月に1度未満
2点	月に1度
3点	週に1度
4点	毎日あるいはほとんど毎日

AUDIT（アルコール使用障害スクリーニング）③

質問7	過去1年間に，飲酒後罪悪感や自責の念にかられたことが，どのくらいの頻度でありましたか？

0点	ない
1点	月に1度未満
2点	月に1度
3点	週に1度
4点	毎日あるいはほとんど毎日

質問8	過去1年間に，飲酒のため前夜の出来事を思い出せなかったことが，どのくらいの頻度でありましたか？

0点	ない
1点	月に1度未満
2点	月に1度
3点	週に1度
4点	毎日あるいはほとんど毎日

質問9	あなたの飲酒のために，あなた自身か他の誰かがけがをしたことがありますか？

0点	ない
2点	あるが，過去1年にはなし
4点	過去1年間にあり

質問10	肉親や親戚，友人，医師，あるいは他の健康管理にたずさわる人が，あなたの飲酒について心配したり，飲酒量を減らすように勧めたりしたことがありますか？

0点	ない
2点	あるが，過去1年にはなし
4点	過去1年間にあり

AUDITの判定方法

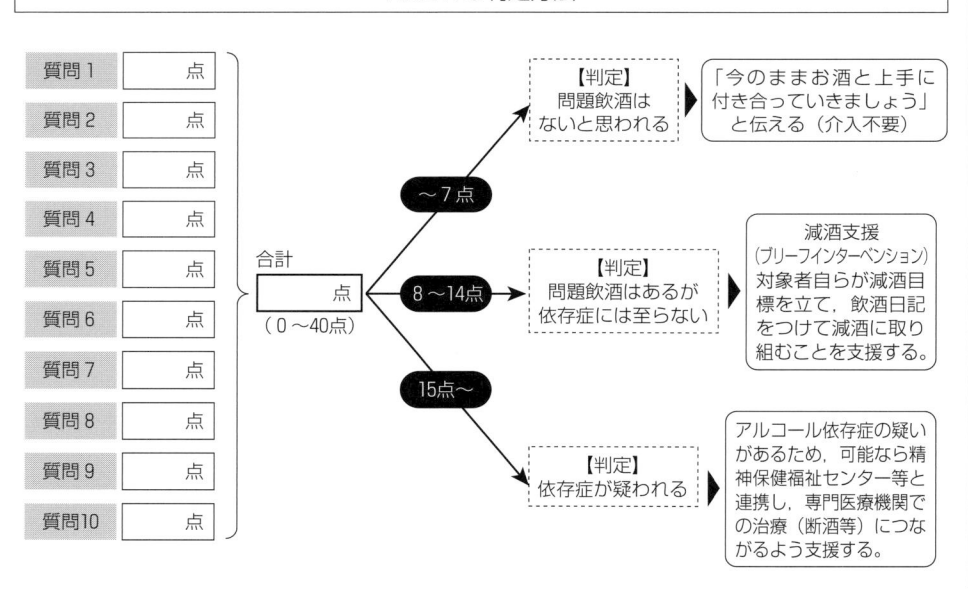

質問1〜質問10の点数を合計（0〜40点）する。

- **〜7点** 【判定】問題飲酒はないと思われる → 「今のままお酒と上手に付き合っていきましょう」と伝える（介入不要）
- **8〜14点** 【判定】問題飲酒はあるが依存症には至らない → 減酒支援（ブリーフインターベンション）対象者自らが減酒目標を立て，飲酒日記をつけて減酒に取り組むことを支援する。
- **15点〜** 【判定】依存症が疑われる → アルコール依存症の疑いがあるため，可能なら精神保健福祉センター等と連携し，専門医療機関での治療（断酒等）につながるよう支援する。

AUDITの解説

(1) 「ドリンク」数の計算には次の式を用います。
　　純アルコール量(g) ＝ 飲んだ酒の量(mL) × 酒の濃度(度数／100) × 0.8
　　ドリンク数 ＝ 純アルコール量(g) ÷ 10

【計算例】
① 日本酒(15度) 1合のドリンク数は？
　180mL(1合) × 0.15 × 0.8 ＝ 21.6g (≒2.2ドリンク)
② さらに、ビール(5度) 350mLカンを2本飲めば、
　350mL × 2 × 0.05 × 0.8 ＝ 28g (＝2.8ドリンク)
③ ①と②の合計で5.0ドリンク

(2) 質問2〜8については、対象者には、より近いと思われる項目を選ぶよう伝えてください。

(3) ここではアルコール依存症を疑う境界を14点と15点の間に置いていますが、AUDITの点数はあくまでも判断材料の一つであり、アルコール依存症か否かに関しては医師が総合的に診断します。

(4) 対象者が問題を隠していれば、依存症に分類されるべき人がこの減酒指導群に入ってしまいます。
　点数は14点以下であっても、深刻な問題点があれば、専門医療機関で相談することを勧めてください。
　この場合の深刻な飲酒問題とは、次のようなものを指します。
　　・飲酒すると、大声を出したり、暴力的になったりして、周囲に迷惑をかける場合。
　　・肝臓障害、膵炎、低栄養状態、うつ病など、飲酒が原因の深刻な健康問題が併存している場合。
　　・飲酒が原因の深刻な家族問題、社会的問題がある場合（暴力・暴言、養育拒否、虐待等）。

(5) AUDITの結果が15点以上の場合は、アルコール依存症の疑いが強いケースです。
　専門的な治療が必要になりますので、対象者の気づきを促しつつ、可能なら精神保健福祉センター等と連携して、アルコール依存症の専門医療機関での治療につながるよう、支援してください。
　対象者が治療を受けようとしなかったり、家族からの協力も得られない等、対象者を治療につなげることが困難なケースもあります。その場合は、決して一人で背負いこまないようにし、チームの仲間と情報を共有し、仲間からの協力を得るようにしてください。

【参考】一般住民におけるAUDITの点数別分布

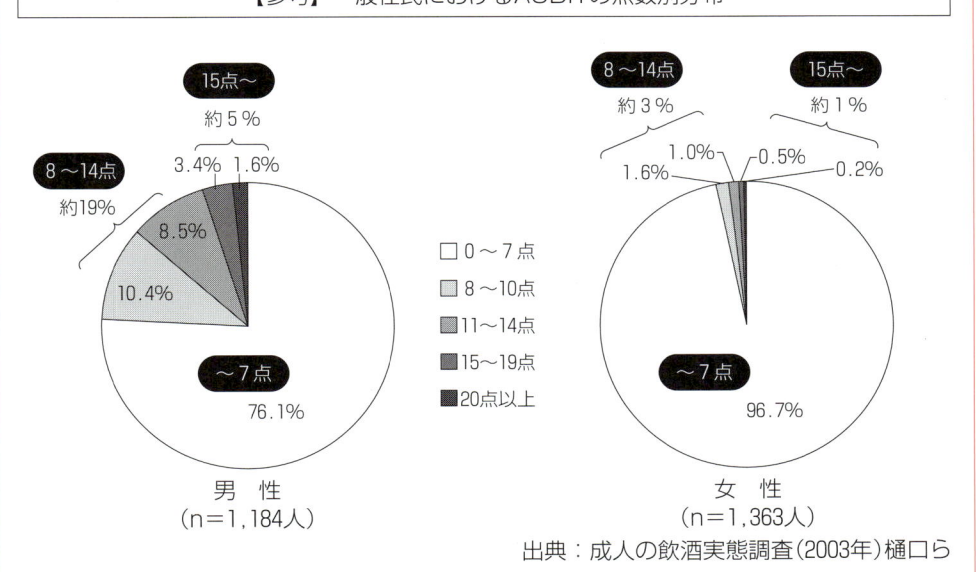

男性 (n＝1,184人)
- 〜7点: 76.1%
- 8〜10点: 10.4%
- 11〜14点: 8.5%
- 15〜19点: 3.4%
- 20点以上: 1.6%
- 8〜14点 約19%
- 15点〜 約5%

女性 (n＝1,363人)
- 〜7点: 96.7%
- 8〜10点: 1.6%
- 11〜14点: 1.0%
- 15〜19点: 0.5%
- 20点以上: 0.2%
- 8〜14点 約3%
- 15点〜 約1%

出典：成人の飲酒実態調査(2003年) 樋口ら

出典　厚生労働省健康局「標準的な健診・保健指導プログラム【改訂版】」平成25年4月

3 食事の質のコントロール

　食事の質は，目的に合わせた質の考え方が必要です。たとえば，減量であるならば，エネルギー摂取量を低くするために脂質の摂取量を少なくする，アスリートのような活動量の多い場合には，効率よくエネルギーを摂取するために油の摂取量を多くするなどがあります。ここでは，食事の質を左右する栄養素等を取り上げ，説明します。

油料理

　脂肪は，ご存じのとおり，1g当たり9kcalです。サラダオイルやバターなどの油は，通常，油だけを食べることをせず，調理時に使います。油の種類によってさまざまな特性がありますが，摂取したときに9kcalであることから，減量を目的とした場合には，油の種類によってたくさん使うことができるということは考えられません。対象者のなかには，この油は不飽和脂肪酸でできているからたくさん食べても大丈夫だという方もいらっしゃいますが，議論の観点が違います。また，調理法には，**図表5－5**に示した方法があります。揚げる，炒めるは，油を多く使う調理法であるといえます。

図表5－5　調理の方法

調理操作	特徴
ゆでる・煮る	この方法は，ほとんどすべての食品について広く用いられる。
蒸す	100℃の水蒸気で加熱する方法である。温度管理は簡単で，形の崩れがない。しかし，間接的な加熱であるために時間がかかる。また加熱の途中での味つけができない。
焼く	200～300℃の高温で加熱する方法で，食品のもつ味に加えて焦げ味など複雑な味をつくり出すことができる。網焼き，鉄板焼き，オーブン焼きなどがある。
炒める（ソテー）	高温で短時間で加熱する方法で，揚げものと焼きものの両方の特徴をもつ。水を使わないために，水溶性の栄養素の損失が少ない。
揚げる	衣をつけて揚げる場合と，つけないで揚げる場合がある。温度は180℃前後で温度管理が難しい。脂肪を吸収するために熱量が大きくなる。
あえる	加熱処理したものに，別個に用意した調味材料を組み合わせて混合する。何であえるかにより，変化に富んだ献立をつくることができる。

出典　金川克子監，鈴木志保子編『行動変容につなげる保健指導スキルアップBOOK 食生活の基礎と事例から学ぶ食事支援・指導』中央法規出版，2009.

揚げものについて解説します。揚げものに含まれる油の量を吸油量，その割合を吸油率といいます。揚げものを吸油率の高い順に並べると，フライ，天ぷら，から揚げ，素揚げとなります（**図表５－６**）。吸油率が高くなる条件を**図表５－７**にまとめました。なすやジャガイモなどの野菜は，素材に油が含まれず，千切りなどの切り方によっては表面積が大きくなるため，吸油率が思っている以上に高くなります。中華料理でよく行われる炒めものの下処理として材料をすべて素揚げすることがありますが，想像を超えた油の摂取量となっている可能性は高いです。そこで，揚げものを食べるときの工夫として，以下の６つをあげます。

❶ できる限り，衣が少ない状態にする。フライ，天ぷらよりもから揚げ，素揚げにする。

図表５－６　揚げもののエネルギー量

食材 （生の重量・kcal）	調理後のエネルギー量			
	素揚げ	から揚げ	天ぷら	フライ
豚肉・もも/１口大 （60g・137kcal）	－	140kcal	－	200kcal
鶏肉/１口大 （60g・69kcal）	－	111kcal	－	272kcal
アジ/小１匹 （60g・100kcal）	－	168kcal	185kcal	258kcal
かぼちゃ/スライス３枚 （60g・30kcal）	84kcal	－	266kcal	－
なす/輪切り５枚 （60g・12kcal）	85kcal	－	230kcal	－

出典　図表５－５と同じ

図表５－７　吸油率の条件

素材表面積の大きさ	平たい，小さい，細かい，凹凸があるなど，表面積が大きくなると，揚げ油にふれる部分が多くなるので，吸油しやすくなります。
素材の水分	揚げものは素材の水分が揚げ油と交換され，吸油します。そのため，もとの水分が多いほど交換される油が増えて吸油量が増え，エネルギー量が高くなります。
素材の脂質量	豚もも肉など脂質（脂肪）量が多い素材は，揚げている間に脂肪が揚げ油にとけ出すため，実際の吸油量は多くなりません。
衣の種類とつけ方	同じ素材なら，衣がついたもの，衣が厚いものほど表面積が大きくなり，吸油量が大きくなります（フライ＞天ぷら＞から揚げの順）。
揚げ油の鮮度	数回使った油は粘度があるため，揚げたときに油切れが悪く，少しではありますが吸油量が大きくなります。

出典　図表５－５と同じ

❷　衣を食べる量を少なくする。たとえば，トンカツの場合には，半分をそのまま食べて，半分は裏面の衣を外す。
❸　野菜は，揚げずに蒸したり，焼いたりして食べる。
❹　揚げものをつくるときには，揚げ時間を短縮するために，揚げる前にレンジなどで加熱してから揚げる。
❺　下処理として揚げているかどうかを感じ，揚げているようであれば，食べる量をコントロールする。たとえば，あるカレー専門店では，野菜カレーを頼むと，野菜を素揚げした後，カレールーにからませているので，野菜カレーを選ぶことによって，エネルギー量を減らすことを考えても，野菜の調理法によっては増えてしまう，等。
❻　油を摂取してもエネルギーを摂取している感覚が鈍いため，考えて食べなくてはならない。

　炒めものは，炒めた油をどのくらい摂取することになるかを考えてみます。たとえば，野菜炒めの場合には，具の部分を食べた後，汁が残りますが，その汁を飲まなければ，調理に使った油をすべて摂取することにはなりません。しかし，炒めてから片栗などであんかけとする場合には，油があんかけの中に含まれるため，調理で使用した油はすべて摂取することになります。また，炒めるときにどのくらいの油を使うかによっても油の摂取量が違います。そこで，炒めものからの油の摂取量を抑える工夫として，以下の4つをあげます。

❶　テフロン加工のフライパンなどを使い，油の使用量をできる限り少なくする。ただし，油を全く使わずに炒めものをつくると，見た目やにおいの点からおいしさが減少する。そこで，炒めた最後に少量の油を入れることをお勧めする。
❷　炒める時間を均一に，あるいは，短縮するために，材料の大きさや厚みを一定にする。
❸　肉などの脂を含む材料を炒めるときには，調理の油はできるだけ使わないようにする。
❹　あんかけをつくる際には，❶の手順で炒めものをつくった後にあんかけにする。

　焼く，あえる，煮るは，料理によって油を使用します。焼いたり，煮たりすることによって，素材の油が抜け，エネルギー量が下がる場合もあります。焼く，あえる，煮るからの油の摂取量を抑える工夫として，以下の4つをあげます。

①　油を使って焼くときには，テフロン加工のフライパンなどを使い，油の使用量をできる限り少なくする。
②　肉などの脂の多い材料を焼くときには，焼くことによって素材から出てくる油を除去する。
③　マヨネーズあえなど，油であえる場合には，あらかじめマヨネーズを酢で溶く

などして，できる限り使用量を少なくする。
④　煮物のなかでも，カレーライスやシチューのようなルーものは，ルーに油が含まれるため，材料を下処理するときにできるだけ油を使わずに調理する。

外食による油の摂取量の増加

　外食は，洋食，和食，中華料理，ファストフードの4つにわけることができます。**図表5－8**には，それぞれの特徴と過不足を補うための方法を載せました。エネルギー量の過剰摂取だけではなく，バランスの乱れにも注意が必要となります。栄養バランスを考えることによって，プラスして食べた物のエネルギー量が多くなったり，お金がかかったり，外食時にバランスよく食べることは，難しい課題となります。また，お店によって提供される量や調理時の油の使い方が異なる点も課題となります。外食の頻度が少ない場合には，たまの外食では残さずおいしくいただいて，その前後の食事や次の日の食事で解消するようにしたほうがストレスはかからない

図表5－8　料理別にみた特徴

料理別	特徴	過不足を補うには
洋食	◇エネルギーが高い 　・脂質が多い（肉，卵，バター，生クリームなどを多く使用） 　・糖質＋油の組み合わせ（スパゲティ，ピラフ） ◇つけ合わせだけでは野菜が不足 ◇塩分は，和食，中華料理に比べて少ない	◇エネルギー 　→揚げものなど油を使った料理を控える ◇野菜 　→一品追加する
和食	◇エネルギーは比較的に低い（例外：天ぷら，丼もの） ◇一品料理では野菜が不足 　→麺類，すし，丼もの ◇塩分が多い 　→麺類，漬物，汁もの	◇エネルギー 　→天ぷらなどの揚げものを控える ◇野菜 　→一品追加する ◇塩分 　→汁を半分残す
中華料理	◇エネルギーが高い 　・調理に油の使用が多い ◇塩分が多い 　→ラーメンなど	◇エネルギー 　→揚げものを控える ◇塩分 　→汁を半分残す
ファストフード	◇高エネルギーである 　・脂質過多 　・糖質過多	◇エネルギー 　→利用回数を減らし，全体量を少なくする 　→ポテトよりも野菜メニューを選ぶ。また飲み物は低カロリーのものを選ぶ

出典　図表5－5と同じ

と考えます。外食の頻度が高い場合には，店の特徴をとらえ，身体の状況に応じて店とメニューの選択肢を事前に考えておくことができる知識とスキルの習得が対象者には必要です。また，外食によって食べ過ぎてしまったとき，バランスが乱れたときの解消法を習得し，調整する能力をつけることが必要となります。

食品に含まれる脂質摂取

ほとんどの食品（食材）は，エネルギーがあります。食品のエネルギーは，糖質，

図表5－9　脂質を多く含む食品

食品名	1食当たりの常用量注		脂質 g	脂肪酸			コレステロール mg	たんぱく質 g	エネルギー kcal
	g	目安量		飽和 g	不飽和 一価 g	不飽和 多価 g			
豚肉（大型種肉）									
・もも・脂身つき	60	薄切り2枚	6.1	1.93	2.52	0.65	40	12.3	110
・ヒレ	60	2cm厚さ2切れ	1.1	0.34	0.34	0.14	38	13.7	69
・肩ロース・脂身つき	80	とんかつ1枚	15.4	5.54	6.60	1.41	55	13.7	202
・ばら・脂身つき	60	薄切り2枚	20.8	7.77	8.90	2.42	42	8.5	232
牛肉（和牛）									
・ヒレ	100	厚切り1枚	15.0	5.79	6.90	0.49	66	19.1	223
・サーロイン									
・脂身つき	150	厚切り1枚	71.3	24.75	37.16	1.70	129	17.6	747
鶏肉（若鶏）									
・むね・皮つき	100	1/2枚	11.6	3.15	4.51	1.64	79	19.5	191
・もも・皮なし	90	1/2枚	3.5	0.95	1.40	0.50	83	16.9	104
鶏卵	50	1個	5.2	1.32	1.86	0.72	210	6.2	76
まあじ	100	1尾	3.5	0.86	0.81	0.95	77	20.7	121
初かつお（春獲り）	80	刺身5切れ	0.4	0.10	0.06	0.11	48	20.6	91
戻りかつお（秋獲り）	80	刺身5切れ	5.0	1.20	1.06	1.47	46	20	132
まさば	80	1切れ	9.7	2.63	2.90	1.53	51	16.6	162
さんま	100	1尾	24.6	4.23	10.44	4.58	66	18.5	310
するめいか	100	1/2ぱい	1.2	0.16	0.05	0.29	270	18.1	88
くるまえび（養殖）	60	3尾	0.4	0.05	0.03	0.07	102	13.0	58
すじこ	10	1食分	1.7	0.27	0.40	0.62	51	3.1	28
牛乳	210(200cc)	カップ1杯	8.0	4.89	1.83	0.25	25	6.9	141
プロセスチーズ	20	1切れ	5.2	3.20	1.37	0.11	16	4.5	68

注：可食部量を示す
出典　図表5－5と同じ

脂質，たんぱく質の含有量で決まります。脂質を多く含む食品を**図表5－9**に示しました。脂質の多い食品に注目すると，肉類，魚類，卵・魚卵，乳・乳製品をあげることができ，脂質と同時にたんぱく質の含有量も多いという特徴があります。肉類は，種類や部位，脂身のつき方によって脂質の含有量が違います（**図表5－10**）。魚類は，マグロのような魚では部位による差がありますが，多くの場合，種類による脂質の含有量に違いがあります。一般的に，油が多く含まれるほうが，同じ重さであっても嵩が大きくなります。肉類や魚類の脂の多い種類や部位の好みには個人

図表5－10 肉の部位による脂肪量の違い

食材名	部位	100kcal当たりの重量 g	たんぱく質 g	脂質 g
牛肉	肩・脂身つき	35	6.2	7.8
	肩ロース・脂身つき	24	3.4	9.1
	もも・脂身つき	41	7.7	7.1
	もも・赤肉	52	10.8	5.6
	もも・脂身つき	41	7.7	7.1
	ばら・脂身つき	19	2.1	9.7
	ヒレ・赤肉	45	8.6	6.7
	そともも・脂身つき	43	7.8	7.0
豚肉	肩・脂身つき	46	8.6	6.8
	肩・赤肉	8	16.7	3.0
	肩ロース・脂身つき	40	6.8	7.6
	肩ロース・赤肉	64	12.5	5.0
	ロース・脂身つき	38	7.3	7.3
	ロース・赤肉	67	15.1	3.7
	もも・脂身つき	55	11.2	5.6
	もも・赤肉	78	17.3	2.8
	ばら・脂身つき	26	3.7	9.0
	ヒレ・赤肉	87	19.8	1.7
鶏肉	胸・皮つき	41	8.0	7.0
	胸・皮なし	83	20.2	1.6
	もも・皮つき	50	8.1	7.0
	もも・皮なし	86	16.2	3.4
	ささ身	95	21.9	0.8

出典　図表5－5と同じ

差があり，その好みを把握したうえでエネルギー量減少のための案を提供することになります。卵・魚卵は，脂質の含有率が高めですが，ビタミンやミネラルなどの含有量が多く，サプリメントのようなおいしい食品といえる存在です。乳・乳製品は，バターの原料が牛乳であることからもわかるように，脂質が多く含まれますが，日本人の摂取量が低いといわれているカルシウムの補給源として重要であると考えます。

減量中における脂質の多い食品の食べ方のポイントは，「適量を食べる」につきます。食事量のところでも書きましたが，油の摂取は摂食中枢を刺激するため，脂を含む食品の摂取量を決め食事中に追加しないようにするか，交互食べなどの食事のとり方から摂食中枢を刺激し続ける食べ方を避けるか，策を講じなければなりません。また，優先して摂取しなければならない食品に含まれている脂質以外の栄養素がある場合には，これらの食品全体を見渡し摂取量を考えていかなくてはいけません。

食品に含まれるたんぱく質の摂取

身体活動量に伴うエネルギー消費量の増加によってたんぱく質の摂取量も増加します。たんぱく質の摂取は，活発に活動をしていない人で体重1kg当たり0.8～1g/日程度，持久性のトレーニングをしている人で1.2～1.4g/日，断続的な高強度トレーニングを行っている人では，1.4～1.7g/日といわれています。たんぱく質の摂取量をエネルギー摂取量の割合から考えることもありますが，ここでは，体重当たりから考えていきます。たとえば，事務職で毎日1時間程度の歩行をする体重50kgの女性のたんぱく質摂取量は，1.0g×50（kg）＝50g/日となります。

図表5－11は，2012年11月に行われた横須賀シーサイドマラソンの時に考案し販売したお弁当です。見た感じ，主菜として小さな肉団子が入っているだけで，肉がたくさん入っているようなお弁当ではないことがわかってもらえると思います。このお弁当に含まれるたんぱく質は，18.2gです。このお弁当に牛乳をつけた場合には，たんぱく質摂取量が25.0gとなります。事務職の女性がこのお弁当を朝食で食べた場合には，昼食と夕食で25gのたんぱく質摂取量を考えた食事にしなければなりません。この例から考えたいことは，たんぱく質は考えているほどの量，あるいは目で見て満足する量を食べる必要がないということです。しつこいようですが，**図表5－11**のお弁当にちょこんと含まれている肉団子程度のたんぱく質で1日の必要量の3割以上を摂取してしまうのです。

アスリートの推奨量について，国際オリンピック委員会では，たんぱく質の摂取量について体重1kg当たり2g/日を超えないようにと言っています。身体活動の

図表5-11 横須賀シーサイドマラソン2012 お弁当

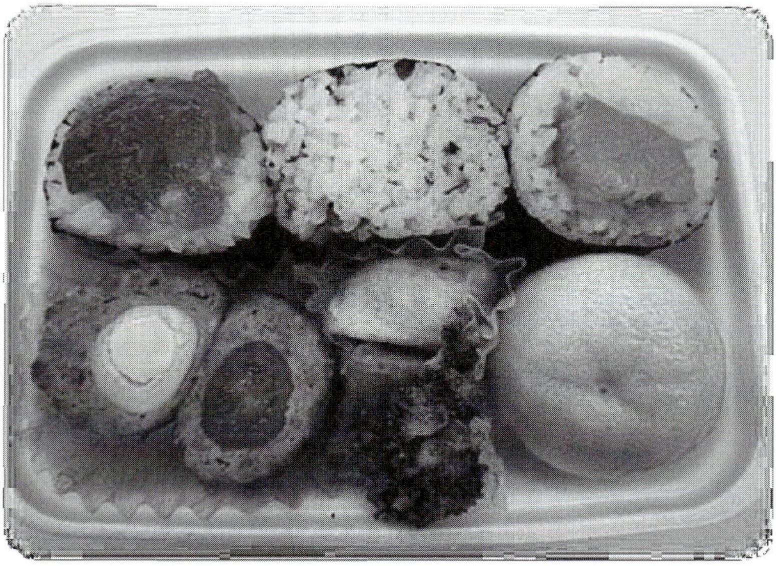

	お弁当	牛乳（200ml）	合計
エネルギー（kcal）	463	138	601
たんぱく質（g）	18.2	6.8	25.0
脂質（g）	11.1	7.8	18.9
炭水化物（g）	71.1	9.9	81.0

増加に伴いたんぱく質の摂取量は増加します。しかし，現在の食事には，身体活動が活発でない場合を含め，必要以上のたんぱく質が含まれている可能性が高く，たんぱく質の摂取について今一度見直す時期に来ていると考えます。

脂質の摂取と合わせてたんぱく質の摂取量についても過剰にならないようにしつつ，脂質とたんぱく質以外の栄養素の摂取を充実させる質と量を考えて食べなくてはいけません。

糖質の摂取

体内での糖質の利用をろうそくで表現することができます（**図表5-12**）。芯の部分が糖，ろうが脂肪です。安静にしているときには芯は細くて短くてもよいですが，身体活動が多くなると芯を太く，長くすることで脂肪を多く利用してエネルギーを賄います。芯を太く長くするためには，糖質を多く使います。そのため，摂取量は多くなります。芯がどのくらい必要かは，身体活動の量や強さによって変わります。最近では，一般の人たちの意識のなかに糖質の摂取量を抑える風潮が見受けら

図表5-12 ろうそくを使った糖質の体内での利用イメージ

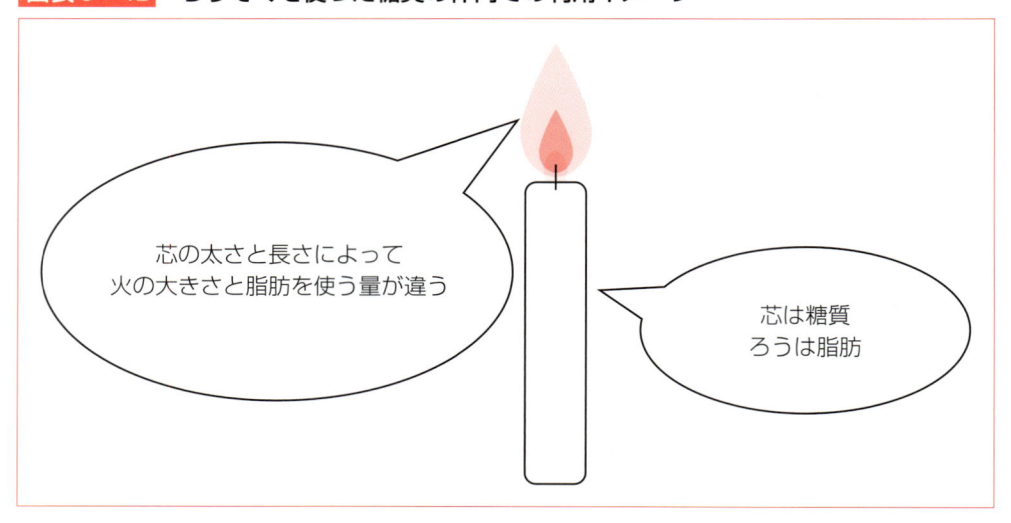

芯の太さと長さによって火の大きさと脂肪を使う量が違う

芯は糖質
ろうは脂肪

れますが，糖質の摂取には減らすことができる限度の量があります。なぜならば，脳，神経組織，赤血球，腎尿細管，精巣，酸素不足の骨格筋等は通常，ぶどう糖しかエネルギー源として利用できないため，これらの組織にぶどう糖を供給する必要があるからです。また通常，糖質と脂質がエネルギー源として用いられますが，糖質がなければ脂質の利用も低減されてしまいますし，糖質の摂取が少ない場合には，体たんぱく質を利用して糖新生を行うために体たんぱく質の量が減少してしまうので一定量の糖質を摂取する必要があるのです。

糖質の摂取量は，身体活動量によって消費されるエネルギー量からたんぱく質と脂質の摂取から得られるエネルギー量を差し引いたエネルギー量を摂取するという考え方です。食事摂取基準では目標量をエネルギー摂取量の60～72％としています。たとえば，2000kcal/日の場合，糖質からのエネルギー摂取量は1200～1440kcalとなり，糖質の摂取量としては，300～360gとなります。糖質は穀類だけから摂取するわけではありませんが，ご飯に換算すると，めし（精白米）100gで糖質37.1gなので，800～970gの摂取となります。通常の食事では，さまざまな食品から糖質を摂取することができるので，毎食，主食としてご飯を食べた場合には，1膳程度となります。

食塩の摂取

「日本人の食事摂取基準（2015年版）」では，成人の推定平均必要量を食塩相当量で1.5g/日としています。通常の食事で，この値を下回ることは考えられません。

「日本人の食事摂取基準（2015年版）」の目標量は，男性は8.0g/日未満，女性は7.0g/日未満です。

食塩の摂取は，嗜好により増減します。薄味を好む場合には摂取量が少なくなります。ただし，薄味の料理であっても食べる量が多くなれば，摂取量も多くなることに注意しなくてはいけません。漬物，加工食品，麺類の汁の摂取量が多くなれば食塩の摂取量も増えます。調味料には，食塩が含まれており，使い方によって摂取量は変わります。たとえば，刺身を食べるときに，片面に少しだけ醤油をつける人もいれば，両面につける人もいます。このように使い方は，習慣化されているため，習慣を変更できなければ，食塩の摂取量を少なくすることはできません。使い方を変更できない場合には，減塩商品を活用することを勧めます。

ビタミン，ミネラル，食物繊維

これらの栄養素の摂取を指導する際に，摂取量が少ない場合と過剰摂取の2つを考えなくてはいけません。少ない場合には，食生活や嗜好などのアセスメントを行い，改善できるところを見つけ，行動計画を立てることができます。過剰摂取の場合には，食べ物からの過剰摂取であるのか，サプリメントからの摂取であるのかを把握し，改善を勧めます。ビタミン，ミネラル，食物繊維は，一般的に多めに摂取しても構わないと考えることが多いようです。食事摂取基準に許容上限が設けられている栄養素については，対象者のイメージや意識を再確認したうえで，正しい知識をもって摂取するように指導を進めていきましょう。

プリン体

プリン体の摂取量と高尿酸血症の関係については，一般的に知られるようになってきており，プリン体が提言された商品も多く売り出されるようになりました。高尿酸血症の治療として食生活面でいわれていることは，プリン体の摂取量を減少させるだけではなく，適正なエネルギー摂取，プリン体・果糖の過剰摂取制限，十分な飲水が勧められています。また，肥満の解消が血清尿酸値を低下させる効果が期待されていることから，肥満者に対しては減量を勧めなくてはいけません。「高尿酸血症・痛風の治療ガイドライン第2版」には，ガイドラインのエビデンスとなった論文も示されており，保健指導の支援者はガイドラインの内容を理解してから指導すべきと考えます。また，プリン体の含有量についても，「高尿酸血症・痛風の治療ガイドライン第2版」の付録にさまざまな食品のプリン体量が記載されているので，参考にしてください。

4　食べ方のコントロール

　食べ方のコントロールによって，食べる量や質は変化します。食事や栄養の正しい知識が身についている対象者以外，食べる量の判断は，0か100か，食べるか食べないか，飲むか飲まないかの選択肢で決められることが多く，指導者が無理なく実行できる提案を行うことにより，効果的に減量が進むと考えます。

タイミング・頻度

　食事のタイミングと頻度に関しては，故意に乱している場合と，ライフスタイルから乱れざるを得ない場合があります。どちらにしても，身体にとっては，うれしくない現象であることは間違いありません。

　体内で使いたいときに摂取した栄養素があるという状況下では，消費した総量どおりに摂取するのであれば太ることはないと考えられます。しかし，食べるタイミングが後にずれるなどの理由で，必要な時に摂取した栄養素を体内で使えない状況にある場合には，体内に蓄えていたものを使います。また，必要がないのにたくさんの栄養素が補給されるのであれば，排泄するか，蓄えられるものに形を変えるか，蓄えることができる場所を拡大できるのであれば蓄積していくかが，栄養素の種類によって異なって行われます。

　事例として，夜遅い食事の1日を考えてみましょう。朝食を6時半に食べ，昼食は12時から13時の間にすませ，夕食は21時半，翌日の朝食も6時半だったとします。朝食と昼食の間は5時間半，昼食と夕食の間は約9時間，夕食から翌日の朝食の間は9時間となります。通常，昼食が12時から13時であれば，夕食は19時くらいに食べます。昼食と夕食の間の約9時間に間食をしないのであれば，昼食に摂取した栄養素では，後半足りなくなってしまうので，蓄えられている栄養素を使うか，あるいは，体内の組織から拠出しなくてはいけなくなります。つまり，身体ではマイナスの状態となります。夕食を食べることでそのマイナスを埋めることをするのですが，エネルギーに関していうと，マイナスの分は筋肉などの体たんぱく質と体脂肪，その分の穴埋めは主に脂肪（運動などの筋肉にある程度の刺激をする身体活動をしていない人の場合）ということになります。この現象を多くの人は「運動不足だから筋肉が落ちて脂肪が増えた！」などという表現を使います。

　また，夕食の時刻が，通常よりも2時間以上遅くなれば，その2時間分は使わなくてすむことになるので，エネルギー摂取量を少なくしなくてはいけません。そこで，マイナス分を摂取しなくてはいけないのだから普通に食べてもよいと考えるか

もしれませんが，足りなくなってからの使い方は，栄養素をふんだんに使えるときとは違い，飢餓状態と同様に基礎代謝量を落として対応するので，補充するエネルギーは通常よりも少なくてよいことになります。この摂取エネルギーをコントロールできるかできないかが，夜遅くに食べると太るか太らないかの1つ目のポイントになります。

また，飢餓と同様な状態は，その後の夕食で食べたものを材料に脂肪の蓄積を促す可能性が高くなります。夜遅くに夕食を食べるのであれば，通常食べる時間から夕食を食べるまでに使うエネルギーや栄養素を，通常，夕食を食べる時刻に間食として食べておくことが，夜遅くに夕飯を食べて太るか太らないかの2つ目のポイントになります。

夕食の前に間食を入れる場合には，間食で食べた分を夕食で減らすことが3つ目のポイントとなります。

さらに，夕食を食べる量は，翌日の朝食をおいしく食べることができる量にしておくと朝食の乱れもなく良好なコンディションを維持することができます（4つ目のポイント）。

夜遅くに食べることを避けるために，通常の夕食の時刻に間食を入れる際，摂食中枢が反応して食欲を増しますが，間食を決めた量以上には食べないようにすることも5つ目のポイントです。

環境整備を行うことも，夜遅く食べることに伴う肥満を防ぐために重要です。

規則的な食事のタイミングではなく，食べたり食べなかったりすると，メタボリックシンドロームのリスクが，男性で2倍近く，女性では4倍以上になるという報告があります。規則正しい食事ということは，お腹がすいている，いないで判断することではなく，規則正しく食べるために，次の食事を予測した食べ方のスキルを身につけて，実行することが大切です。食事のタイミングや頻度が乱れる対象者には，納得して進められるように説明をしっかり行い，実行可能なルールを提案していきましょう。

食べる速さなど

よく噛むことのダイエット以外の効果は，胃以降の消化管の負担軽減，唾液の分泌を促し口腔内の環境を良好に保つ，おいしさを向上させるなどがあげられます。これらの効果は，ダイエット効果を上げる理由にはなりません。よく噛むことによって食事時間を延長することができれば，ダイエット効果につながると考えます。

主に，グルコース濃度が上昇することで満腹中枢が刺激されます。食べたものが消化され，吸収されてグルコースの濃度が高まると，満腹中枢が刺激され，食べる

ことをやめます。食事の内容や食べ方にもよりますが，満腹中枢を刺激するグルコース濃度に達するまでに食べたいだけ食べてしまったら，満腹中枢の機能が働いたときには，過剰摂取になっている可能性が高くなるというわけです。食べる量は，満腹中枢だけではなく摂食中枢もかかわります。「食べたい」という摂食中枢の刺激の度合いによっても，満腹中枢が刺激されるまでにどのくらい食べるのかが決まります。摂食中枢を刺激する物質としては脂肪酸があげられます。脂肪を多く含む料理を食べたときには，食べている最中に摂食中枢が刺激されるため，「もっと食べたい」という行動になります。その食事に糖が含まれていれば，グルコース濃度が高くなり，満腹中枢が刺激されることで食べることをやめます。

　摂食中枢を刺激する例をいくつかあげます。

・焼き肉のような脂肪を含む肉だけを食べ続けると，満腹中枢がなかなか刺激されず，食べることをやめることができないという状況になる。
・食べ始めた時にはたいして食欲がなくても，揚げものなどの脂肪を多く含む料理やバターなどの油脂をふんだんに使った洋菓子などを食べると，もっといろいろ食べたくなってくる。

　満腹中枢と摂食中枢を利用して，ダイエット効果を上げるには以下のことがいえます。

・満腹中枢が刺激されるまで食べることを抑えられないので，よく噛んで，満腹中枢が刺激されるまでにたくさん食べないようにする。
・摂食中枢を刺激するような食事をするときには，あらかじめ食べる量を決めておく。
・摂食中枢を過度に刺激しないためには，脂肪の多い料理や食品をたくさん食べない。
・ゆっくり食べることができない料理（麺類，カレーライスなどのルーもの，丼ものなど）を食べるときには，食べる量を決めておき，食べ終わってから猛烈な食欲に見舞われるが，食べたものが消化・吸収され，グルコース濃度が高まり，満腹中枢が刺激されるのを我慢して，待つ（我慢さえできれば，早食いしても太らないといえます）。
・野菜や豆類などのよく噛まなくては飲み込めない料理を食べる。日本食の特徴である「交互食べ」は，よく噛まなくてはいけない野菜を使った副菜を交互に食べるので，主菜だけを一気に食べることがなく，満腹中枢を刺激する糖を含む主食を定期的に食べることができる，という点から，「太らない食べ方」として理にかなっていると考えられる。

5　その他の要因

　その他の要因としては，地域の食習慣，食環境，生活スタイルがあげられます。減量を進めるうえで，押さえておかなくてはいけない要因です。無理な計画や，我慢して実行するという言葉があてはまらないようにするためには，これらの要因についてもアセスメントを行い，効果的な指導を行うようにしましょう。

6　食生活のアセスメント

　食生活のアセスメントのために，食事調査を実施することが多くあります。しかし，食事調査に関しては，どのような方法を用いたとしても，対象者の評判はよいものではなく，対象者の大半が「できれば食事調査は実施したくない」と考えるようです。なぜ，このような事態になったかを考えました。対象者にとって，調査は面倒くさい。そのうえ，一生懸命書いてきた食事記録や調査内容を指導者はよく見てくれず，受け取るだけでアドバイスの1つももらえないため，手間のかかる意味のない調査と認識されてしまったようです。また，食事調査の結果を書面で受け取るけれども，内容の説明を受けたり，食事の傾向などに食事調査の結果を利用したりすることはなく，対象者が満足のいく結果返却ではないこともあげられます。

　そこで，食事調査の実施について考えてみましょう。食事調査から得られた結果をアセスメントに利用できれば，より効果的な減量計画が立案できるはずですが，調査の精度が低い場合には，調査結果をアセスメントとして使うことがかえって質の悪い計画になる可能性も出てきます。指導者が最も必要な情報は何かを精査しなくてはいけません。減量の場合には，1日の食事からのエネルギー削減量を決定してから，その量を削減するための具体的な方法について計画を立てます。バランスのよい食事への改善が主たる目的ではありません。そのため，栄養素等摂取量を算出するような食事調査を必須としなくてもよい場合があります。たとえば，最初に，菓子類，アルコール類，嗜好飲料類など，食事バランスガイドで「紐」の部分を把握し，次に，肉類や穀類，油を多く含む調味料を使った調理，揚げものなどの調理法の頻度，カレーライスや麺類などの頻度を把握し，エネルギーの削減ができる部分を抽出することで十分に計画を立てることができます。このように栄養価計算が必要な食事調査の実施の有無を検討することができます。

　しかし，食事記録は，必須と考えます。なぜならば，通常，3日前の食事の内容は，思い出そうとしなければ忘れてしまいます。忘れてしまっている食生活の状況

図表5-13 エネルギー収支に関する行動アセスメント項目

対象者名　　　　　　　初回　年　月　日　　中間　年　月　日　　終了時　年　月　日

指導状況
- a：現状維持
- b：話し合った（問題点について話し合ったうえ、指導した）
- c：補足（すでに行動をおこしていることに対してプラス指導した）
- d：話し合っていない

実行の程度
- 1：行動変化を考えない
- 2：行動変化の必要性は感じている（関心のみ）
- 3：行動変化の意志を始めるか又は時々示される
- 4：適切な行動を始めている（3か月以内）
- 5：適切な行動を継続している（3か月以上）

項目	指導状況			実行の程度		
	初回	中間	か月後	初回	中間	か月後
体重（腹囲）の測定をしている 備考	a b c d	a b c d	a b c d	1 2 3 4 5	1 2 3 4 5	1 2 3 4 5
体重（腹囲）の測定の時間を設定している 備考	a b c d	a b c d	a b c d	1 2 3 4 5	1 2 3 4 5	1 2 3 4 5
体重（腹囲）の測定結果を記録している 備考	a b c d	a b c d	a b c d	1 2 3 4 5	1 2 3 4 5	1 2 3 4 5
体重（腹囲）の変動に興味・関心をもっている 備考	a b c d	a b c d	a b c d	1 2 3 4 5	1 2 3 4 5	1 2 3 4 5
生活の状況に応じてエネルギーの摂取と消費を考えている 備考	a b c d	a b c d	a b c d	1 2 3 4 5	1 2 3 4 5	1 2 3 4 5

図表5−14 エネルギーの消費に関する行動アセスメント項目

対象者名 _____ 初回 　年　月　日　　中間 　年　月　日　　終了時 　年　月　日

指導状況の凡例:
- a：現状維持
- b：話し合った（問題点について話し合ったうえ、指導した）
- c：補足（すでに行動をおこしていることに対してプラス指導した）
- d：話し合っていない

実行の程度:
1：行動変化を考えない
2：行動変化の必要性は感じている（関心のみ）
3：行動変化の意志がある又は時々示される
4：適切な行動を始めている（3か月以内）
5：適切な行動を継続している（3か月以上）

項目	指導状況 初回	指導状況 中間	指導状況 か月後	実行の程度 初回	実行の程度 中間	実行の程度 か月後
生活活動を増やしている 備考	a b c d	a b c d	a b c d	1 2 3 4 5	1 2 3 4 5	1 2 3 4 5
運動をしている（増やしている） 備考	a b c d	a b c d	a b c d	1 2 3 4 5	1 2 3 4 5	1 2 3 4 5
身体活動（歩数）の記録をつけている 備考	a b c d	a b c d	a b c d	1 2 3 4 5	1 2 3 4 5	1 2 3 4 5
身体活動に興味・関心を持っている 備考	a b c d	a b c d	a b c d	1 2 3 4 5	1 2 3 4 5	1 2 3 4 5
身体活動量と体重（腹囲）の関係を実感できている 備考	a b c d	a b c d	a b c d	1 2 3 4 5	1 2 3 4 5	1 2 3 4 5
身体の状態によって身体活動量を調節している 備考	a b c d	a b c d	a b c d	1 2 3 4 5	1 2 3 4 5	1 2 3 4 5
エネルギー摂取量が多いときには、それに応じて身体活動量（エネルギー消費量）を調節している 備考	a b c d	a b c d	a b c d	1 2 3 4 5	1 2 3 4 5	1 2 3 4 5

2　食事指導の基本　｜　165

図表5-15 エネルギーの摂取に関する行動アセスメント項目

対象者名 _____ 初回 年 月 日 中間 年 月 日 終了時 年 月 日

指導状況:
- a:現状維持
- b:話し合った（問題点について話し合ったうえ、指導した）
- c:補足（すでに行動をおこしていることに対してプラス指導した）
- d:話し合っていない

実行の程度:
- 1:行動変化を考えない
- 2:行動変化の必要性は感じている（関心のみ）
- 3:行動変化の意志がある又は時々示される
- 4:適切な行動を始めている（3か月以内）
- 5:適切な行動を継続している（3か月以上）

項目	指導状況 初回	指導状況 中間	指導状況 か月後	実行の程度 初回	実行の程度 中間	実行の程度 か月後	備考
食生活の問題を自覚している	a b c d	a b c d	a b c d	1 2 3 4 5	1 2 3 4 5	1 2 3 4 5	
食生活の問題を解決しようとしている	a b c d	a b c d	a b c d	1 2 3 4 5	1 2 3 4 5	1 2 3 4 5	
適切な時間に食事をしている	a b c d	a b c d	a b c d	1 2 3 4 5	1 2 3 4 5	1 2 3 4 5	
栄養成分表示の正確な読み取りができる	a b c d	a b c d	a b c d	1 2 3 4 5	1 2 3 4 5	1 2 3 4 5	
油の摂取量を減らす調理法を選択している	a b c d	a b c d	a b c d	1 2 3 4 5	1 2 3 4 5	1 2 3 4 5	
外食メニューから適切に選択している	a b c d	a b c d	a b c d	1 2 3 4 5	1 2 3 4 5	1 2 3 4 5	
食品を必要以上に買わないようにしている	a b c d	a b c d	a b c d	1 2 3 4 5	1 2 3 4 5	1 2 3 4 5	
料理を必要以上に作らないようにしている	a b c d	a b c d	a b c d	1 2 3 4 5	1 2 3 4 5	1 2 3 4 5	
野菜を多く食べている	a b c d	a b c d	a b c d	1 2 3 4 5	1 2 3 4 5	1 2 3 4 5	
アルコールを制限している	a b c d	a b c d	a b c d	1 2 3 4 5	1 2 3 4 5	1 2 3 4 5	
おやつを制限している	a b c d	a b c d	a b c d	1 2 3 4 5	1 2 3 4 5	1 2 3 4 5	
夜食を制限している	a b c d	a b c d	a b c d	1 2 3 4 5	1 2 3 4 5	1 2 3 4 5	
調味料の使い方を調節している	a b c d	a b c d	a b c d	1 2 3 4 5	1 2 3 4 5	1 2 3 4 5	
良く噛んで食べるようにしている	a b c d	a b c d	a b c d	1 2 3 4 5	1 2 3 4 5	1 2 3 4 5	
エネルギー摂取量と体重（腹囲）の関係を実感できている	a b c d	a b c d	a b c d	1 2 3 4 5	1 2 3 4 5	1 2 3 4 5	
腹囲（体重）が増加したときには、それに応じてエネルギー摂取量を調節している	a b c d	a b c d	a b c d	1 2 3 4 5	1 2 3 4 5	1 2 3 4 5	

を振り返るには，記録が必要です。食事内容を把握するための食事記録を用いて，アセスメントすることにより，結果の精度は高くなります。

　私が行っているアセスメントを事例としてあげてみます。食事記録用紙には，1週間の食事・間食内容のほかに，体重，排便の有無，体調，薬・サプリメントの摂取状況，歩数，運動状況を記録します。対象者は，食事記録の内容を見ながら，揚げもの，アルコール類，菓子類などの頻度をカウントして自分の食生活を振り返ります。その後，対象者は，食事記録用紙を見ながら，指導者が質問するアセスメントシート（**図表 5 －13～ 5 －15**）の問いに答えていきます。指導者は，実行の様子や課題をアセスメントシートの内容から判断していきます。このシートは，指導者が記入するものであって，対象者自身が記入するものではありません。この方法でアセスメントを行うと，対象者は，食事記録によって気づいたことを述べる機会を得たり，自分の食傾向を確認したり，食事をするにあたって気になることを指導者に質問したりできるうえに，立案した行動計画に納得し，取り組むことができます。

　食事記録を拒否する場合には，写真で食事を確認する方法を提案することをお勧めします。1週間分の写真をプリントアウトし，食事内容を確認すると，食事記録と同じ効果が得られます。

7　食事指導するうえでのポイント

　内臓に脂肪を蓄えることになった（なっている）理由が存在します。その理由を明確にしてから，減量の計画を立案していかなくてはいけません。食生活は，ライフスタイルを反映しているといえます。たとえば，食事の時間が乱れている場合には，睡眠も乱れていたり，休日がなかったりします。食生活を改善するためには，ライフスタイルや健康観などの見直しが必要な場合が多く，簡単に行動を変えることができません。そのうえ，行動を変えることの必要性を，病気の治療と違って，いつかはやりたいと思っているけれど，今すぐにでも実行しなくてはいけないことと受け止めていません。しかし，対象者の将来を左右する行動の改善であることを指導者は，対象者に伝え，取り組むべき価値があることの認識をもって減量を進めていくことは重要です。

　減量の第一歩としては，太ることを止めなくてはいけません。止めるためには，食べたら，次の食事までに，食べて得られたエネルギーを「使い切る」ことです。使い切れば，今以上に太ることはありません。食べ過ぎた場合には，次の食事までに動いて使い切らなくてはいけません。動く時間がないのであれば，食べ過ぎることはできないということになります。また，食事と食事の間が短いのであれば，使

い切ることができる量しか食べないなど，何気なく食べている食事を振り返ってもらい，ライフスタイルの特徴から食事の前に使い切るための課題を明確にして，食事の量と質を選択するルール（計画）を提案しなくてはいけません。

　使い切ること（体重の維持）ができるようになったら，次に減量があります。身体にも精神的にも無理なくエネルギーの削減ができるルール（計画）を提供します。

　質の高いルール（計画）を提供するためにも指導者は，知識やスキルを研鑽する必要があります。

3 運動指導の基本

　保健指導・栄養指導を実施する際，食生活や栄養素の摂取についてアセスメントするだけでは，対象者の栄養状態を把握することはできません。エネルギーのinとoutを把握するために身体活動のアセスメントを行い，エネルギー収支を確認しなくてはいけません。また，対象者の身体を考える際には，適切な身体活動を実施している状況であるかを見極め，問題点や課題の抽出を行い，身体活動を強度，時間，頻度の面から改善していく必要があります。そこで，身体活動の運動生理学，スポーツ医科学，体力測定・評価に関する基礎知識や身体活動を指導するスキルが保健指導従事者には必要となります。このように，保健指導・栄養指導と身体活動の指導は両輪の関係にあるといえます。「健康づくりのための身体活動基準2013」および「健康づくりのための身体活動指針（アクティブガイド）」で示されている身体活動・運動や運動習慣と生活習慣病発症との関連において科学的根拠を活用して進めていくことが求められます。

　さらに，指導者に求められる能力としては，対象者が納得する説明をする能力，身体活動を具体的に表現する能力，身体活動・運動の実施方法を実演する能力，安全に実施するためのチェックポイントを説明する能力，身体活動をエネルギー消費量で表現する能力が必要となります。

　保健指導者の多くが，運動指導に苦手意識をもっているようですが，スポーツ選手の競技力向上のための身体活動を指導するのではなく，自分の身体のために計画的に身体活動を実施することを運動と呼ぶことを忘れずに，対象者が生活のなかに溶け込む運動習慣を獲得する指導ができるように，実力を高めていくことが望まれます。

1　身体活動に関するエビデンスの用い方

　身体活動を増加させることのメリットは、集団と個人ではとらえ方が違ってきます。たとえば、「健康づくりのための身体活動基準2013」は、将来、生活習慣病等を発症するリスクを低減させるために、個人にとって達成することが望ましい身体活動をシステマティックレビューとメタ解析を基盤として作成されました。指導者は、そのエビデンスと基準がつくられるプロセスを理解することで、説得力のある説明を対象者に行うことができます。また、基準を活用することにより個人の成果を蓄積することで、集団の成果（医療費の抑制など）となり、組織としての目的を達成することができます。しかし、対象者個人にとっては、集団としてのメリットが直接のメリットとはなりません。例をあげると、生活習慣病のリスクが○％低減されるといっても、自分のリスクの状態がわからないうえに、低減といわれても完全にリスクがなくなるわけではないし、自分にとってどのくらいのメリットであるかを確実に把握できないと思ってしまいます。そのため、指導の際には、基準の意味や目的の理解を促すよりも、対象者個人への直接的なメリット（たとえば、減量効果、血液検査データの改善、筋力アップなど）を提示して進めていくとよいでしょう。

2　身体活動量をエネルギー消費量として表現する

　保健指導・栄養指導では、エネルギーの調整のために身体活動の増加によって得られるエネルギー消費量を推定する必要があります。

　メッツを利用した身体活動時の推定エネルギー消費量の簡易計算式は、エネルギー消費（kcal）＝1.05×身体活動量（メッツ・時）×体重、です。式のなかにある「1.05」は、1.05＝1メッツ×3.5mL/1000mL×1kg×60分×5kcalで求めることができ、体重1kg当たり1メッツ・時を実施するために必要なエネルギー量であるといえます。1メッツは酸素摂取量にして3.5mL/kg/分に相当、酸素1.0Lの消費を5.0kcalのエネルギー消費として計算します。ここで理解しなくてはいけないことは、この計算で求められるエネルギー消費量は推定であって、正確に算出しているわけではないということです。

　また、身体活動基準では、1.05を1として計算しているので、ここで示す例は、同様に1で計算します。たとえば、体重60kgの人が3メッツの普通歩行を1時間（身体活動量としては3メッツ・時）行ったときの推定エネルギー消費量は、1×3

（メッツ・時）×60＝180 kcal となります。この算出したエネルギー消費量は，この人が1時間普通歩行している間の身体全身で消費されるエネルギー量（歩行によるエネルギーだけではなく，安静にしているために必要なエネルギー消費量を含む）を推定しています。普通歩行で消費されるエネルギー量は，身体全身で消費したエネルギー量から，同時間の安静のエネルギー消費量を引くことで算出することができます。この例では，歩行時間と同時間の1時間安静にしていると1メッツ・時なので，1×1（メッツ・時）×60＝60 kcal となり，このエネルギー消費量が安静にしているときのエネルギー消費量です。1時間歩行しているときのエネルギー消費量から安静のエネルギー消費量を引くと，180 kcal－60 kcal＝120 kcal となり，歩行によるエネルギー消費量が算出できます。

　保健指導・栄養指導の際に活用できるエネルギー消費量換算表を**図表5－16**に示しました。この表は，3メッツの強度の身体活動を実施した場合に，その活動を実施したことによるエネルギー消費量を推定しています（安静のエネルギー消費量を引いている）。活動時間は，10分，30分，1時間，体重は50～110 kg まで1kgごとに示しています。このような表を指導時に活用すると，時間をかけずに推定エネルギー消費量を対象者に提示することができます。

　身体活動強度（メッツ）は，身体活動基準に参考資料として記載されていますが，その他のさまざまな身体活動については，国立健康・栄養研究所「改訂版『身体活動のメッツ（METs）表』」（2012年4月）を活用してください。ここでは，3～6メッツの生活活動と運動を**図表5－17**に示します。

図表5－16　エネルギー消費量換算表

体重（kg）	エネルギー消費量（kcal）											
	3メッツの身体活動			4メッツの身体活動			5メッツの身体活動			6メッツの身体活動		
	10分	30分	60分	10分	30分	60分	10分	30分	60分	10分	30分	60分
50	17	50	100	25	75	150	33	100	200	83	125	250
51	17	51	102	26	77	153	34	102	204	85	128	255
52	17	52	104	26	78	156	35	104	208	87	130	260
53	18	53	106	27	80	159	35	106	212	88	133	265
54	18	54	108	27	81	162	36	108	216	90	135	270
55	18	55	110	28	83	165	37	110	220	92	138	275
56	19	56	112	28	84	168	37	112	224	93	140	280
57	19	57	114	29	86	171	38	114	228	95	143	285
58	19	58	116	29	87	174	39	116	232	97	145	290
59	20	59	118	30	89	177	39	118	236	98	148	295
60	20	60	120	30	90	180	40	120	240	100	150	300
61	20	61	122	31	92	183	41	122	244	102	153	305
62	21	62	124	31	93	186	41	124	248	103	155	310
63	21	63	126	32	95	189	42	126	252	105	158	315

64	21	64	128	32	96	192	43	128	256	107	160	320
65	22	65	130	33	98	195	43	130	260	108	163	325
66	22	66	132	33	99	198	44	132	264	110	165	330
67	22	67	134	34	101	201	45	134	268	112	168	335
68	23	68	136	34	102	204	45	136	272	113	170	340
69	23	69	138	35	104	207	46	138	276	115	173	345
70	23	70	140	35	105	210	47	140	280	117	175	350
71	24	71	142	36	107	213	47	142	284	118	178	355
72	24	72	144	36	108	216	48	144	288	120	180	360
73	24	73	146	37	110	219	49	146	292	122	183	365
74	25	74	148	37	111	222	49	148	296	123	185	370
75	25	75	150	38	113	225	50	150	300	125	188	375
76	25	76	152	38	114	228	51	152	304	127	190	380
77	26	77	154	39	116	231	51	154	308	128	193	385
78	26	78	156	39	117	234	52	156	312	130	195	390
79	26	79	158	40	119	237	53	158	316	132	198	395
80	27	80	160	40	120	240	53	160	320	133	200	400
81	27	81	162	41	122	243	54	162	324	135	203	405
82	27	82	164	41	123	246	55	164	328	137	205	410
83	28	83	166	42	125	249	55	166	332	138	208	415
84	28	84	168	42	126	252	56	168	336	140	210	420
85	28	85	170	43	128	255	57	170	340	142	213	425
86	29	86	172	43	129	258	57	172	344	143	215	430
87	29	87	174	44	131	261	58	174	348	145	218	435
88	29	88	176	44	132	264	59	176	352	147	220	440
89	30	89	178	45	134	267	59	178	356	148	223	445
90	30	90	180	45	135	270	60	180	360	150	225	450
91	30	91	182	46	137	273	61	182	364	152	228	455
92	31	92	184	46	138	276	61	184	368	153	230	460
93	31	93	186	47	140	279	62	186	372	155	233	465
94	31	94	188	47	141	282	63	188	376	157	235	470
95	32	95	190	48	143	285	63	190	380	158	238	475
96	32	96	192	48	144	288	64	192	384	160	240	480
97	32	97	194	49	146	291	65	194	388	162	243	485
98	33	98	196	49	147	294	65	196	392	163	245	490
99	33	99	198	50	149	297	66	198	396	165	248	495
100	33	100	200	50	150	300	67	200	400	167	250	500
101	34	101	202	51	152	303	67	202	404	168	253	505
102	34	102	204	51	153	306	68	204	408	170	255	510
103	34	103	206	52	155	309	69	206	412	172	258	515
104	35	104	208	52	156	312	69	208	416	173	260	520
105	35	105	210	53	158	315	70	210	420	175	263	525
106	35	106	212	53	159	318	71	212	424	177	265	530
107	36	107	214	54	161	321	71	214	428	178	268	535
108	36	108	216	54	162	324	72	216	432	180	270	540
109	36	109	218	55	164	327	73	218	436	182	273	545
110	37	110	220	55	165	330	73	220	440	183	275	550

図表5-17　生活活動・運動のメッツ表

生活活動のメッツ表

メッツ	3メッツ以上の生活活動の例
3.0	普通歩行（平地，67m/分，犬を連れて），電動アシスト付き自転車に乗る，家財道具の片づけ，子どもの世話（立位），台所の手伝い，大工仕事，梱包，ギター演奏（立位）
3.3	カーペット掃き，フロア掃き，掃除機，電気関係の仕事：配線工事，身体の動きを伴うスポーツ観戦
3.5	歩行（平地，75〜85m/分，ほどほどの速さ，散歩など），楽に自転車に乗る（8.9km/時），階段を下りる，軽い荷物運び，車の荷物の積み下ろし，荷づくり，モップがけ，床磨き，風呂掃除，庭の草むしり，子どもと遊ぶ（歩く/走る，中強度），車椅子を押す，釣り（全般），スクーター（原付）・オートバイの運転
4.0	自転車に乗る（≒16km/時未満，通勤），階段を上る（ゆっくり），動物と遊ぶ（歩く/走る，中強度），高齢者や障害者の介護（身支度，風呂，ベッドの乗り降り），屋根の雪下ろし
4.3	やや速歩（平地，やや速めに＝93m/分），苗木の植栽，農作業（家畜に餌を与える）
4.5	耕作，家の修繕
5.0	かなり速歩（平地，速く＝107m/分），動物と遊ぶ（歩く/走る，活発に）
5.5	シャベルで土や泥をすくう
5.8	子どもと遊ぶ（歩く/走る，活発に），家具・家財道具の移動・運搬
6.0	スコップで雪かきをする

運動のメッツ表

メッツ	3メッツ以上の運動の例
3.0	ボウリング，バレーボール，社交ダンス（ワルツ，サンバ，タンゴ），ピラティス，太極拳
3.5	自転車エルゴメーター（30〜50ワット），自体重を使った軽い筋力トレーニング（軽・中等度），体操（家で，軽・中等度），ゴルフ（手引きカートを使って），カヌー
3.8	全身を使ったテレビゲーム（スポーツ・ダンス）
4.0	卓球，パワーヨガ，ラジオ体操第1
4.3	やや速歩（平地，やや速めに＝93m/分），ゴルフ（クラブを担いで運ぶ）
4.5	テニス（ダブルス）*，水中歩行（中等度），ラジオ体操第2
4.8	水泳（ゆっくりとした背泳）
5.0	かなり速歩（平地，速く＝107m/分），野球，ソフトボール，サーフィン，バレエ（モダン，ジャズ）
5.3	水泳（ゆっくりとした平泳ぎ），スキー，アクアビクス
5.5	バドミントン
6.0	ゆっくりとしたジョギング，ウエイトトレーニング（高強度，パワーリフティング，ボディビル），バスケットボール，水泳（のんびり泳ぐ）

＊　試合の場合
出典　厚生労働科学研究費補助金（循環器疾患・糖尿病等生活習慣病対策総合研究事業）「健康づくりのための運動基準2006改定のためのシステマティックレビュー」（研究代表者：宮地元彦）

3　内臓脂肪の減少のためのエネルギー調整シートの活用

　特定保健指導で活用されているプランニングシートが，「健康づくりのための身体活動基準2013」では，参考資料6の「内臓脂肪減少のためのエネルギー調整シート」として改訂されました。
　改訂をした目的は，以下の3点にまとめることができます。
・内臓脂肪の減少を要する対象者は，指導を受ける時点で，腹囲（体重）の変動がない状態にあるわけではなく，増加し続けている場合が多い。
・腹囲（体重）が増加している状況であれば，エネルギーの摂取量が消費量を上回る状態が続いていることを意味する。この現象は，身体活動量に合わせて食べる感覚にズレが生じていることによるものと考えられ，このズレの解消なしに減量プランだけを立てた場合には，成果が期待できない。
・内臓脂肪減少（減量）の成果を得るためには，各人の腹囲（体重）の変動状況を把握したうえで，エネルギーの消費量と摂取量の調整を運動と食事で確実に行うことが重要である。

　「内臓脂肪減少のためのエネルギー調整シート」に説明を加えたシートを作成しました（図表5−18）。このシートを活用して，身体活動の具体的なプランを作成していくことにより，より効果的な減量の計画を立案できます。

4　運動指導における教育に必要な基礎知識

　運動指導を行う際，体力やトレーニングに関する基礎知識がなければ，指導することができません。また，「健康づくりのための身体活動基準2013」を活用するにあたっても，基礎知識がない場合には，運動の目標設定，計画を立てることができず，運動実施後の評価もすることができません。そこで，体力とトレーニングに関する基礎知識を簡単に解説します。

体力とは

　体力の概念については，身体的要素と精神的要素に分けて考えることができます。身体的要素と精神的要素のそれぞれに行動体力と防衛体力が存在します。
　身体的要素の行動体力は，形態や機能などの身体活動を伴う行動を起こす能力，その活動を持続やコントロールする能力であり，一般的に体力というと多くがこの

図表5-18 内臓脂肪減少のためのエネルギー調整シート

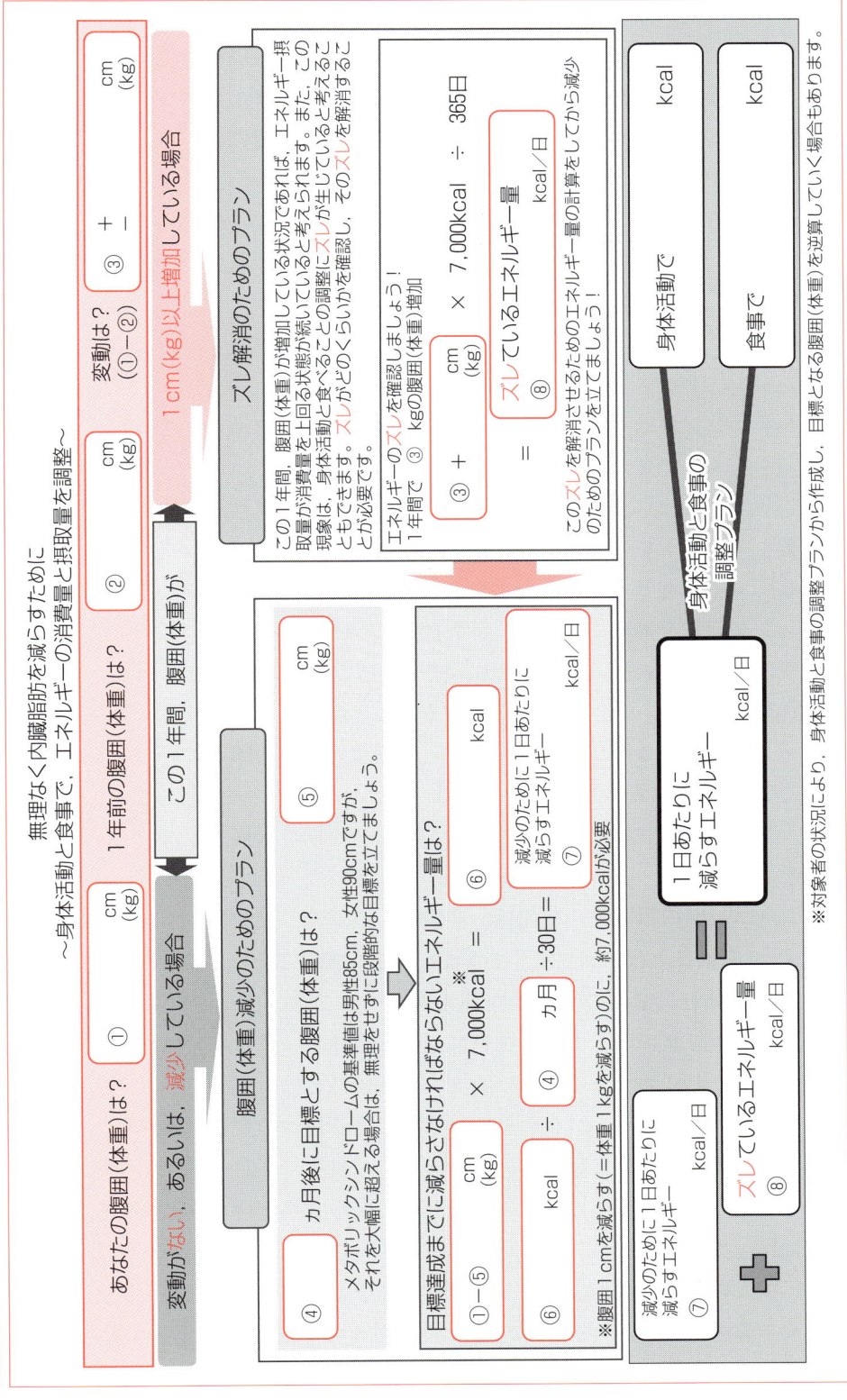

無理なく内臓脂肪を減らすために
～身体活動と食事で、エネルギーの消費量と摂取量を調整～

あなたの腹囲（体重）は？ ① ____ cm (kg)

1年前の腹囲（体重）は？ ② ____ cm (kg)

変動は？（①-②） ③ ＋ / － ____ cm (kg)

この1年間、腹囲（体重）が

- 変動がない、あるいは、減少している場合 → **腹囲（体重）減少のためのプラン**
- 1cm(kg)以上増加している場合 → **ズレ解消のためのプラン**

腹囲（体重）減少のためのプラン

○カ月後に目標とする腹囲（体重）は？ ④ ____ cm (kg)

※メタボリックシンドロームの基準値は男性85cm、女性90cmですが、それを大幅に超える場合は、無理をせずに段階的な目標を立てましょう。

目標達成までに減らさなければならないエネルギー量は？

(①-⑤) ____ cm (kg) × 7,000kcal = ⑥ ____ kcal

⑥ ____ kcal ÷ ④ ____ カ月 ÷ 30日 = ⑦ 減少のために1日あたりに減らすエネルギー ____ kcal/日

※腹囲1cmを減らす（=体重1kgを減らす）のに、約7,000kcalが必要

減少のために1日あたりに減らすエネルギー ⑦ ____ kcal/日 ＋ ズレているエネルギー ⑧ ____ kcal/日

ズレ解消のためのプラン

この1年間、腹囲（体重）が増加している状況であれば、エネルギー摂取量が消費量を上回る状態が続いていると考えられます。また、現象は、身体活動と食べることの調整にズレが生じていることでもできます。ズレがどのくらいかを確認し、そのズレを解消することが必要です。

エネルギーのズレを確認しましょう！
1年間で ③ ____ kgの腹囲（体重）増加

③ ____ cm (kg) × 7,000kcal ÷ 365日 = ⑧ ズレているエネルギー量 ____ kcal/日

このズレを解消させるためのエネルギー量の計算をしてから減少のためのプランを立てましょう！

身体活動と食事の調整プラン

1日あたりに減らすエネルギー ____ kcal/日
＝
身体活動で ____ kcal
食事で ____ kcal

※対象者の状況により、身体活動と食事の調整プランから作成し、目標となる腹囲（体重）を逆算していく場合もあります。

3 運動指導の基本 | 175

部分を指します。例えば，体格がよいなどの形態的な部分，ジャンプ力や持久力があるなどの機能的な部分です。また，身体的要素の防衛体力は，身体の基本的な生命維持のために必要な器官や組織の構造的な能力と体温調節や免疫などの機能的な能力をいいます。精神的要素の行動体力は，意思，判断，意欲などを指し，防衛体力は，精神的ストレスに対する抵抗力を意味します。運動は，体力を向上させる手段となります。また，過度な運動が健康を害することもありますが，適度な運動の習慣化により，ストレスに対する抵抗力を増し，ストレス自体を減少させる効果や，冠動脈疾患，高血圧，糖尿病，骨粗鬆症などの罹患率の減少の効果もあります。

トレーニングとは

　トレーニングには，原理原則があり，この原理原則を踏まえてトレーニングのメニューを組み立てます。

　トレーニングは，オーバーロードの原理のうえに特異性，可逆性，適時性の3つの性質を考えてトレーニングを行うことにより，効果が得られます。オーバーロードとは，すでにもっている能力よりも高い負荷（過負荷）をかけることによってトレーニング効果を得ることです。特異性とは，トレーニングの種類によって鍛えられる機能，効果が変わってくるということです。可逆性は，トレーニングによって得られた効果が，トレーニングをやめることによって，また，元に戻ってしまうことを示します。適時性とは，トレーニング効果がいつも同じに得られるものではないことです。例えば，20代と50代では，同じトレーニングを行っても，得られるトレーニング効果は同じではないですし，発育発達期では同じ年齢でも発達のスパート期が異なるため，トレーニング効果が一律ではないといえます。

　トレーニングの原則は，全面性，意識性，漸進性，個別性，反復性の5つからなります。　全面性とは，体力のさまざまな要素を偏ることなく高めるとともに，競技の場合には種目に必要な専門的な体力もバランスよく向上させることです。さらに，トレーニングには，1つの種目に偏った身体をつくるのではなく，多方面からの身体づくりが必要であるともいえます。意識性とは，トレーニングを自分の意思によって行い，トレーニングの目的や期待できる身体の変化を理解したうえで実施することです。漸進性については，ある一定の負荷でトレーニングを続けても，その効果がある一定の水準に達すると，それ以上の効果が得られにくくなり，体力の向上に伴って，トレーニングの負荷も漸進的に増加させる必要があります。個別性とは，個人の性別，年齢，体力，スポーツ歴などや体力の個人差を把握したうえでトレーニングを計画し，実施しなくてはいけないことを示します。反復性は，トレーニングの効果を上げるために繰り返し，反復してトレーニングを行うことを意味し

ます。

　トレーニングの組み立て方は，個人の体力レベル，目的などにより，種類，強度，量（時間や回数など），頻度（毎日や，週2日など）を設定しなくてはなりません。これらの組み合わせにより，トレーニング効果に大きな違いが出ます。

　トレーニングを行う際は，ウォーミングアップやウォームダウン（クーリングダウン）を行い，けがの防止やより効果的なトレーニングとなるよう努め，特に，ストレッチングを十分に行うことが必要です。

5　運動指導を行ううえでのポイント

　保健指導・栄養指導では，生活習慣病の改善・予防のための身体活動・運動指導が求められています。指導する際には，身体活動状況を把握することは不可欠であるため，運動を含む身体活動に関する専門的知識を有することは当然であると認識しなくてはいけません。それに加え，対象者に響くエビデンスを示し，効果的な動機づけを行い，対象者のライフスタイルや体力に合った目標と行動計画を提供する必要があります。また，生活活動では得られない運動の効果をエネルギー消費量や疾病の予防だけではなく，「湧き出るような達成感」「汗をかく喜び」「心の解放」などの，運動することで味わうことができる効果にまでつなげて対象者と共有（共感）できる指導をし，運動習慣の獲得を図ることが求められています。

　減量を必要としている対象者には，エネルギーの摂取量と消費量の調整を図るため，身体活動量をエネルギー消費量として表現し，栄養指導と運動指導を同時に実施するメリットを伝えなくてはいけません。

　指導者に最も求められていることは，身体活動基準の理解を深め，自ら身体活動基準に従い身体活動を実行し（少なくとも「プラス10（プラス10分間の身体活動）」），それにより感じたことを指導現場に活かす「生きた指導」ができるようになること，対象者にある程度の動きを見せることができるスキルをもつことであり，これらは質の高い指導を行うための必須条件であると考えます。対象者へ効果的な指導をすることにより，身体活動量の確保と運動習慣を獲得させることに努めなくてはなりません。スポーツや本格的なウエイトトレーニングを実施している対象者には，公認スポーツ栄養士や健康運動指導士が対応することを勧めます。

4 運動指導のリスクマネジメント

　生活習慣病予備群（保健指導レベル）の対象者に対して運動指導を実施する場合には，整形外科的傷害や心血管事故のリスクが高いことを認識し，事故発生予防に努めなければなりません。リスク管理を行うためには，対象者のリスク把握と層別化，傷害と事故の予防対策の徹底が重要となります。

　そこで本項では，運動中の事故が実際にどのくらいあるのかを，運動強度に関する心血管事故の文献報告，厚生労働省研究班報告より特定保健指導期間中に発生した運動関連事故，運動時の救急傷病発生リスクに関する報告から紹介します。続いて，運動中の事故を未然に防ぐために「健康づくりのための身体活動基準2013について」から，保健指導における運動指導の可否・留意事項，身体活動に安全に取り組むための留意事項を，最後に万が一事故に遭遇しても落ち着いて対応ができるよう事故発生時の対応について解説します。

1　運動中の事故報告

　運動中の事故について文献では，6メッツ以上の運動強度が心筋梗塞を増加させることが報告されています。特定保健指導中の運動関連事故についての厚生労働省研究班報告では，腰痛や膝関節痛などの整形外科的傷病が多くを占めるものの，少ない確率で脳梗塞など重症の内科傷病報告がありました。生活習慣改善である運動実施が疾病を引き起こさないよう対象者のリスク把握と層別化が重要であるとともに，個人背景に沿った身体活動強度・頻度であるかを保健指導期間中に観察，確認することが必要です。

❶ 運動強度に関する心血管事故の文献報告

　運動に起因する急性心筋梗塞発症時の状況として，6メッツ以上の運動を行っている人では安静時のおよそ6倍で発生すること，運動習慣が全くない人では週

に1回〜5回以上運動をしている人と比較しておよそ2倍〜100倍以上で発生する報告，また急性心筋梗塞患者と対照者を比較すると，6メッツ以上の運動で急性心筋梗塞発症が対照群の2.1倍であるとの報告，等の文献報告があります。

　このことからも，初回保健指導時の運動強度設定は大変重要です。

❷ 特定保健指導期間中に発生した運動関連事故報告（厚生労働省研究班報告）

　特定保健指導を実施した4501名（積極的支援2477名，動機づけ支援2024名）の事故発生率は積極的支援男性で3.6％と低頻度ではありますが，事故が起きることがわかりました。症状別では腰痛53.4％，膝関節症状21.6％，その他の障害25.0％と整形外科傷病が大半でした。

　事故発生により支援を中止する必要があるものは男性1例のみで，他症例は支援継続が可能であったため，事故発生しても症状改善するまでは食事中心の行動目標に切り替え，症状改善後に再度運動目標を再開する対象者がほとんどでした。指導者は行動目標の切り替えの支援や，運動再開時に運動による症状悪化がないかなどを確認します。

　少数例ではありますが，積極的支援の2例，動機づけ支援の1例に，内科的事故としてクモ膜下出血，脳梗塞発症の報告がありました。3症例とも運動との関連は不明ですが，検査項目や喫煙歴，家族歴など各個人の対象者背景を十分把握し，支援途中での行動目標変更，修正を随時検討すべきと考えられます。

　特定保健指導時の運動指導では，ウォーキングや速歩など3〜4メッツの低強度を推奨することが多いですが，低頻度ではあるものの事故が起きることがわかりました。しかしながら，多くの場合は支援継続可能であり，対象者に合った運動目標を設定し，安全に運動指導をすること，そのうえで運動を実施してもらうことが重要です。

❸ 運動時の傷病発生に関する報告（厚生労働省研究班報告）

　救命救急センターへ搬送された重症例で，運動関連事例を検証した報告では，50歳代以降の男性に多く分布していること，明らかな生活習慣病を有さない場合にも心肺停止例の報告があることがわかりました。心血管事故例の報告は少ないですが，生命にかかわるため日常のBLS（Basic Life Support：一次救命処置）・AED（Automated External Defibrillator：自動体外式除細動器）に関するトレーニングが重要です。また，対象者に合った運動指導を提供するために，対象者背景を十分に理解し，前述の保健指導における運動指導の可否に沿って判断しておきます。

2 保健指導における運動指導の可否・留意事項（図表5－19）

　保健指導において，運動指導を実施するにあたり対象者のリスク把握と層別化が必要です。厚生労働省より発表されている「健康づくりのための身体活動基準2013」，そのなかの「保健指導の一環としての運動指導の可否を判断する際の留意事項」（p.15～）を参考にされるとよいでしょう。留意事項では対象者を，特定健診項目の血糖，血圧，脂質が保健指導判定値内であるか，保健指導判定値は超えるが受診勧奨は要しない値であるか，検査や治療がすぐに必要な受診勧奨対象者なのか，3つに分けて運動指導の可否を判定しています。

(1) 血糖，血圧，脂質が保健指導判定値内の対象者

　　健康づくりのため積極的に身体活動（生活活動・運動）に取り組むことを推奨し，対象者には運動開始前に毎回セルフチェックを各自で活用することを勧めます。

(2) 血糖高値，血圧高値，脂質異常を認めるが，受診勧奨を要しない対象者（生活習慣病予備群）

　　保健指導の一環として運動指導実施を検討します。

　① 対象者が医療機関に受診している場合は，主治医に身体活動を実施する際の注意点や強度について確認するよう説明します。

　② 対象者が医療機関に受診していない場合は，身体活動のリスクに関するスクリーニングシートに回答してもらい，身体活動に伴うリスクを把握します。

　　　項目が1つでもあてはまる場合は，身体活動により得られる効果より身体活動に伴うリスクが上回る可能性があることを対象者に説明し，積極的に身体活動に取り組む前に医療機関を受診するよう促します。

　③ 上記スクリーニングシートに1つも該当しない場合は，運動開始前のセルフチェックリストについて説明し，対象者が十分理解したこと，体調の自己管理ができることを確認のうえ，運動指導の実施決定とします。

(3) 血糖，血圧，脂質のうち2つ以上の危険因子が重複しているか，糖尿病，高血圧症，脂質異常症について検査や治療がすぐに必要とされる対象者（受診勧奨）

　　医療機関において診療の一環として運動療法指導（運動処方）を受けてから運動指導の実施を検討します。

　　医療機関受診後に主治医に運動療法が望ましいと判断された場合は，主治医に身体活動を実施する際の注意点や強度について確認をするよう説明します。

　(1)～(3)いずれの対象者においても，メールや電話支援時に初回運動内容と比較して運動強度が高くなりすぎていないか，頻度が高すぎないか，運動時の症状はな

いか等を確認し，指導を行うスタッフ間で情報共有し，対象者の状況に応じて支援を実施していくことが大切です。

図表5-19 生活習慣病予備群（保健指導レベル）の対象者に対して保健指導の一環としての運動指導の可否を判断する際の考え方

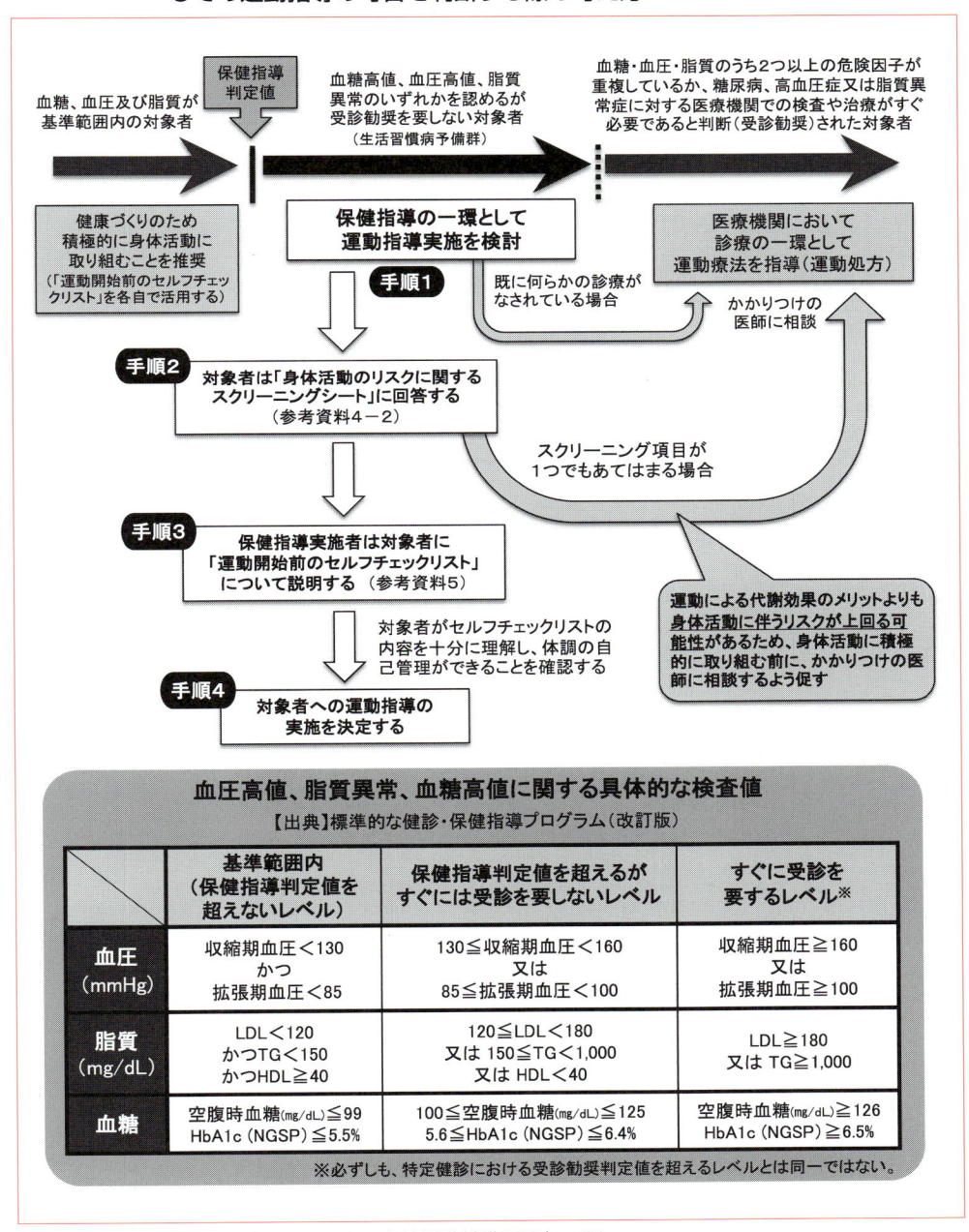

血糖、血圧及び脂質が基準範囲内の対象者 → 血糖高値、血圧高値、脂質異常のいずれかを認めるが受診勧奨を要しない対象者（生活習慣病予備群） → 血糖・血圧・脂質のうち2つ以上の危険因子が重複しているか、糖尿病、高血圧症又は脂質異常症に対する医療機関での検査や治療がすぐ必要であると判断（受診勧奨）された対象者

保健指導判定値

健康づくりのため積極的に身体活動に取り組むことを推奨（「運動開始前のセルフチェックリスト」を各自で活用する）

保健指導の一環として運動指導実施を検討
手順1

既に何らかの診療がなされている場合 → 医療機関において診療の一環として運動療法を指導（運動処方）
かかりつけの医師に相談

手順2 対象者は「身体活動のリスクに関するスクリーニングシート」に回答する（参考資料4-2）

スクリーニング項目が1つでもあてはまる場合

手順3 保健指導実施者は対象者に「運動開始前のセルフチェックリスト」について説明する（参考資料5）

対象者がセルフチェックリストの内容を十分に理解し、体調の自己管理ができることを確認する

運動による代謝効果のメリットよりも身体活動に伴うリスクが上回る可能性があるため、身体活動に積極的に取り組む前に、かかりつけの医師に相談するよう促す

手順4 対象者への運動指導の実施を決定する

血圧高値、脂質異常、血糖高値に関する具体的な検査値
【出典】標準的な健診・保健指導プログラム（改訂版）

	基準範囲内 （保健指導判定値を超えないレベル）	保健指導判定値を超えるがすぐには受診を要しないレベル	すぐに受診を要するレベル※
血圧 (mmHg)	収縮期血圧＜130 かつ 拡張期血圧＜85	130≦収縮期血圧＜160 又は 85≦拡張期血圧＜100	収縮期血圧≧160 又は 拡張期血圧≧100
脂質 (mg/dL)	LDL＜120 かつTG＜150 かつHDL≧40	120≦LDL＜180 又は150≦TG＜1,000 又はHDL＜40	LDL≧180 又はTG≧1,000
血糖	空腹時血糖(mg/dL)≦99 HbA1c (NGSP)≦5.5%	100≦空腹時血糖(mg/dL)≦125 5.6≦HbA1c (NGSP)≦6.4%	空腹時血糖(mg/dL)≧126 HbA1c (NGSP)≧6.5%

※必ずしも、特定健診における受診勧奨判定値を超えるレベルとは同一ではない。

出典　厚生労働省「健康づくりのための身体活動基準2013」p.54

図表5-20　身体活動のリスクに関するスクリーニングシート

保健指導の一環として身体活動（生活活動・運動）に積極的に取り組むことを検討する際には、このスクリーニングシートを活用してください。

	チェック項目	回答	
1	医師から心臓に問題があると言われたことがありますか？ （心電図検査で「異常がある」と言われたことがある場合も含みます）	はい	いいえ
2	運動をすると息切れしたり、胸部に痛みを感じたりしますか？	はい	いいえ
3	体を動かしていない時に胸部の痛みを感じたり、脈の不整を感じたりすることがありますか？	はい	いいえ
4	「たちくらみ」や「めまい」がしたり、意識を失ったことがありますか？	はい	いいえ
5	家族に原因不明で突然亡くなった人がいますか？	はい	いいえ
6	医師から足腰に障害があると言われたことがありますか？ （脊柱管狭窄症や変形性膝関節症などと診断されたことがある場合も含みます）	はい	いいえ
7	運動をすると、足腰の痛みが悪化しますか？	はい	いいえ

【参考】Physical Activitiy Readiness Questionaire (PAR-Q)

「はい」と答えた項目が1つでもあった場合は、身体活動による代謝効果のメリットよりも**身体活動に伴うリスクが上回る可能性があります。**身体活動に積極的に取り組む前に、医師に相談してください。

すべて「いいえ」であった場合は、参考資料5に例示する「運動開始前のセルフチェックリスト」を確認した上で、健康づくりのための身体活動（特に運動）に取り組みましょう。

＿＿＿年＿＿＿月＿＿＿日

説明担当者 氏名：＿＿＿＿＿＿＿＿　　実践者 氏名：＿＿＿＿＿＿＿＿
（保健指導実施者）　　　　　　　　　　（保健指導対象者）

※ここでは、血糖・血圧・脂質のいずれかについて保健指導判定値以上（HDLコレステロールの場合は保健指導判定値以下）であるが受診勧奨は要しない状態の人について活用することを主に想定していますが、こうしたリスクは健診で見出されないこともあるため、健診結果に問題がない人であっても積極的に活用することが望まれます。
なお、保健指導判定値等については、参考資料4-1や「標準的な健診・保健指導プログラム（改訂版）」を参照してください。
（注）健診結果を踏まえ、すぐに医療機関を受診する必要があると指摘された場合は、かかりつけの医師のもとで、食事や身体活動等に関する生活習慣の改善に取り組みつつ、必要に応じて薬物療法を受ける必要があります。

出典　図表5-19と同じ，p.55

3　身体活動を安全に取り組むための留意事項

　運動実施時には，当日の体調，天候，服装・靴などの確認と併せ，定期的な救急研修，救急搬送ルートの確認，スタッフ間の連絡体制が大変重要です。

　「健康づくりのための身体活動基準2013」，そのなかの「身体活動に安全に取り組むための留意事項」（p.17〜）を確認しておく必要があります。また，研究班で作成した「事例から学ぶ運動指導の安全対策リーフレット」も参考になります。

❶　服装，靴

　動きやすく体温調整がしやすい服装を選びます。また，靴はつま先に十分余裕があり，窮屈でなく，クッション性が高いもの，底は柔軟性があるものがお勧めです。

　通勤時に歩く目標を立てるときには，衣服のしめつけは緩めることができるのか，上着の着脱のしやすさ，歩きやすい靴かを確認することを対象者に伝えておきます。

❷　準備・整理体操の指導，実施

　準備体操は運動による傷害や心血管事故等の発生予防になるため，主運動時間の10〜15％の時間をかけて実施することが望ましいとされています。特に身体活動増加ではなく，運動目標を立てた対象者には，十分に説明し理解したことを確認します。

❸　運動強度

　運動目標はウォーキングや速歩などの3〜4メッツの計画が多く立てられますが，生活習慣病罹患者の場合は，3メッツからの開始が望ましいとされています。強度が高すぎる運動は，過度な血圧上昇や不整脈の悪化，低血糖，血糖値の上昇，変形性関節症の悪化，眼底出血を招き，ほかにも心不全，大動脈解離，脳卒中等の生命にかかわる心血管事故を引き起こすリスクがあるからです。そのため，心疾患や脳血管疾患，腎疾患など原疾患・治療歴がある対象者では十分な注意が必要です。

　また，初回保健指導時でも，保健指導期間中でも，6メッツ以上の高強度の運動を希望する場合には，主治医や健康スポーツ医，スポーツドクターなど医師のアドバイスを求めることを説明し理解を確認します。

❹　正しいフォームの指導

　ウォーキングや筋力トレーニングでは運動時のフォームにより傷害を引き起こすことがあるため，保健指導開始時や指導継続中に関節症状がないか確認をし，症状がある場合は運動強度とフォームの修正をします。たとえば関節症状がある

ときは，運動強度を下方修正あるいは中止し，食事中心の目標にすることで保健指導継続を促します。

❺ 運動開始時，運動中の体調管理
　ⅰ すべての対象者について以下を確認します。
　　・顔色は悪くないか，睡眠不足，体調不調はないか
　　・食事は食べてきているか
　　・飲酒していないか
　　・直前に喫煙していないか
　　・血圧や心拍はいつもより高くないか
　　・関節痛はないか
　　等の体調確認をし，心配があれば運動強度を下方修正するか中止をします。
　ⅱ 生活習慣病に罹患している場合はさらに運動当日に以下の項目を確認します。
　　・主治医指示どおりの内服をしているか
　　・主治医からの運動制限内の運動であるか
　指導者がいなくても対象者自身が安全に運動実施ができるよう，事前に運動開始前のセルフチェックリストの活用を説明しておきます。
　また，水分は喉が渇く前にこまめにとるように，運動中には無理をしないこと，何か異常を感じたらすぐに運動を中止し周囲に助けを求めることも指導者から伝えておきます。早朝や夜間に運動を実施する場合は，周囲に人がいない状況が多く救急処置が遅れることもあるため，いつ，どこで運動実施するという目標計画も支援時に配慮したいものです。

❻ 天候
　室外の運動であれば，帽子を着用し直射日光を避けることが重要です。
　室内外にかかわらず，体調が悪いときは運動を中止する，運動実施時には水分摂取をこまめに心がける，暑さに対応するために季節の変わりめの運動実施は短時間から開始するようアドバイスします。
　また，熱中症警報（温度だけでなく，湿度も関連）などを活用することを伝えます。

❼ 定期的な救急研修，救急搬送ルート，スタッフ間の連絡体制
　定期的な救急研修はもちろん大事ですが，シミュレーション研修がとても重要です。傷病者に処置をする場合，何が必要で，どこにあるのか，どこに連絡すべきか，ほかの参加者への声かけはどうするか，いつ救急車を呼ぶのか，など施設ごとに対応をスタッフ全員で協議しておく必要があります。

図表5−21 運動開始前のセルフチェックリスト

健康づくりのための運動に取り組むときには、体調の確認が大切です。
自分でチェックする習慣をつけましょう。

	チェック項目	回答	
1	足腰の痛みが強い	はい	いいえ
2	熱がある	はい	いいえ
3	体がだるい	はい	いいえ
4	吐き気がある、気分が悪い	はい	いいえ
5	頭痛やめまいがする	はい	いいえ
6	耳鳴りがする	はい	いいえ
7	過労気味で体調が悪い	はい	いいえ
8	睡眠不足で体調が悪い	はい	いいえ
9	食欲がない	はい	いいえ
10	二日酔いで体調が悪い	はい	いいえ
11	下痢や便秘をして腹痛がある	はい	いいえ
12	少し動いただけで息切れや動悸がする	はい	いいえ
13	咳やたんが出て、風邪気味である	はい	いいえ
14	胸が痛い	はい	いいえ
15	（夏季）熱中症警報が出ている	はい	いいえ

昭和63年度 日本体育協会「スポーツ行事の安全管理に関する研究」より引用改変

運動を始める前に一つでも「はい」があったら、今日の運動は中止してください。

すべて「いいえ」であれば、無理のない範囲で※ 運動に取り組みましょう。

（注）このセルフチェックリストでは、分かりやすくするために「運動」としていますが、生活活動（運動以外の身体活動）の場合も、強度が強い場合は同様の注意が必要になります。

※運動中に「きつい」と感じる場合は、運動強度が強すぎるかもしれません。適切な運動強度を知るためにも、自分で脈拍数を確認する習慣をつけましょう。
　（例）　あなたが40〜50歳代で脈拍数が145拍/分以上になるようなら、その運動は強すぎる可能性があります。
※無理は禁物です。運動中に「異常かな」と感じたら、運動を中止し、周囲に助けを求めましょう。

_____年___月___日

説明担当者 氏名：_____
（保健指導実施者）

実践者 氏名：_____
（保健指導対象者）

出典　図表5−19と同じ，p.56

4　救急発生時の対応について

　特定保健指導における運動指導中に傷病発生が起きる場合は少ないと考えられますが，事前に準備をしておくことは非常に重要です。また，傷病発生後になぜ起きたのか，防ぐことはできたのかなど検証すること，その結果を通常の救急トレーニングに反映していくことが重要です。

❶　傷病者の安全確保

　傷病者を動かせる状況であれば，平坦で処置ができる場所へ動かします。人手がなく，傷病者の状態を判断しかねる場合はその場でできる処置を実施します（屋外で指導している場合は木陰への移動がお勧めです）

❷　人手を集める

　傷病者の簡単な状況把握（意識の有無）をしながら，救急車・AEDが必要であればすぐに手配します。それと合わせて，傷病者がいる場所に複数の人手を集めます。

❸　救急処置対応

　傷病者の状況を把握，その場でできる救急処置を実施し救急隊を待ちます。

　意識がない場合，呼吸が正常でない場合（死戦期呼吸）では，迅速に心肺蘇生を開始します。心肺蘇生法については2010指針よりA（Airway）→B（Breathing）→C（Compression）からC→A→Bに変更されています。人工呼吸をためらうのではなく，心臓マッサージの開始，AED到着とともにAEDを装着することが大変重要です。

　また，傷病者が出血をしている場合は手袋やビニール袋を使い，無用な感染症のリスクを避けます。

❹　救急対応記録，救急，ヒヤリハット事例の事後検証

　傷病者の当日の体調確認，運動実施内容，救急時の症状や対応を記録しておきます。

　記録をすることは，指導者を責めるためではなく，今後の傷病発生予防の検証に活かして指導者間の安全管理体制を高めることにつながります。体調確認はしていたか，服薬確認はしていたか，コミュニケーションは十分だったか，言葉での確認だけでなく顔色など非言語的な感覚も重要です。確認ができなかったことを責めるのではなく，なぜ確認できなかったのか（時間がなかった，人手が足りなかった等），原因がわかれば改善点がみえてきます。

❺　救急物品，搬送ルート，連絡経路の確認

　特定保健指導における運動指導では，会場ごとにAEDや電話の場所，救急搬送ルートを確認しておくと指導者も安心です。

第 **6** 章

第 1 期の取り組み事例から学ぶ

1 市町村国保での効果的な取り組み
2 職域での効果的な取り組み
3 特定健診・特定保健指導の裏側で見えたもの
　　──国保連での効果的な取り組み
4 市町村における衛生部門と国保部門が連携した取り組み

1 市町村国保での効果的な取り組み

1 市町村国保にとっての特定健診・特定保健指導の意義

第2期計画を進めるうえで大切なこと

　特定健診・特定保健指導が平成20年度から，新たな健診制度としてスタートし，5年が経過しました。メタボリックシンドローム（以下，メタボ）という言葉をほとんどの国民が認知するに至り，肥満を解消するための情報やビジネスも以前に比べ散見されるようになりました。

　この健診制度の第1期は，必須検査項目として「ウエスト周囲長の測定」が取り入れられたことや，内臓脂肪蓄積に加えてリスク集積のある者を優先的な保健指導対象にすることなど，これまでとは異なる新たな健診項目や保健指導対象者の選定方法などの，いわゆる「健診，保健指導のやり方」に注目が集まり，重視されてきたように思います。しかし，最も重要なことは，なぜこの新たな「やり方」を取り入れる必要があったか，新たな制度で求められていたことはどのようなことであったかを理解することが重要であり，特に市町村の行政施策として第2期特定健診・保健指導を進めるためには何より大切な点ではないかと思います。

「老人保健法」から「高齢者の医療の確保に関する法律」への意味

　これまで市町村で実施してきた健診事業は，老人保健法に基づく基本健康診査として，市町村長がその実施主体と位置づけられたものでした。特定健診制度の根拠になっている法律は「高齢者の医療の確保に関する法律」（以下，高齢者医療確保法）ですが，この法律は「老人保健法」が全部改正されることにより施行されました。新たな高齢者医療確保法は医療保険者，つまり国民健康保険が実施主体です。国民

健康保険の長は市町村長であるため，一部の市町村では特定健診がスタートしても，健診事業の運営方法はあまり変えず，新たな健診項目に健診内容を変更して既存の基本健康診査の延長線上で，健診，保健指導を実施している市町村も少なくないと思います。

老人保健法の目的の1つが「国民の老後における健康の保持」であったのに対し，高齢者医療確保法では「医療費の適正化の推進（そのための医療保険者による健康診査等の措置），高齢者の医療について，国民の共同連帯の理念等に基づく費用負担の調整」が目的に掲げられています。つまり，健診の目的が健康の保持という個人や市町村の努力目標から，国民皆保険制度を堅持するための医療費適正化の1つの手段として，医療保険者に課せられた実施義務へと大きく変化しています（**図表6**

図表6-1　内臓脂肪型肥満に着目した生活習慣病予防のための健診・保健指導の基本的な考え方について

	かつての健診・保健指導		現在の健診・保健指導
健診・保健指導の関係	健診に付加した保健指導	最新の科学的知識と，課題抽出のための分析	内臓脂肪型肥満に着目した生活習慣病予防のための保健指導を必要とする者を抽出する健診
特徴	プロセス（過程）重視の保健指導		結果を出す保健指導
目的	個別疾患の早期発見・早期治療		内臓脂肪型肥満に着目した早期介入・行動変容 リスクの重複がある対象者に対し，医師，保健師，管理栄養士等が早期に介入し，行動変容につながる保健指導を行う
内容	健診結果の伝達，理想的な生活習慣にかかる一般的な情報提供		自己選択と行動変容 対象者が代謝等の身体のメカニズムと生活習慣との関係を理解し，生活習慣の改善を自らが選択し，行動変容につなげる
保健指導の対象者	健診結果で「要指導」と指摘され，健康教育等の保健事業に参加した者		健診受診者全員に対し，必要度に応じ，階層化された保健指導を提供 リスクに基づく優先順位をつけ，保健指導の必要性に応じて「情報提供」「動機づけ支援」「積極的支援」を行う
方法	一時点の健診結果のみに基づく保健指導 画一的な保健指導		健診結果の経年変化および将来予測を踏まえた保健指導 データ分析等を通じて集団としての健康課題を設定し，目標に沿った保健指導を計画的に実施 個々人の健診結果を読み解くとともに，ライフスタイルを考慮した保健指導
評価	アウトプット（事業実施量）評価 実施回数や参加人数	行動変容を促す手法	アウトカム（結果）評価 糖尿病等の有病者・予備群の25％減少
実施主体	市町村		医療保険者

出典　厚生労働省健康局「標準的な健診・保健指導プログラム【改訂版】」平成25年4月，p.13

―1）。

「医療費適正化」とはどういうことか

　医療費適正化とは必要な医療費の削減とは異なります。生活習慣病などの予防が可能な疾病については本来，予防によって医療費は不要であるとの考え方から，医療保険者が生活習慣病を予防する措置を講じることで，発症や重症化による医療費の増大を防ぐという考え方です。脳卒中や心筋梗塞は，発症して入院すると1か月当たり300万円以上の医療費を要します。高血圧をうまく管理できれば，服薬していても1か月1万円程度の医療費にとどまります。さらに，生活習慣の改善によって血圧をコントロールできれば，定期的な通院を要したとしてもさらに費用は下がります（※費用額は尼崎市国民健康保険レセプト調べから）。これら医療費は，国民健康保険に加入している被保険者の保険料だけでは賄えず，国や県からの調整交付金や市町村の一般財源（いずれも国保加入者以外の分も含めた税金）で賄われ，医療給付費が増大すれば，国民全体の負担も増えますが，逆に減少させることができれば全体の負担も減ることになります。

　健診，保健指導はこれまでの「健康の保持」という努力目標から，「具体的な医療費適正化につながる措置」へと位置づけが変化しました。全国的に超高齢化が進み，1人当たりの医療給付費が増大するなど国保財政が逼迫した状態にある医療保険者が多いなか，特定健診，特定保健指導に期待された役割は非常に大きいものと考えられます。

　第2期国保特定健診等実施計画がスタートした現段階において，改めて各市町村における健診事業の目的や目指すべき成果を保健衛生部門，国保部門が一緒になって協議することが，効果的な特定健診・特定保健指導を実施する近道につながります。

2　国保実施型，衛生実施型それぞれの効果的な取り組みと連携

　一方，保健衛生部門においても平成25年度から市町村の健康づくり施策の指針となる国の「21世紀における国民健康づくり運動（健康日本21）」の第2次が新たに始まりました。この「健康日本21（第2次）」で達成すべき目標の1つとして「健康寿命の延伸」が掲げられており，生活習慣病の発症予防，重症化予防を重点的に取り組むことが求められています。これはまさに特定健診，特定保健指導が取り組む方向と一致していることから，保健衛生部門と国保部門が連携して取り組めば成

果は互いに享受できることになります。

　保健衛生部門と国保部門の連携方法は，市町村ごとに合理的に調整されているものと思われますが，特定健診，特定保健指導を進めるうえで，求められる成果を達成するためにいくつか大切なことがあります。

国保の医療費適正化を目指すことが皆の共通課題!!

　特定健診，特定保健指導は国保に実施義務がある事業です。それは健診を行うことが目的ではなく，健診，保健指導によって，生活習慣病の発症や重症化を予防し，最終的に医療費適正化を目指すことが目的だからです。成果を上げるためには，「予防可能な疾病のうち，一番医療費がかかっているのはどのような疾病なのか？」「どのような処置が必要となる疾病なのか？」をまず明らかにすることが重要です。そのうえで，どのような疾病を予防のターゲットにするか，健診結果から，その予備軍はどれくらいいるのかなどについて保健師や管理栄養士だけではなく，国保の事務職も一緒に共通認識をもつことが重要です（**図表6-2**）。市町村によっては「健診は保健衛生が担当，支払いは国保が担当」と事業分担によって合理的な運用をしていると聞きます。うまく回っているときはこれでもよいでしょうが，医療費適正化に向けて皆で知恵を出し合うことでより大きな成果につながることがあります。

　兵庫県尼崎市では，国保担当職員にも被保険者の健康実態や疾病発症のメカニズ

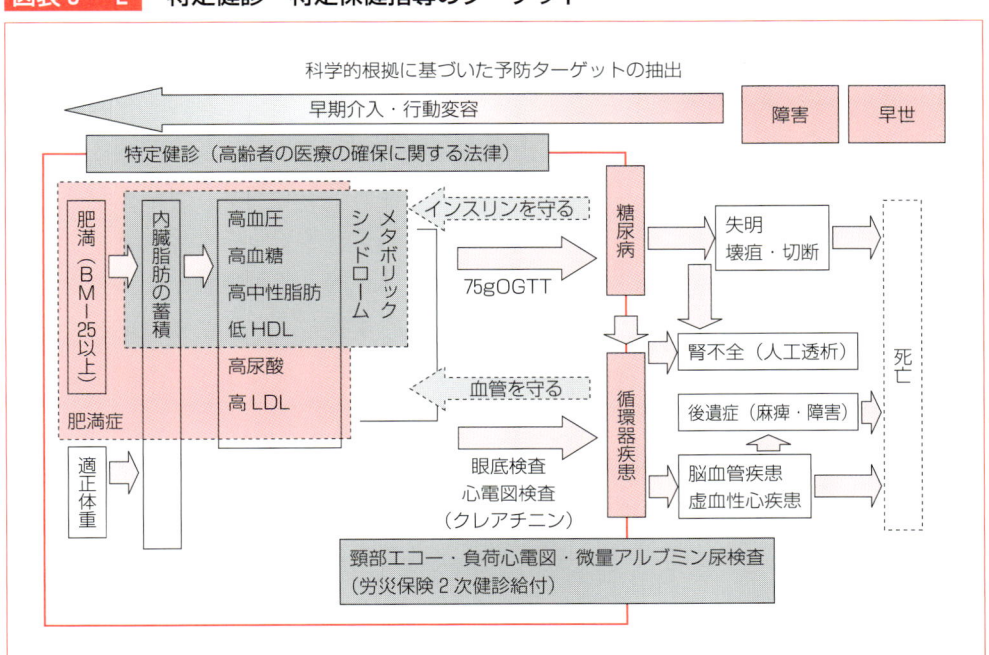

図表6-2　特定健診・特定保健指導のターゲット

ムを知ってもらい，医療費適正化に向けた特定健診，特定保健指導の可能性を伝えています。国保保険料の決定通知書に健診の案内を同封したり，保険料収納時に健診受診の案内をお願いしたりと，特定健診以外の業務でも「国保のための」健診案内を行っています。

皆で共有しよう，なぜ受診率を上げるのか？　の意味

　特定健診の受診率によって，医療保険者に支払い義務のある「後期高齢者支援金」の額の加算または減算措置が講じられる制度（高齢者医療確保法第120条）となっていることや市町村国保の属する都道府県国保担当課から特定健診受診率の状況について問われること，これらを背景に市町村議会からも受診率向上を求められることなどから，市町村国保において受診率の達成は最大の目標となっていることと思います。市町村によっては，健診受診者のなかから抽選で旅行をプレゼントしたり，現金を渡したりするなどの方法で健診受診を呼びかけている市町村の話を聞いたことがあります。しかし，なぜ受診率を上げる必要があるのか，本当の目的は何でしょうか。

　尼崎市では特定健診がスタートする2年前の国保被保険者の健診受診率は19％でした。特定健診制度の開始に向け2年間かけて受診率向上対策に取り組んだところ，2008（平成20）年は42.3％まで上昇しました。つまり，健診受診者の6割がこれまで健診を受けたことがなかった新規の受診者でした。この，受診率向上は何をもたらしたか？　健診結果を見ると，新規に健診を受診した人に収縮期血圧200mmHgを超える人，HbA1cが10％超える人など，重症者が多数見つかりました（**図表6－3**）。このまま放置すると，脳血管疾患や心筋梗塞などを発症する恐れが極めて高い人たちです。

　尼崎市では，集団健診受診者は全員保健指導の対象にしており，重症者も同様です。重症者には健診結果をもとに，身体や血管に起こっていることをイメージしてもらえるよう伝えます。また，今後どのようなことが起こる可能性があるのかについても話し，医療機関受診を選択してもらえるよう支援します。必要に応じて継続保健指導も行い，生活習慣改善の支援も行います。翌年，健診結果で改善を確認します。

　健診受診率の向上は簡単ではありません。特に医療機関の多い都市部では「何かあったら病院に行くから健診は必要ない」と，健診を敬遠されがちです。しかし，ターゲットにしている脳卒中や心筋梗塞などは発症前の自覚症状は乏しく，200mmHgを超える収縮期血圧も常態化すると自覚症状を感じません。市町村国保の被保険者には潜在的な重症者が存在する可能性が高いのです。このような重症者に

図表6-3　高血圧の改善──平成20年度までの高血圧者の状況

年度	受診総数	至適血圧 (120未満/80未満)		正常 (120~129/80~84)		正常高値 (130~139/85~89)		Ⅰ度（軽症）高血圧 (140~159/90~99)		Ⅱ度（中等症）高血圧 (160~179/100~109)		Ⅲ度（重症）高血圧 (180以上/110以上)	
		数	割合	数	割合	数	割合	数	割合	数	割合	数	割合
平成18年度	16,712	4,255	25%	3,196	19%	2,938	18%	4,591	27%	1,395	8%	337	2%
		44%				45%				10%			
平成19年度	16,483	4,326	26%	2,856	17%	2,885	18%	4,002	24%	1,794	11%	620	4%
		43%				42%				15%			
平成20年度	36,661	8,362	23%	6,692	18%	7,039	19%	10,134	28%	3,507	9.6%	927	2.5%
受診数前年度比 +20,178		41%				47%				12%			

重症が減り，軽症血圧者が増加

平成20年度の重症高血圧者927人の内訳
　初めて受診など　86%　｜　平成19年度に国保で保健指導した人　14%

出会い，保健指導をさせていただくために健診受診率を上げるのです。このことを担当者皆で共有しておくことが大切です。

なぜ保健指導をするうえでレセプトを見たいのか？

　レセプト（診療報酬明細書）にはたくさんの情報がつまっています。入院か通院による緊急度，重症度や治療先の医療機関名だけでなく，治療中の疾病の初診がいつ頃か，どのような順に疾病が重なり重症化しているか，どのような治療をしているか，さらには，どのような時間帯に受診しているかまで，対象者のたくさんの医療情報を得ることができます。

　健診結果にレセプト内容を合わせて対象者の身体状況を読み解くと，健診結果だけではわからなかった多くの情報を得ることができ，保健指導の準備も手厚くなりますし，対象者の理解も進みます。

　レセプトは本来，医療保険者に対する請求書で，請求内容に誤りがないか点検し，確実に支払うための根拠となる大切な書類です。レセプトに基づき審査や支払などの給付事務が行われており，国保事務の主役です。したがって，レセプトの利用について，目的や使用方法，使用時間など十分に国保職員と協議しておくことが重要です。尼崎市では特定健診等の実施部門が国保部門にあるため，レセプトについても比較的閲覧しやすい体制にありますが，まず国保事務を優先し，空いている時間に使わせてもらうことに留意しています。また重要な個人情報ですので，閲覧場所

や複写の制限など取り扱いにも配慮が必要です。

3　兵庫県尼崎市における第1期計画の取り組みと成果

　尼崎市国保では，特定健診，特定保健指導の目標を「国保被保険者の健康寿命の延伸，結果としての医療費適正化」とし，医療費が高額となる生活習慣病の重症化予防に重点を置き取り組みました。このことは，第1期国保特定健診等実施計画においても「対象者の緊急性，優先性を勘案して保健指導の対象を選定する」と謳い，特定保健指導の対象者だけでなく，重症者も含めて集団健診全員に対する保健指導の実施と，緊急性，優先性に併せて保健指導方法の選択を行い，保健指導介入を行

図表6－4　保健指導介入計画

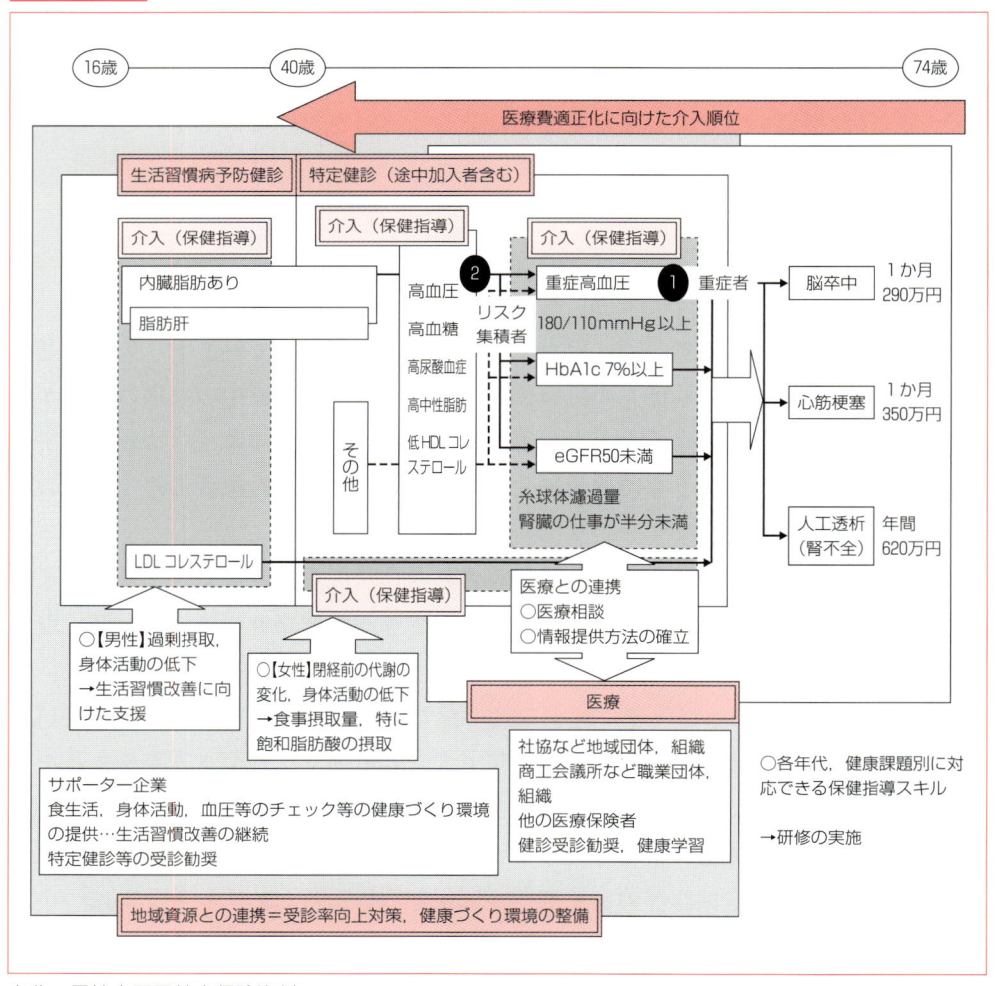

出典　尼崎市国民健康保険資料

図表6-5　重症者の改善状況

			平成20年度		平成23年度	
			人数	割合	人数	割合
高血圧症	Ⅲ度高血圧 （180/110以上）	総数	236	1.3%	26	0.1%
		（再）未治療者	167	0.9%	14	0.1%
	Ⅱ度高血圧 （160/100以上）	総数	1,086	6.1%	207	1.2%
		（再）未治療者	681	3.8%	101	0.6%
慢性腎臓病 （CKD）	eGFR50未満 または尿蛋白2＋以上	総数	659	3.7%	435	2.5%
糖尿病	HbA1c 7%以上	総数	575	3.2%	312	1.8%
		（再）未治療者	237	1.3%	49	0.3%
	（再） HbA1c 8%以上	総数	202	1.1%	67	0.4%
		（再）未治療者	86	0.5%	9	0.1%
脂質異常症	LDLコレステロール 180mg/dL以上	総数	942	5.3%	315	1.8%
		（再）未治療者	879	5.0%	293	1.7%

出典　「尼崎市国民健康保険特定健康診査等第2期計画」2013年4月

図表6-6　高額医療費を要した虚血性心疾患の件数比較と入院者数比較

	入院者数の推移（5月診療分レセプト）		高額医療費件数	
	平成19年度	平成23年度	平成19年度	平成23年度
虚血性心疾患	240	163	120	75

出典　図表6-5と同じ

いました（**図表6-4**）。

　第1期計画期間の成果としては，優先的に介入した重症者（Ⅲ度高血圧者およびHbA1c 8.4%（NGSP値））で，平成20年度該当者の9割が改善していました（**図表6-5**）。この対象者には地区担当保健師による原則年1回の家庭訪問を実施し，必要に応じた主治医連携として，コントロール不良に影響する生活習慣の状況や治療に対する本人の懸念内容などについて情報提供するなどの連携を行いました。

　重症者のデータ改善と併せて，虚血性心疾患による入院者数や高額医療費件数の減少も見られています（**図表6-6**）。

4　「保健指導」にこだわること

　これらの成果につながった要因としては，1つは受診率の向上ですが，もう1つ

は「保健指導」の徹底です。特定健診制度では，特定保健指導の対象者を抽出するために健診を実施する仕組みになっていることから，尼崎市では健診結果にかかわらず，集団健診の受診者はすべて保健指導の対象としているため，保健指導の実施率は90％程度となっています。

保健指導をするうえで求められることとして，厚生労働省「標準的な健診・保健指導プログラム【改訂版】」では，「生活習慣病と糖や脂質など代謝のメカニズム，さらに生活習慣との関係を結びつけて説明する力」と示されています。したがって，保健指導では生活習慣の改善方法を示すことよりもまず，健診結果からどのような代謝異常が起こっていると考えられるか，血管内皮細胞にどのようなダメージが生じていると考えられるか，具体的なイメージが湧くよう伝えています。自分の身体がこのままでは困る，このまま放っておくのは損であると実感すれば，おのずと対象者自身が動脈硬化リスクに関係する生活習慣を探り出します。対象者が探り当てた生活習慣とリスクの関係について，科学的根拠をもとに整理したり，改善が継続しやすい方法を一緒に考えたりしています。また，継続的な健診受診者は健診結果データが増え，動脈硬化リスクと代謝異常の変化がわかりやすくなったり，経年変化と生活習慣との関係が明らかになったりなど，保健指導のための情報が増え，対象者の身体の変化について健診結果から読み解きやすくなります。

保健指導を実施するうえでは，健診結果を読み解く技術が何よりも重要であり，尼崎市ではOJTはもとより，月に1～2回，事例検討を実施しています。

5　市町村国保における第2期に向けた課題
――より大きな成果に向けて

尼崎市では第1期計画期間において，予備軍である正常高値血圧やⅠ度高血圧症，HbA1c 5.6～6.4％，LDLコレステロール140～180mg/dL，またはこれらのリスク集積者の出現割合が平成20年度と比べてわずかな減少にとどまりました。予備軍の対象者数と，保健指導従事者のマンパワー，緊急かつ優先的に保健指導介入が必要な対象者数などを勘案して，より効果の上がる保健指導方法を考える必要がありますが，インスリン抵抗性のある人や腎機能低下者のうちの肥満者など，保健指導効果が期待できる対象者に対する継続的な学習会の実施を模索しています。

また，40歳になる前からの生活習慣を見直してもらう機会がつくれるよう，市独自に実施している11歳・14歳対象の健診・保健指導や教育委員会との連携によりスタートした幼小中学生に対する授業，PTAへの学習の機会提供についても継続していく予定にしています（**図表6－7**）。

市町村国保は，事業所などを退職後に加入する人も多く，国保加入前の医療保険

図表6-7　尼崎市国保における特定健康診査等第2期計画の考え方

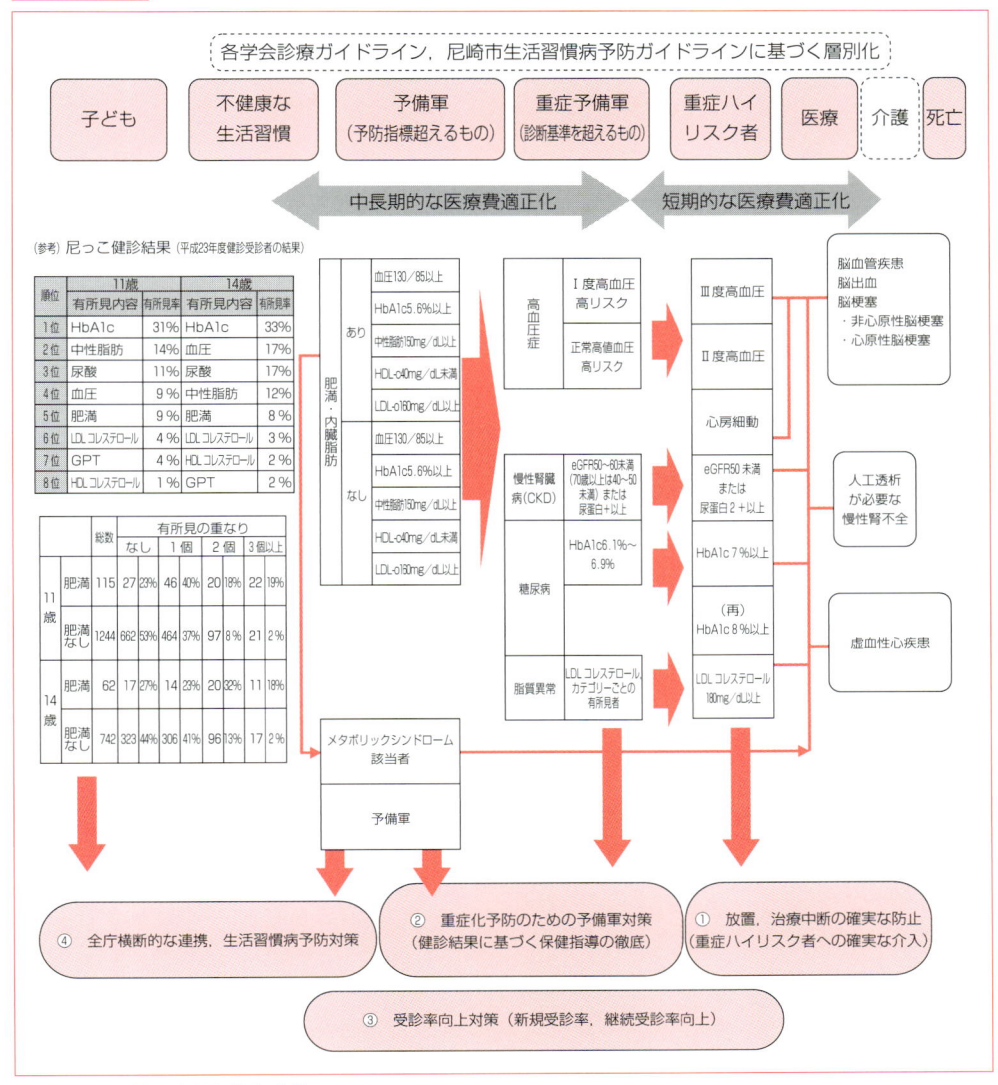

注　HbA1cはNGSP値とする。
出典　図表6-5と同じ

　加入中に生活習慣病を発症または重症化した状態で国保に加入してくるケースがみられます。また，家族が全員，同じ医療保険である場合は少なく，国保だけを対象に対策を講じるだけでは十分効果が出ないことが推測されます。
　このようなことから，より大きな成果に向けて，今後は医療保険者を越えて連携しながら，協働で健康寿命の延伸を目指した生活習慣病予防対策の展開が各市町村で必要です。特定健診・特定保健指導を軸にすべてのライフステージを網羅したより積極的な生活習慣病の予防対策の仕組みづくりを，保健衛生部門，国保部門が連携して進めることが望まれます。

2 職域での効果的な取り組み

1 なぜ効果的な取り組みが可能であったのか

　第1期特定健診・特定保健指導において，日立健康管理センタが工夫した保健支援プログラムのポイントは以下のとおりです。

❶忙しく働く人がやってみようかなと"やる気"になっていただけるプログラムであること
❷生活を"見える化"することで，本人に効果的な"気づき"をもたらさせること
❸生活習慣改善行為を"習慣化"にまで昇華させること
❹"ヘルスリテラシー"を高める仕掛けであること（リテラシー：情報を理解・整理・活用する力）
❺小さな目標を設定することで，"首尾一貫感覚""自己効力感"を育むこと
❻がんばらない，がしかし，簡単にはあきらめないを約束させること
❼サポート側もクライアントと一緒に成長するプログラムであること（感動と成長の相互作用）

　さて，効果的な取り組みが可能となるための要件は，人財が第一です。予防医学を理解して，情熱をもってプログラムに取り組むという覚悟をもった『ひと』がいること，そのような多くの人財を育成することに尽きると思います。仮にこんなプログラムが本当にうまくいくのかなと懐疑的に取り組んでいるような段階では決して持続した事業にはなり得ません。

　職域で効果的な取り組みができたのは，何より健康寿命を損なう本流には，内臓脂肪の蓄積が上流にあり，それを個々人で解消することで，人々の健康寿命を延伸させるという確固たる信念と，行動力をもった仲間が数多く現場にいたからにほかなりません。そして，健康保険組合のバックアップも欠かせません。健保の理解とやる気が，第1期特定保健指導成否の肝でしたし，今後ともそうあり続けるでしょ

う。さらに，職域産業保健というくくりも活動を支える屋台骨でした。産業医，産業保健師，産業看護師，管理栄養士，衛生担当者などの職種がチームで動く機能が功を奏しました。

次に『もの』ですが，スマートフォンをはじめ，携帯電話やパソコンのメールを活用できたことで，より多くのクライアントに，いつでも，どこにいても支援可能になったことが大きい要素です。

また，サーバーにデータを集積し，そのデータを解析しわかりやすく提示するなど，システム作成のための『費用』については，保険者が負担するという仕掛けであったことが，今回実行可能なプログラムたり得た大きな要因でした。

2　インターネットを介した特定保健指導の結果の検証

私たちが取り組んだインターネットを介した内臓脂肪撃退プログラムとその結果を簡単に紹介します。プログラムの評価のため開始より6か月後に特定健康診査と全く同じ検査（評価時健診）を実施しているので，その結果も合わせて提示します。

対象は2008（平成20）年11月～2012（平成24）年3月末までに特定健診で積極的支援対象者となった35～59歳の従業員のうち，本人希望により当施設での体重減量プログラムを受けた男性1272名です。方法は以下のとおりです。

①健診当日に減量プログラムの参加の意志を確認（健診当日に結果判定を速やかに行う）
②参加承諾した方は8名一組の減量教室を健診当日に受講（施設を退出する前に連絡する）
③翌日から毎日朝晩2回の体重記録などを，携帯電話やパソコンからサーバーに各自が入力，減量開始
④10日おきに担当者がメールでサポート
⑤90日間は体重減量期，後半の90日は体重維持期

結果ですが，2012（平成24）年8月31日現在で，1125名の受講者が評価時健診を受けています（**図表6-8**）。

終了者の平均減量は4.5kg，減量率で6.0％という結果でした。開始前に減量目標を90kg未満の方は5％，90kg以上の方は7％としますが，全体の51.5％が目標体重をクリアし，目標達成者の平均減量は6.8kg（減量率8.8％）に及びました。残念ながら48.5％は目標体重に届きませんでしたが，それでも平均減量は1.9kg（減量率2.4％）でした。

特定健診時のメタボ該当者は，445名いましたが，6か月後の検査では127名と，

図表6-8 6か月後の評価時健診結果（特定健診と同じ内容）
（2012年8月31日現在）

		達成率	平均減量体重	減量率
終了者	1,125名	—	4.5kg	6.0%
目標達成者	655名	51.5%	6.8kg	8.8%
目標未達成者	470名	48.5%	1.9kg	2.4%

メタボ該当者の評価時健診結果

指導前：445名該当	➡	指導後：127名
メタボ解除率：71.5%		
メタボ解除　318名平均減量：5.4kg（7.0%減）		
メタボ非解除127名平均減量：3.0kg（3.5%減）		

図表6-9 当施設にて6か月積極的支援を受けた後2012年8月31日現在までに評価時健診を受診した1,125名

体重平均4.5kg減少（減量率6.0%）

N=1,125	指導前	指導後（評価時）	t検定
体重	78.7kg	73.9kg	＊＊＊p＜0.001
BMI	26.6	25.0	＊＊＊p＜0.001
腹囲	91.9cm	87.6cm	＊＊＊p＜0.001
空腹時血糖	106.4mg/dL	101.1mg/dL	＊＊＊p＜0.001
HbA1c	5.44%	5.32%	＊＊＊p＜0.001
中性脂肪	188.9mg/dL	148.4mg/dL	＊＊＊p＜0.001
HDLコレステロール	48.0mg/dL	53.6mg/dL	＊＊＊p＜0.001
収縮期血圧	124.2mmHg	120.9mmHg	＊＊＊p＜0.001
拡張期血圧	80.1mmHg	77.4mmHg	＊＊＊p＜0.001

図表6-10 メタボ解除者

N=318	指導前	指導後（評価時）	t検定
体重	78.04kg	72.59kg	＊＊＊p＜0.001
BMI	26.66	24.75	＊＊＊p＜0.001
腹囲	92.01cm	86.80cm	＊＊＊p＜0.001
空腹時血糖	112.2mg/dL	102.7mg/dL	＊＊＊p＜0.001
HbA1c	5.51%	5.35%	＊＊＊p＜0.001
中性脂肪	213.3mg/dL	143.9mg/dL	＊＊＊p＜0.001
HDLコレステロール	47.6mg/dL	53.8mg/dL	＊＊＊p＜0.001
収縮期血圧	129.6mmHg	122.5mmHg	＊＊＊p＜0.001
拡張期血圧	83.8mmHg	78.7mmHg	＊＊＊p＜0.001

図表6-11　メタボ非解除者

N=127	指導前	指導後（評価時）	t検定
体重	82.74kg	79.74kg	＊＊＊p＜0.001
BMI	28.03	26.98	＊＊＊p＜0.001
腹囲	95.48cm	93.24cm	＊＊＊p＜0.001
空腹時血糖	117.9mg/dL	114.5mg/dL	＊p＜0.05
HbA1c	5.72%	5.62%	＊＊p＜0.01
中性脂肪	239.3mg/dL	220.6mg/dL	
HDLコレステロール	45.1mg/dL	48.6mg/dL	＊＊＊p＜0.001
収縮期血圧	129.4mmHg	130.9mmHg	
拡張期血圧	84.4mmHg	85.0mmHg	

図表6-12　特定保健指導の減量効果　　　　　　　　　（n：1,125名）

減量効果
- 5％以上減量　51.5％
- 5％未満減量　36.9％
- 悪化※　11.6％

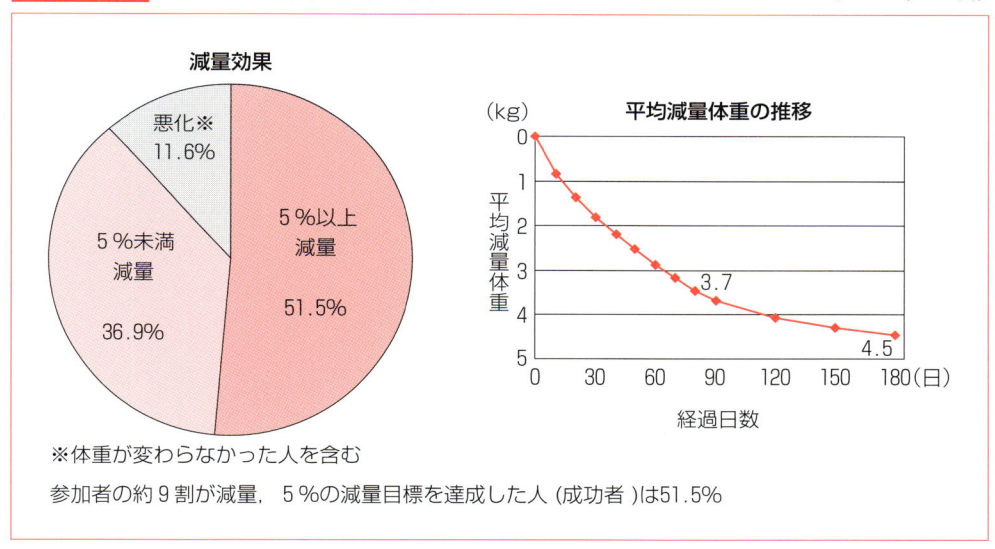

平均減量体重の推移
- 90日：3.7kg
- 180日：4.5kg

※体重が変わらなかった人を含む
参加者の約9割が減量，5％の減量目標を達成した人（成功者）は51.5％

　318名がメタボ解除となりました（メタボ解除率71.5％）。非常に面白いデータですが，メタボ解除者の平均減量は5.4kg（7.0％減）であったのに対し，残念ながら解除にならなかった人の平均減量は3.0kg（3.5％減）でした。このことより，きれいさっぱりとメタボ解除に至るためには，メタボ診断時の4％以上の減量が必要であると推定されました。

　全体のデータを見ると，特定健診項目のすべてが有意に改善していることがわかります（図表6-9）。

　さらにメタボ解除者と非解除者のデータを示します（図表6-10，6-11）。メタボ解除者318名のデータのすべてが有意に改善，メタボ解除には及ばなかった127名の指導後では，体重・BMI・腹囲・空腹時血糖・HbA1c・HDLコレステロールが

図表 6–13　減量成功者のなかで開始時検査値異常があった475名の集計
（検査値が変わらなかった人を含む）

糖尿病：約9割が改善し，半数以上はほぼ正常範囲まで改善

血糖値
空腹時血糖が，110mg/dL 以上であった158人の効果
- 正常範囲 58.2%
- 改善 33.5%
- 悪化 8.2%

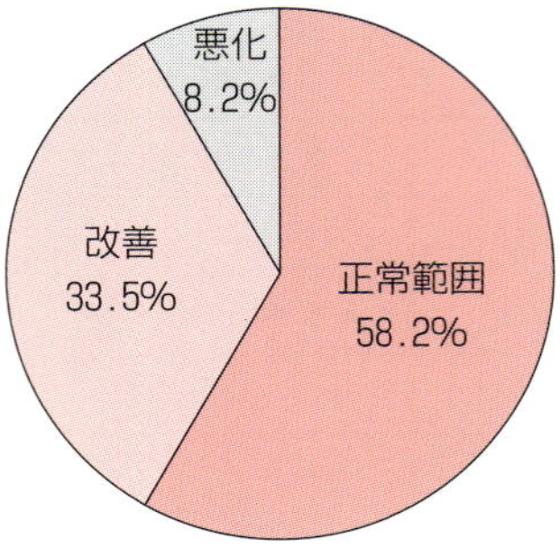

HbA1c
HbA1cが，5.6% 以上であった151人の効果
- 正常範囲 53.6%
- 改善 35.1%
- 悪化 11.3%

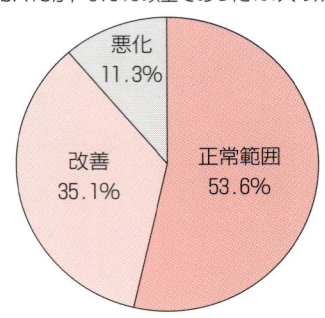

高血圧：8割近くが改善し，約6割はほぼ正常範囲まで改善

収縮期血圧
収縮期血圧が，130mmHg 以上であった178人の効果
- 正常範囲 55.6%
- 改善 21.3%
- 悪化 23.0%

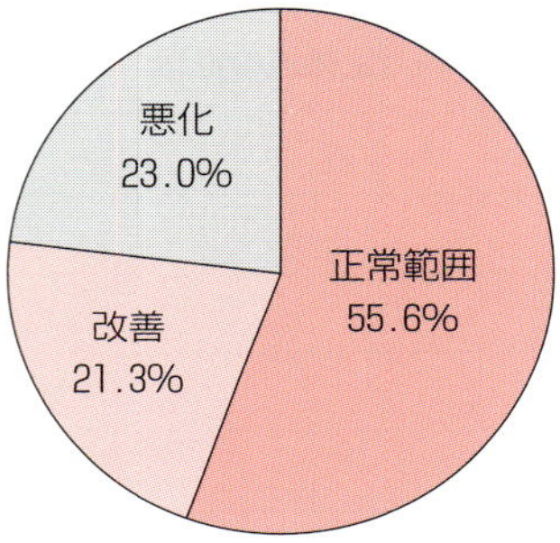

拡張期血圧
拡張期血圧が，85mmHg 以上であった163人の効果
- 正常範囲 65.0%
- 改善 14.7%
- 悪化 20.2%

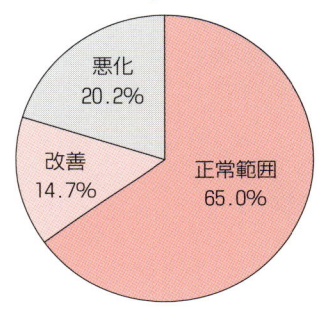

脂質異常症：約9割が改善し，6割以上はほぼ正常範囲まで改善

中性脂肪
中性脂肪が，150mg/dL 以上であった286人の効果
- 正常範囲 61.5%
- 改善 29.7%
- 悪化 8.7%

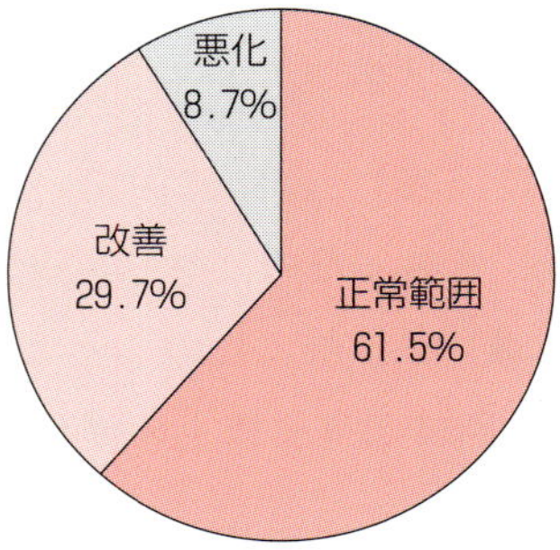

HDL コレステロール
HDL コレステロールが40mg/dL 未満であった95人の効果
- 正常範囲 66.3%
- 改善 21.1%
- 悪化 12.6%

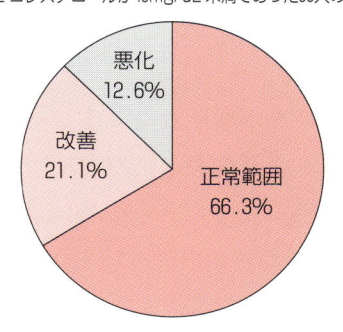

減量成功者95%，少なくとも1項目の検査値改善

有意に改善していました。このプログラムは減量の多寡やメタボ指標にかかわらず，何らかの効果は期待できそうであることが示唆されました。

まとめると，今回のプログラムの減量効果は，5％以上減量51.5％，5％未満減量36.9％，悪化（体重不変を含む）11.6％でした（**図表6－12**）。平均減量体重の推移では，90日で3.7kg減，180日で4.5kg減と緩やかな理想的な減量カーブを得ることができました。緩やかな体重減量方法は，がんばらないで，歯を食いしばらないで実行できます。やはり1か月間で3kg以上減量する方法はお勧めできません。無理を重ねて短期間で目標体重に達成しても多くのケースでリバウンドが発生していることが日常茶飯事であることはご存じのとおりです。

減量成功者のうち検査値が異常であった475名の集計では，約9割の血糖値および脂質異常が改善し，約8割の血圧高値が改善しました。減量が成功すると95％の方は少なくとも1項目の検査値は改善されることがはっきりしました（**図表6－13**）。

3　医療経済学的評価について

実際に今回のプログラムが医療費にどれだけの影響を与えるかを医科レセプト，調剤レセプトより調査したデータがあるので紹介します。

分析対象は2008年度の特定保健指導対象者（積極的支援）で，2011年度末まで被保険者であった人で2008年度の生活習慣病関連医療費が0円であった1989人です。

分析方法は，分析対象者を特定保健指導あり群（125名）と指導なし群（1864名）に分けて，2008〜2011年度の医療費の変化を分析しました。医療費算出方法は，①生活習慣病：生活習慣病の主病名がある医科レセプトと同診療月の調剤レセプトから算出，②全疾病：すべての医科・調剤レセプトから算出しています（**図表6－14**）。

結果は，3年という短い期間にもかかわらず衝撃的なものでした。生活習慣病の医療費支出は，2008年度0円であった集団の積極的支援対象者のうち，指導なし群は，2009年度6968円／人，2010年度1万5793円／人，2011年度2万2820円／人と年々順調に生活習慣病医療費が増大していきます。一方，指導あり群は，2009年度2510円／人，2010年度6862円／人，2011年度1万4220円／人と明らかに医療費は抑制され，3年間で1人当たり2万1988円の生活習慣病医療費が節約されたことが確認されました（**図表6－14**）。もっと驚いたのは，指導あり群は，なし群と比べて，全疾病医療費も3年間で1人当たり7万6627円節約できるデータでした（**図表6－15**）。主に呼吸器関連および筋骨格系医療費が指導なし群では，あり群より増大

図表6－14　生活習慣病の医療費抑制効果

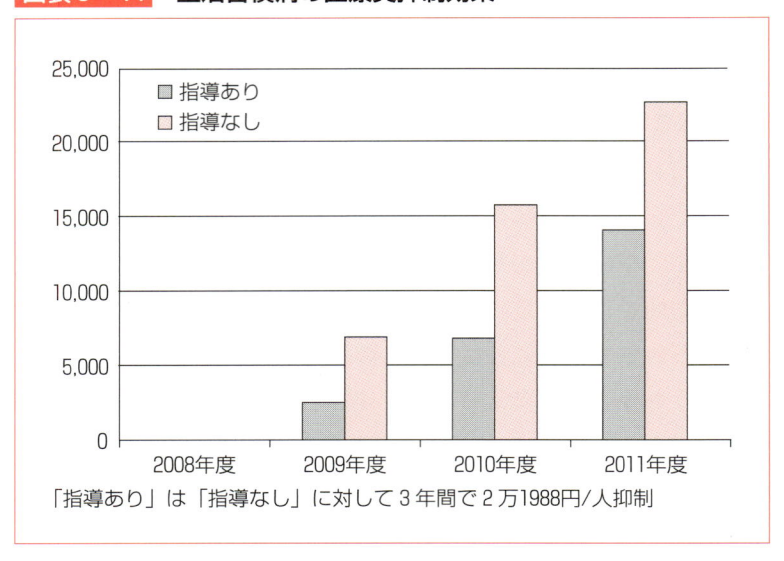

「指導あり」は「指導なし」に対して3年間で2万1988円/人抑制

図表6－15　全疾病の医療費抑制効果

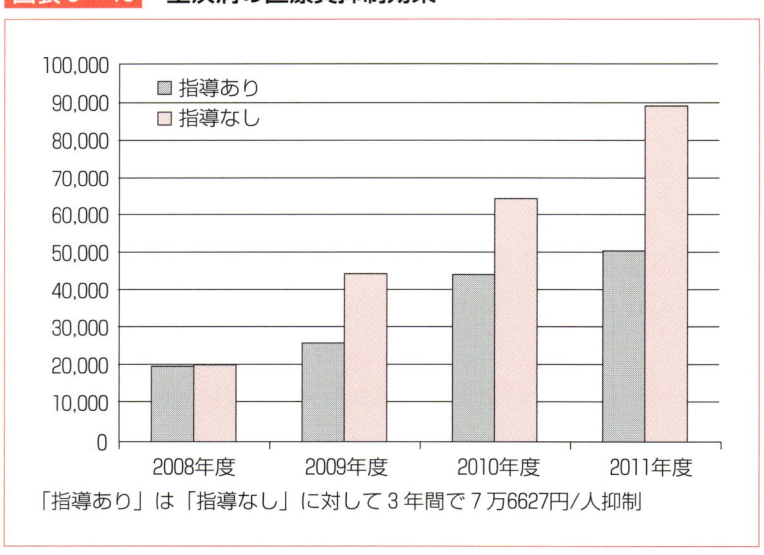

「指導あり」は「指導なし」に対して3年間で7万6627円/人抑制

しており，今回の保健指導で，生活習慣病のみならず全体の医療費抑制の可能性がみえてきました。

4　第2期特定健診・特定保健指導に向けて

　保健指導に携わるものにとっての難攻不落の要塞といえるのは，対象者に巣食う，以下の厄介な4つの思考にあるのではないでしょうか。

❶他責(上司が悪い,会社が悪い)
❷正当化(自分は正しい,自分はやっている)
❸あきらめ(どうせ何やっても変わらない,認められない)
❹不安(どうしてよいかがわからない)

　なんとかして,この考えを対象者自身で解放していただく必要があります。内臓脂肪撃退に1か月以内に取り組もうという「準備期」の段階では,対象者は,自分なりの行動変化を指向しようとします。たとえば「駅では階段を使うようにしている」「靴を新調しました」「スポーツクラブの会員登録をしました」などと口に出されます。しかし,まだまだ厄介な思考がぐるぐる頭を回っているので「でも続かない」「自信がない」といわれます。そのときサポート側は,やろうと思う気持ちをほめること,間違っていても否定せずほめることが必要です。小さな賞賛で小さな達成感を経験し,そして少しずつ自信を高めること,行動目標の7～8割できていたらOK,たった一つの行動に集中してみるだけで効果がアップすることを地道に経験していただくほかありません。そして必ず「実際にやってみられていかがでしたでしょうか?」と尋ね,生身の実感を言葉で対象者に表現させることでさらに先へと一歩進んでいかれます。

『厄介な4つの思考に蝕まれているのは,対象者だけじゃなく,私たちもじゃないでしょうか?』

　その危惧は,「対象者が悪い」「自分たちは一生懸命やっている」「どうせうまくいきやしない」「何をやったらいいかわからない」などの私たちの口癖に現れてはいませんか。今回のプログラムを制作し提供することで,私たちの厄介な口癖など多くの"気づき"を与えてもらったように思います。保健指導に携わることで私たち指導者は大きく成長することができました。

　第2期特定健診・特定保健指導に向けて,担当される指導者には,是非とも自らでチャンスをつくり,そのチャンスで成長するという仕事のスタイルを維持していただきたいです。ヘルスサポートは非常にやりがいのある仕事です。世のため,人のための利他的貢献が対象者の感動を通じてビシビシと感じられる素晴らしい『仕事』なのです。

　現場のことは現場の担当者にしかわかりません。対象者の"やる気"を引き出すために,やる気につながる3つの欲求を満たさなければなりません。それは,①人に支配されたくない,自由でありたい,②有能でありたい,③人とかかわっていたい(E.デシの「自己決定理論」)というものですが,特定保健指導のなかに❶自分で決める・選択する,❷結果がわかる・目標達成・ほめられる,❸メールや面接でのやりとりという3つの要素がうまく盛り込まれ"見える化"するような工夫を現場でひねり出してください(**図表6−16**)。

図表6−16　「やる気」につながる3つの欲求と特定保健指導の工夫

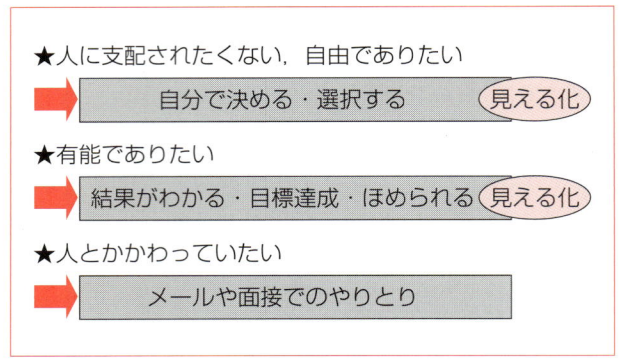

★人に支配されたくない，自由でありたい
→ 自分で決める・選択する　（見える化）

★有能でありたい
→ 結果がわかる・目標達成・ほめられる　（見える化）

★人とかかわっていたい
→ メールや面接でのやりとり

出典　Deci EL, et al.：Why We Do What We Do：Understanding Self-Motivation, Penguin, 1996.（桜井茂男訳：人を伸ばす力―内発と自律のすすめ，新曜社，1999.）を元に作成

5　まとめ

　がんばらない，あきらめない保健支援プログラムを紹介しました。

　結局，生活習慣病を改善するためには，禁煙，内臓脂肪減量，減塩，適度な食事と運動などを意思決定の必要としない行動（習慣）にまで慣らしていく必要があります。"習慣化"するためには最低でも3か月は，所作を整えるために無理矢理にでも型にはまっていただく必要があります。体重計測90日間およびその記録は，そのためのものでした。"首尾一貫感覚""自己効力感"を得た対象者の多くがOKラインに到達されています。対象者から，私たちは感謝の言葉を多数いただき感動，感激を繰り返し，さらに次の高みを目指すことができるのです。

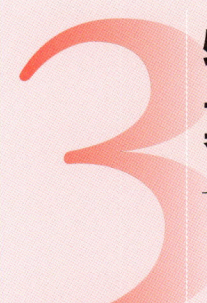

3 特定健診・特定保健指導の裏側で見えたもの
——国保連での効果的な取り組み

1　はじめに

　静岡県は，2013（平成25）年4月1日現在，総人口371万7478人，高齢化率24.9％，国保加入率29.0％であり，国保保険者は，市町国保35，国保組合5の合計40保険者です。本県における平成23年度の特定健診受診率の法定報告の値は32.2％です。

　静岡県国民健康保険団体連合会（以下，国保連合会）は，静岡県および静岡県医師会の指導の下，国保保険者支援の立場から特定健診・特定保健指導の受診率および利用率向上対策として「特定健診未受診者対策等家庭訪問事業」や「生活習慣病を中心としたレセプト分析」「テレビコマーシャルの放映」等を行ってきました。

　なかでも，平成20年度から実施している「特定健診未受診者対策等家庭訪問事業」と平成23年度リリースの医療費等分析ソフト『しずおか茶っとシステム』の開発は，国保連合会の主な保険者支援事業として積極的に推進してきましたので，ここではその取り組みについて紹介します。

2　特定健診未受診者対策等家庭訪問事業

事業概要（実施要綱より）

①事業目的

　平成20年度から「高齢者の医療の確保に関する法律」に基づき，各医療保険者が策定した特定健康診査等実施計画に設定された健診受診率達成の効果的な方策の1つとして，複数年にわたる健診未受診者の実態を把握し，重点的に受診勧奨するこ

図表6-17 特定健診・保健指導支援事業「特定健診未受診者対策等家庭訪問事業」フローチャート

7月中旬	モデル保険者との事前打合会の開催 内　容…「特定健診未受診者対策等家庭訪問事業」実施方法の説明 出席者…モデル保険者，国保連合会
7月中旬	（国保連合会）　県医師会への事業内容等の説明
7月中旬	（国保連合会）　在宅保健師の雇用
7月中旬	（モデル保険者）・訪問対象者の把握（前年度未受診者のリスト等） ・訪問対象者の抽出 ・地図等の準備および提出
7月下旬	訪問事業打合会の開催 内　容…具体的実施方法，訪問対象者の割振り，訪問日の調整等 出席者…モデル保険者，訪問保健師，国保連合会
7月下旬	（モデル保険者）　郡市医師会への連絡 （訪問保健師）　　訪問スケジュール表の提出（→国保連合会） （国保連合会）　　スケジュール表の作成・提出（→モデル保険者・訪問保健師）
8月	（モデル保険者）　訪問対象者への事前案内通知の送付
8～10月	（訪問保健師）　　訪問対象者への案内はがきの投函
8～10月	訪問保健師による「家庭訪問事業」の実施
11～12月	（国保連合会）　　訪問結果の調査分析，報告書の作成 　　　　　　　　（訪問記録票・アンケート結果分析）
1～2月	事業報告会の開催 内　容…訪問活動報告，アンケート結果等の報告 出席者…モデル保険者，訪問保健師，国保連合会

とが重要である。

このことから，特定健診・特定保健指導の目的である生活習慣病の減少と重症化の予防，そして医療費の適正化のため，健診未受診者に対して家庭訪問を実施し，特定健診への受診勧奨を行うとともに，生活実態を調査することで，必要に応じて生活習慣の改善に向けた助言を行うことを目的とする。その際，訪問保健師（静岡県在宅保健師の会「つつじ会」会員）を臨時雇用し，モデル保険者（2保険者）に派遣する（家庭訪問事業の流れを図表6-17に示す）。

②訪問対象者の選定

モデル保険者は，保険者の判断基準により健診未受診者を抽出し，関係職員および保健師と協議して具体的な対象者を選定する。なお，訪問対象者は1保険者100名を限度とする。

③訪問事業の内容

①健診未受診者に対し，実態を調査し受診勧奨を行う。
②訪問対象者の健康状態および生活習慣の実態を把握する。
③生活習慣病の一次予防として，生活習慣の改善に向けた助言を行う。
④訪問対象者にモデル保険者の保健・福祉サービス等の情報提供を行う。
⑤健康管理に関するアンケートを実施する。
⑥緊急ケースの市町への連絡を行う。

事業実施状況

①実施状況（図表6-18）

図表6-18 特定健診未受診者対策等家庭訪問事業実施状況一覧（つつじ会訪問事業）

	実施日数	訪問件数	実施件数（A）	訪問時，すでに健診を受けていた方（B）	B/A	訪問実施後の健診受診者数（C）	C/(A-B)
平成20年度	159日	297件	185件	4名	2.2%	31名	17.1%
21年度	94日	234件	183件	18名	9.8%	32名	19.4%
22年度	87日	229件	199件	10名	5.0%	35名	18.5%
23年度	68日	204件	194件	6名	3.1%	31名	16.5%
24年度	86日	219件	197件	4名	2.0%	23名	11.9%
5か年の総合計	494日	1,183件	958件	42名	4.4%	152名	16.6%

図表6-19 「特定健診未受診者対策等家庭訪問事業」訪問記録票

訪問日時	平成25年　　　月　　　日（　　　） 　　時　　　分　～　　　時　　　分	≪訪問保健師名≫		

No.	保険者名 ○○市	氏　名	************************	男 女	年齢	歳
住所		******************************		TEL	***********	
主な傷病名			受診状況	通院中（　　　　/月　）	現在は通院なし	
家族構成	（　　　）人家族	備考：				
身体状況	身長[　　　cm]　体重[　　　kg]　腹囲[　　　cm]　BMI[　　　]					

訪　問　の　状　況

（身体状況）　　血圧値　　　　　　/

（生活状況）

（所感・その他）

訪問相談結果	（該当する項目の番号に○を付けてください。）　　　複数回答可
〔相談内容〕	1. 食事　　2. 運動　　3. 精神面　　4. リハビリ・介護　　5. 受診状況　　6. 家族環境 7. その他（　　　　　　　　　　　　　　　　　　　　　　　　　　　　　　　　　）
〔成　　果〕	1. 今年度の健診の受診につなげることができた 2. 生活習慣の改善の必要性について伝えることができた 3. 治療の必要性について伝えることができた 4. その他（　　　　　　　　　　　　　　　　　　　　　　　　　　　　　　　　　）

※　再訪問が必要なケースのみ記入

市町への 連絡事項		再訪問理由	

②健診未受診者の実態（アンケート結果より一部抜粋）

①健診未受診の主な理由
- 対象者本人が現在，治療中・入院中
- 健康に自信があるので，受ける必要がないと思った。
- 仕事や家事などが忙しくて受ける時間がなかった。
- 夫の看病や母の介護で受診できない。
- 健診の通知を見ていない。健診の内容について知らなかった。
- 必要なときにしっかり調べればよいと考えていた。毎年受けなくてよいと思っていた。
- 「○○さん，体重72kg！」とみんなの前で，大きな声で言われ恥ずかしかった。

等々

②住民からのメッセージ
- 「自分の健康管理は自己責任と思って，今まで健診を受けなかった。でもこうして家族以外に心配して来てくれる"保健師さんの訪問"が国保にはあったんですね。保険料を払っておいてよかった！」
- 「特定健診の時期が，ちょうどお茶の農繁期とぶつかり受けたくても忙しくて行けないんです。町の保健師さんには言えないけど集団健診だけじゃなく，個別健診の機会をつくってもらえるとありがたいです！」

と，前向きな意見も聞かれる反面，

- 「本当は，自分の体のことがとても心配なんです。でも，閉じこもりの息子のことが心配で，健診に行けなかったんです」
- 「不景気で会社が倒産し職を失った。健診どころじゃないよ。病気で倒れたら，その時はその時さ！」
- 「健診で病気が見つかっても治療するお金がないから健診を受けないんだ……！」

と，返す言葉に詰まってしまうケースもあります。

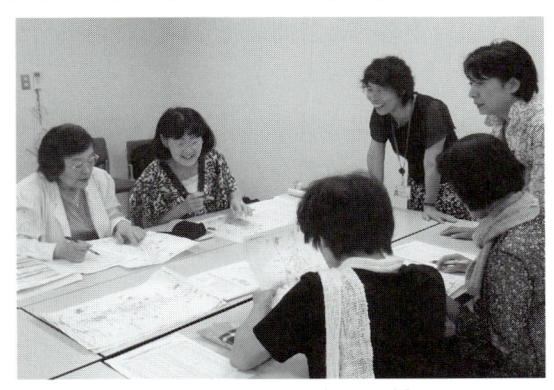

地図を見て訪問先を確認する訪問保健師

事業評価

①未受診者対策における訪問の事業成果
- 「未受診者」とは，どのような人たちなのか，その実態が把握できた。
- 訪問結果から特定健診を受けやすくするための環境整備や実施時期等の検討材料が得られた。
- 消防団やJA，理美容組合等の組織を通じた働きかけにより，未受診者の多い40歳代・50歳代男性への受診促進に向けたアプローチができることがわかった。
- 未受診者の多種多様な生活スタイルや健康に対する意識について把握できた。
- 「未受診者」のなかには，経済的に不安を抱えている方がおり，生活保護の必要性等健診以外の緊急を要する事例について保険者に伝えることができた。

②市町の声
- 特定健診・特定保健指導の普及啓発に役立った。
- 市町の若い保健師が，家庭訪問の重要性や具体的な手法について理解を深めるよい機会となった。
- 住民の健康意識や生活実態がよくわかり，住民の声を保険者（行政）に届けることができた。さらに市町が実施している保健事業の見直しの機会になった。
- 保険者（市町）が把握していない緊急性のあるケースを訪問により把握し，重症化予防につなげることができた。
- 訪問事業終了後，市町が独自に予算をつけ，在宅保健師による未受診者訪問を継続して実施できることになった。
- 事例を通して，関係組織の効果的連携を深めるよう提案ができた。

③訪問保健師の学び
- 不在者が多く，望まれない訪問の実態を痛感した。特に，保健行政との接点が少ない40歳代・50歳代の対象者への訪問は難しい。この機会を逃したら，今後も国保の保健事業を知らないでいたかもしれない。
- パートや契約社員で，会社の簡単な健診は受けていても，結果についての説明が特にないため，異常値であっても放置したままである現状がわかった。
- 実際訪問してみると，病院やJAの健診・人間ドックを受診していて，特定健診として計上されていないケースもあり，周知の徹底と健診体制の整備の必要性を感じた。
- 未受診者のなかには，深刻で大きな問題を抱えている家庭もあり，生活するのに精一杯で健診どころではない現状がわかった。

・事前に断られても，訪問してみると喜んでもらえたケースもあった。訪問を拒否した理由を知ることも大切である。

考察・まとめ

　保険者（市町）の健診未受診者に対して，なぜ"国保連合会の訪問保健師が？"と疑問に思う方もいるかもしれません。現実問題，保険者（市町）の保健師さんたちは，事務処理も含め，目の前の業務をこなすのに精一杯で，訪問の必要性はわかっていても，後回しになってしまうのが現状です。そのため，国保連合会では，受診率向上を目的に，希望保険者に訪問保健師を派遣しています。

　訪問保健師は，地元の者ばかりではなく，これまで対象者との接点もない状況です。しかもたった1回の訪問で「いったい何ができるのだろうか。効果や結果を出せるのだろうか」等たくさんの不安をもちながら，訪問をスタートさせます。

　何よりも対象の方が元気でいてほしいという願いを込め，まずは，その人の暮らしぶりや生き方・家族の様子・健康状態・今困っていることをじっくり聞きます。対象者に寄り添うことで，心を開き自分の生きてきた道のりや健康観・価値観を語り始めてくれます。

　事業成果として，訪問実施後の年度内の健診受診率（5年間の平均）は16.6％と決して高い率とはいえませんが，この訪問事業を通して，翌年受診してくれた方，健康相談に行ってくれた方，その後，栄養士さんが再度訪問して栄養指導を受けた方等もおり，訪問対象者と保険者をつなぐきっかけづくりになったと考えます。

　そして，あらためて"生活（暮らし）を観る"という保健師の訪問の重要性に気づかされます。特に国保は「最後の砦」といわれるように，経済的に不安定な方や，複雑な問題を抱えている方も多くいます。今回の訪問や特定健診・特定保健指導等は，そのような被保険者と保険者との重要な接触ポイントになります。この機会を逃すことなく，今後の施策（事業改善）につなげていきたいと思います。

3　医療費等分析事業

　国保連合会としてのもう1つの支援事業に，医療費等分析事業があります。

　これまで，医療，健診，介護等の資料をそれぞれの担当課から各保険者に提供してきましたが，2010（平成22）年の第3回理事会において「これからは，データ分析の時代。保険者が容易に使える共通ソフトを開発し配布してほしい！」との強い要望があり，負託に応えるべく医療費等分析ソフト『しずおか茶っとシステム』の

開発に着手しました。

　短い開発期間でしたが，保険者の管理職の方，事務担当の方，保健師など専門職の方の視点で，初心者からベテランまでストレスなく使えるものとして，2012（平成24）年3月にリリースしました。

　この『しずおか茶っとシステム』は，本県にとっては，初めて医療（国保・後期高齢者），健診，そして介護といった保健・医療・福祉関連の大量なデータを断面的，経年的，重層的に関連づけて分析したものです。

　その結果，地域（地区別に）の健康状況を把握し，そのなかから健康課題を明確にし，効果的な保健事業の展開と評価が可能となりました。

『しずおか茶っとシステム』概要（**図表6－20～6－24**）

①開発のコンセプト
①エンドユーザーである保険者の担当者・保健師が使いやすいもの
②ストレスなく作動するもの
③市町の議会等に提出できる資料として，グラフ等を利用しわかりやすいもの
④各種計画作成の基礎資料となるもの
⑤地域診断や，成人・高齢者対策等の基礎資料となるもの
⑥保健師の訪問活動用の資料として，被保険者一人ひとりにスポットをあて，特定健診・医科・歯科・調剤・介護の情報を関連づけして閲覧できるもの
⑦電子レセプトのみを対象とする
⑧個人情報保護の観点から，厳格なID管理をし利用者の権限の差別化を図る

②システムの内容
①　各種データ（医療・特定健診・介護等）を結合し，A「わがまちの全体像」や施策効果の把握，B議会等の会議資料や計画立案等の基礎資料，C医療・健診結果から個別指導用資料など，さまざまな視点・シーン・リクエストに対応します。
②　まずは，メインメニューから選択し，「わがまちの状況」を参考に"鳥の目"の視点で全体像を把握します。本会より「連合会のおすすめ版」「保険者用のカスタマイズ版」を用意しました。特定健診結果や医療費分析，疾病統計等は検索メニューから選択します。
③　全体像のなかから，さらに詳細な分析が必要だったり，原因を究明しなければならないときには，ドリルダウン機能（**図表6－23**）を活用して"鳥の目から虫の目"で個人まで掘り下げていきます。
④　医療費と健診結果等とのリンクにより，健診後，指導した受診勧奨ケースの受

図表6-20　しずおか茶っとシステム概念

医療・特定健診，介護・各種データを結合し，まずは各種統計表を作成致します。
統計表から全体像の把握，議会資料作成，計画策定など，様々な視点・シーンに対応致します。

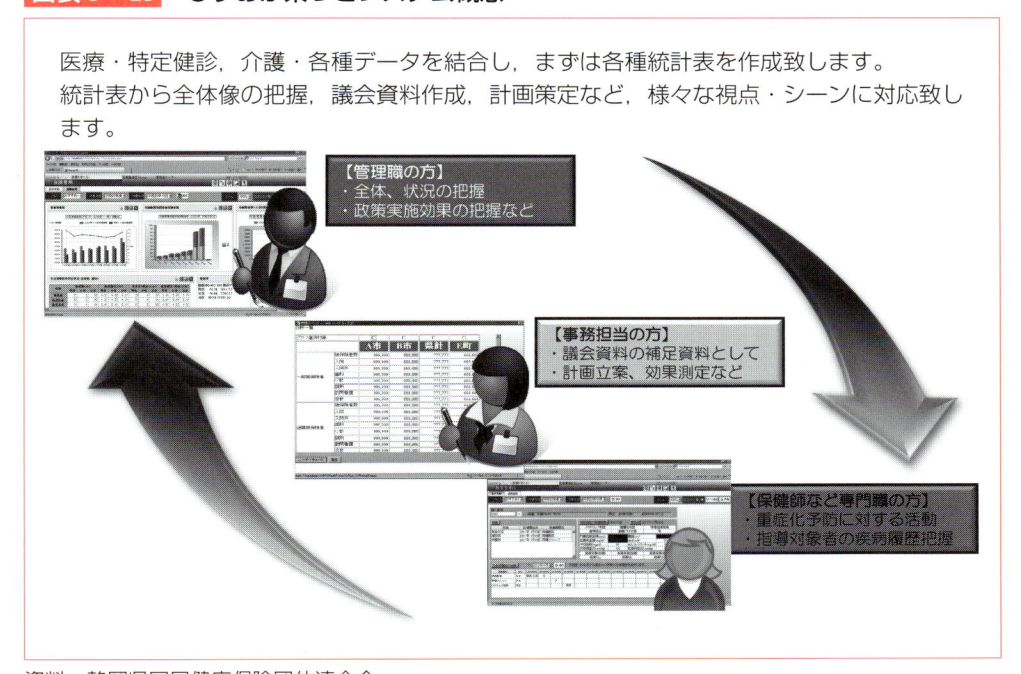

【管理職の方】
・全体，状況の把握
・政策実施効果の把握など

【事務担当の方】
・議会資料の補足資料として
・計画立案、効果測定など

【保健師など専門職の方】
・重症化予防に対する活動
・指導対象者の疾病履歴把握

資料　静岡県国民健康保険団体連合会
Copyright ©2013 SHIZUOKAKOKUHOREN All rights reserved.

図表6-21　メインメニュー

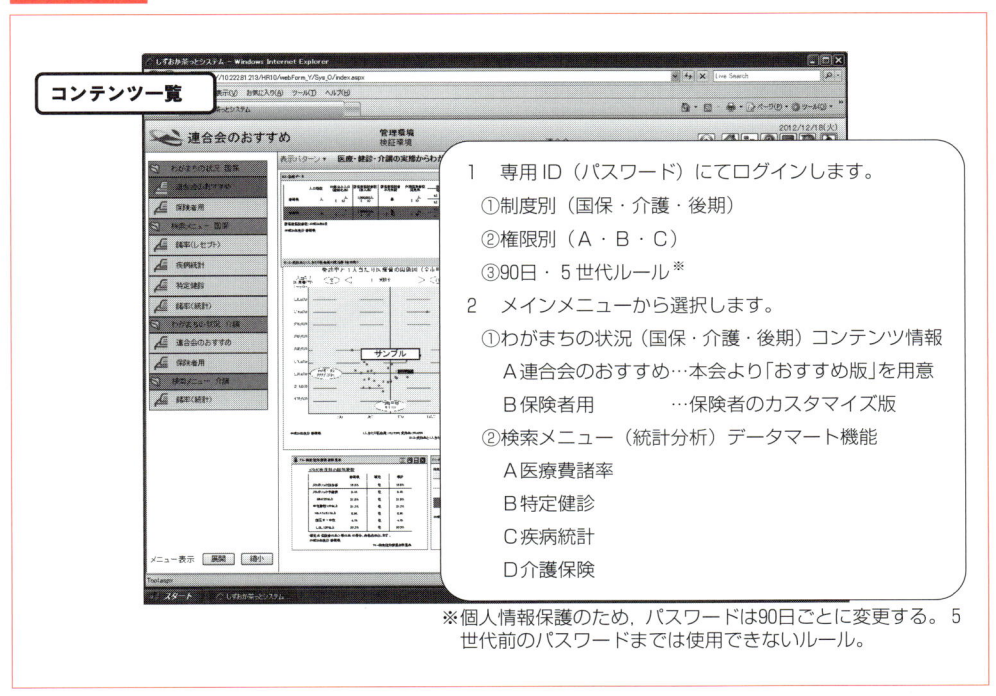

コンテンツ一覧

1　専用ID（パスワード）にてログインします。
　①制度別（国保・介護・後期）
　②権限別（A・B・C）
　③90日・5世代ルール※
2　メインメニューから選択します。
　①わがまちの状況（国保・介護・後期）コンテンツ情報
　　A連合会のおすすめ…本会より「おすすめ版」を用意
　　B保険者用　　　　…保険者のカスタマイズ版
　②検索メニュー（統計分析）データマート機能
　　A医療費諸率
　　B特定健診
　　C疾病統計
　　D介護保険

※個人情報保護のため，パスワードは90日ごとに変更する。5世代前のパスワードまでは使用できないルール。

資料　図表6-20と同じ
Copyright ©2013 SHIZUOKAKOKUHOREN All rights reserved.

図表6-22 わがまちの状況（国保版，介護保険版，後期高齢者医療版）——鳥の目で全体の状況把握

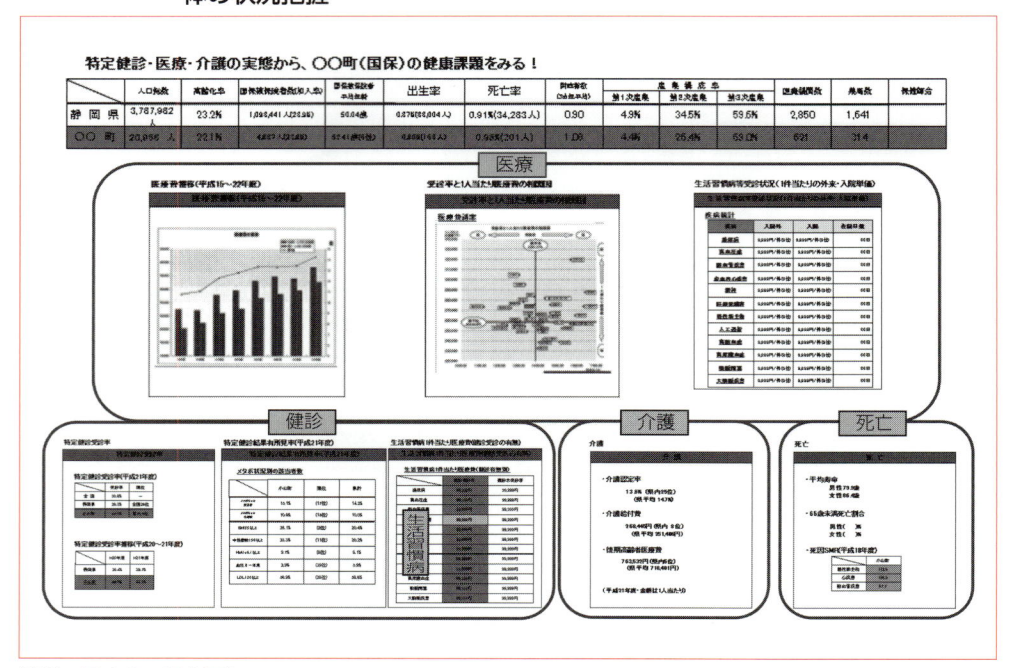

資料　図表6-20と同じ
Copyright ©2013 SHIZUOKAKOKUHOREN All rights reserved.

図表6-23 ドリルダウン機能——鳥の目から虫の目で個人の把握

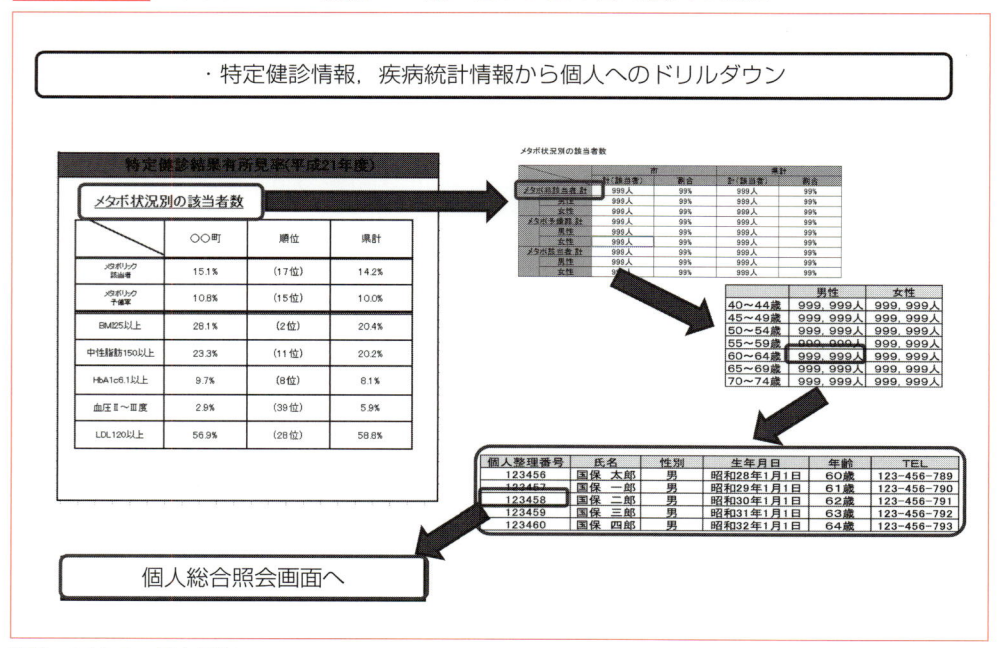

資料　図表6-20と同じ
Copyright ©2013 SHIZUOKAKOKUHOREN All rights reserved.

図表6-24　検索メニューを使用した分析手法の一例

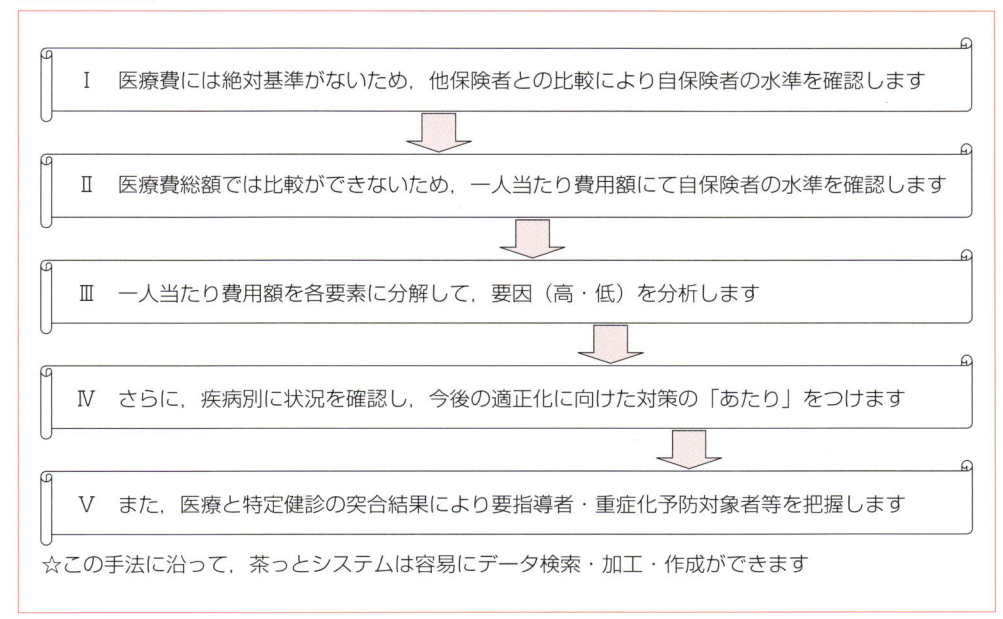

Ⅰ	医療費には絶対基準がないため，他保険者との比較により自保険者の水準を確認します
Ⅱ	医療費総額では比較ができないため，一人当たり費用額にて自保険者の水準を確認します
Ⅲ	一人当たり費用額を各要素に分解して，要因（高・低）を分析します
Ⅳ	さらに，疾病別に状況を確認し，今後の適正化に向けた対策の「あたり」をつけます
Ⅴ	また，医療と特定健診の突合結果により要指導者・重症化予防対象者等を把握します

☆この手法に沿って，茶っとシステムは容易にデータ検索・加工・作成ができます

資料　図表6-20と同じ
Copyright ©2013 SHIZUOKAKOKUHOREN All rights reserved.

診状況が把握できたり，経年の健診結果や受診状況が瞬時にわかります。

⑤　特定健診結果や医療費分析，疾病統計分析等は自保険者はもちろん，県内他保険者との地域比較，経年比較等ができ，詳細な状況把握により，健康課題を明確にし，具体的で効果的な保健事業を提案できます。

③期待される効果

・勘や経験ではなく，科学的根拠による未来予測ができるようになることから，議会をはじめ，広報誌等に掲載することで，住民の理解が得られる資料が提供できます。さらに財政当局への予算折衝も容易となり，財源の確保も期待できます。
・健診情報に加え，医療情報，介護情報を見ることで，より優先度の高い対象者の選定が容易となります。
・県内保険者の健康水準の把握や同規模保険者等との比較により，自保険者の位置を確認することができます。
・保健師や栄養士等の専門職のデスクワークの減少やペーパーレス化等により，保健活動の充実を図ることができます。
・特定健診・特定保健指導結果，医療（国保・後期高齢者）や介護の状況等各種データが個人単位で管理されているため，災害発生時には，給付情報（治療状況・服薬状況・介護サービス利用状況等）を参考にすることができます。

・保健・医療・福祉に携わる関係者が，共通認識をもつことにより，保険者機能を十分発揮することができます。
・地域（地区別に）の健康状況を把握し，そのなかから健康課題を明確にし，効果的な保健事業の展開と評価が可能となります。

保険者の声

『しずおか茶っとシステム』を利活用している保健師からは，
・「このシステムの機能がわかったとき，その便利さは，電車の切符から『Suica』に替わったくらいの驚きでした」
・「このシステムを使用するために保健センターと国保課が連絡をとることが多くなり，情報交換することが増え，お互いの業務内容に関心をもつようになった」
・「こんなに心配な健診結果の人を放っておけない。昼間，訪問しても会えないので，夜間に訪問して医療機関受診を勧めました」
・「保健師が訪問して受診を進めたAさん，翌月，医療機関に受診していることを国保の担当者が『茶っとシステム』と『レセプト管理システム』を見て教えてくれました」
・「検査結果が悪くてもなかなか受診しなかったBさん，痛風の痛みにこらえきれず，接骨院に受診。しかし，翌月脳出血で362万円の大手術。受診先の話までするべきだった！」

等々，うれしいメッセージや悲しいつぶやきが聞こえてきます。

考察・まとめ

国保連合会の保健師として，保険者支援をしてきたなかで，既存のデータを熱心に分析しているまちの保健師や栄養士は，目をキラキラ輝かせて「私たちの町は，この方向性で取り組んでいくんです！」と堂々と活動していることに気づかされます。これは，地域で，今何が起きていて，保険者として何をしなければならないのかが，しっかりわかって活動しているからだと思います。

健診・医療・福祉情報に限らず，保険者が所有する多くのデータや社会資源，そして住民の声を分析，加工し，可視化することで，新たな視点や活用方法が生まれるとともに，それを担当している関係者に自信と確信を生むことも今回のシステム開発を通して学ぶことができました。

国保連合会としては，今後，本システムをさらに改良し，小回りの効く静岡の身の丈に合ったシステムにしたいと思います。そして，数字やグラフの向こう側にあ

る"人々の暮らしや健康に対する思い"を理解するとともに，数字の裏側にひそむ事実を見抜くことができるようなシステムに育てていきたいと思います。

4　おわりに

　この2つの支援事業は，一見，全く別の事業のように思えますが，支援対象の保険者に対して，単独では，なかなか手が届かない部分に国保連合会が寄り添って支援していくことで，保険者として進むべき方向が見え，PDCAサイクルを効果的に回すことが可能となります。

　そして，生活習慣病の発症予防・重症化予防をはじめ，早世予防，介護予防，医療費適正化等，保険者の健全運営に寄与できるよう努力したいと思います。

4 市町村における衛生部門と国保部門が連携した取り組み

1 愛知県蒲郡市の特定健診

受診率・保健指導実施率

　愛知県蒲郡市の特定健康診査の受診率は，平成20年度は17.4％と低いものでしたが，平成21年度から生活習慣病治療中の方も受診可能とし，腎機能検査を同時に実施するなど受診しやすい環境を整えたことにより受診率は上昇しました。しかし，その後は横ばいとなり，平成23年度は38.6％で県平均35.8％を上回っているものの，目標値には届いていません。また，平成23年度の受診状況を男女別・年齢階層別にみると，男性が低く，男性では60歳以上に比べ40，50歳代で低く，女性は54歳以下の世代で低くなっており，いずれも30％を切る状況です。

　また，平成23年度の特定保健指導の終了率は4.8％で，愛知県内ワースト1位です。

メタボリックシンドローム該当者・人工透析者数

　特定健康診査の受診結果に基づくメタボ判定では，メタボ該当者の割合が増加しており，平成23年度では24.7％と愛知県内第1位（ワースト1）です。また，メタボ該当者・予備群の生活習慣病リスクの発生状況を見ると，高血糖を含む複数のリスクを保持する方が多く，特にメタボ該当者の，高血糖，高血圧，脂質異常の3つのリスク保持者の割合は，男女とも各年代で愛知県平均を大きく上回っています（**図表6−25**）。さらに，人口1万人対の人工透析者数も26.3人と多く，愛知県内第4位となっています。

図表6-25　平成23年度メタボリックシンドローム該当者の生活習慣病リスクの発生状況

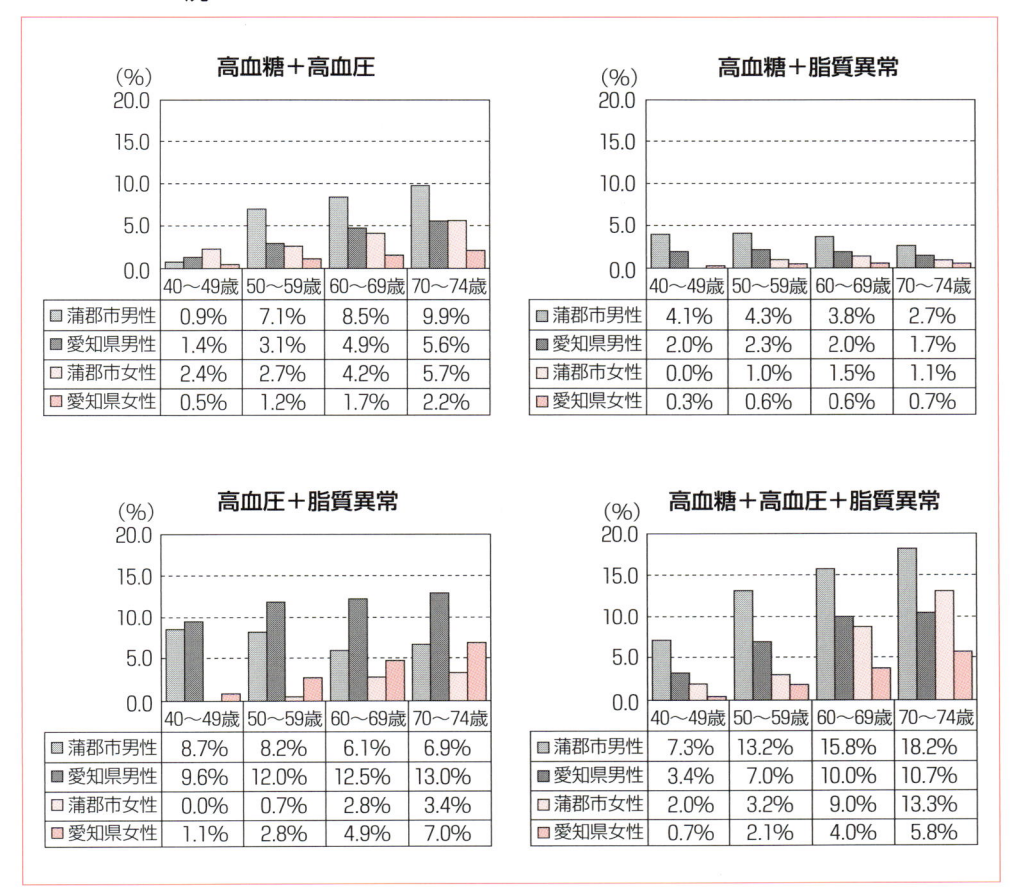

高血糖＋高血圧

	40～49歳	50～59歳	60～69歳	70～74歳
蒲郡市男性	0.9%	7.1%	8.5%	9.9%
愛知県男性	1.4%	3.1%	4.9%	5.6%
蒲郡市女性	2.4%	2.7%	4.2%	5.7%
愛知県女性	0.5%	1.2%	1.7%	2.2%

高血糖＋脂質異常

	40～49歳	50～59歳	60～69歳	70～74歳
蒲郡市男性	4.1%	4.3%	3.8%	2.7%
愛知県男性	2.0%	2.3%	2.0%	1.7%
蒲郡市女性	0.0%	1.0%	1.5%	1.1%
愛知県女性	0.3%	0.6%	0.6%	0.7%

高血圧＋脂質異常

	40～49歳	50～59歳	60～69歳	70～74歳
蒲郡市男性	8.7%	8.2%	6.1%	6.9%
愛知県男性	9.6%	12.0%	12.5%	13.0%
蒲郡市女性	0.0%	0.7%	2.8%	3.4%
愛知県女性	1.1%	2.8%	4.9%	7.0%

高血糖＋高血圧＋脂質異常

	40～49歳	50～59歳	60～69歳	70～74歳
蒲郡市男性	7.3%	13.2%	15.8%	18.2%
愛知県男性	3.4%	7.0%	10.0%	10.7%
蒲郡市女性	2.0%	3.2%	9.0%	13.3%
愛知県女性	0.7%	2.1%	4.0%	5.8%

2　健診受診率向上に向けての取り組み

「健診受診率・保健指導利用率が伸びないこと」「メタボ該当者および糖尿病のリスクをもつ市民が多いこと」「透析患者数，糖尿病受診者が多いこと」といった現状から，健診受診率を上げ，糖尿病やメタボを予防することが必要と考え，取り組みに力を入れています。

個別勧奨を行うなかで，受診しない理由を尋ねたところ，「まだ若いので必要ない」「昨年の健診で異常がなかったから」「時間がない」「すでに医療機関を受診しているから」「がん検診の受診票より後に特定健診の受診票が届くので不便」「受診票の有効期限が切れたと思ったため」などの意見がありました。健診受診率，保健指導の実施率が伸びない原因について，健診担当課の保険年金課と保健指導を担当する健康推進課で協議をした結果，「制度についての周知が不足していること」「保健指

導の案内が健診受診から約2か月後に送付されるという勧奨の遅さ」「健診や保健指導の目的や生活習慣改善の必要性を市民に十分伝えられていないこと」「特定健診とがん検診の担当課が異なり，市民にとってわかりにくいこと」「市民の健康について関係機関で共通認識されていないこと」があげられ，これらを課題として受診率を向上するための取り組みを行っています。

特定健診とがん検診の同時受診の実施

　これまで，特定健診受診票とがん検診受診票は，それぞれ担当する課（特定健診は保険年金課，がん検診は健康推進課）から別々の書式で別の時期に郵送をしていましたが，市民の方にわかりやすく，受診しやすい体制にするため，両課で協議し，平成25年度から特定健診とがん検診の受診票を1枚の受診票に変更し，市内の医療機関で同時に受診できるように体制を整えています。これにより，受診票を同時に発送し，特定健診とがん検診の受診が同じ医療機関で受診できるようになっています。

健診受診期間の延長

　これまでの特定健診は，誕生月で3回（①4～6月生，②7～10月生，③11～3月生）に分け，①を5月末，②を6月末，③を7月末に受診票を送付，有効期間をそれぞれ3か月としていましたが，平成25年度からは，5月中旬に全員に受診票を発行し，受診期間はがん検診と合わせ，翌年の2月末までに延長をしています（**図表6-26**）。

周知媒体の工夫

　健診や指導を受けてみたくなるよう，独自のリーフレットや案内を工夫して作成しています。がん検診と同時受診できるようになったことや，健診期間の延長についても案内のなかでお知らせをしています。また，特定保健指導の利用を高めるために，利用券も工夫をしています。健診結果から自分がどこに問題があるのかを明らかにするため，該当するリスクに大きく○を付けてお知らせしています（**図表6-27**）。

　特定保健指導のネーミングも硬いイメージをなくし，「めざせ！　ワンサイズダウン！　スタイルアップ教室」とし，教室案内もカラー印刷にしました。指導内容についても，自ら気づける促しや実現可能な目標をあげてもらうなど，本人が受け

図表6-26　受診票の発送と有効期間の変更

平成24年度まで

受診対象者	受診票発送	有効期間
4～6月生	5月末	8月末
7～10月生	6月末	9月末
11～3月生	7月末	10月末

平成25年度から

受診票発送	有効期間
5月	翌年2月末

図表6-27　周知媒体

保健指導内容	動機づけ支援		費用	無料
	項目	リスク判定基準	該当は○印	
特定健康診査の結果からみる生活習慣病のリスク	腹囲	男性85cm以上 女性90cm以上	○	
	BMI	25以上		
	血圧	収縮期血圧130mmHgまたは 拡張期血圧85mmHg以上		
	脂質	中性脂肪150mg/dL以上または HDLコレステロール40mg/dL未満	○	
	血糖	空腹時血糖100mg/dLまたは ヘモグロビンA1c 5.6％以上（NGSP値）	○	
	喫煙	喫煙歴		

る気持ちになる，受けてよかったと思える内容となるよう工夫をしています。

早期の保健指導利用券の発送

　特定保健指導は，健診受診から約2か月後に保健指導の利用券を送付していたため，健診受診から時間がたってしまうことで意識が薄れ，保健指導につながらないという現状がありました。そこで，平成25年度からは，結果をもとに独自で階層化し，本人への結果通知送付後1～2週間で特定保健指導対象者に保健指導利用券を発送しています。

受診勧奨・市民と協働した取り組み

　特定健診の未受診者については，特定健診担当課においてハガキにより個別に受診勧奨をするとともに，保健指導未利用者については，特定保健指導実施機関がそれぞれ対象利用者に利用勧奨の連絡を実施しています。さらに，健診委託機関であ

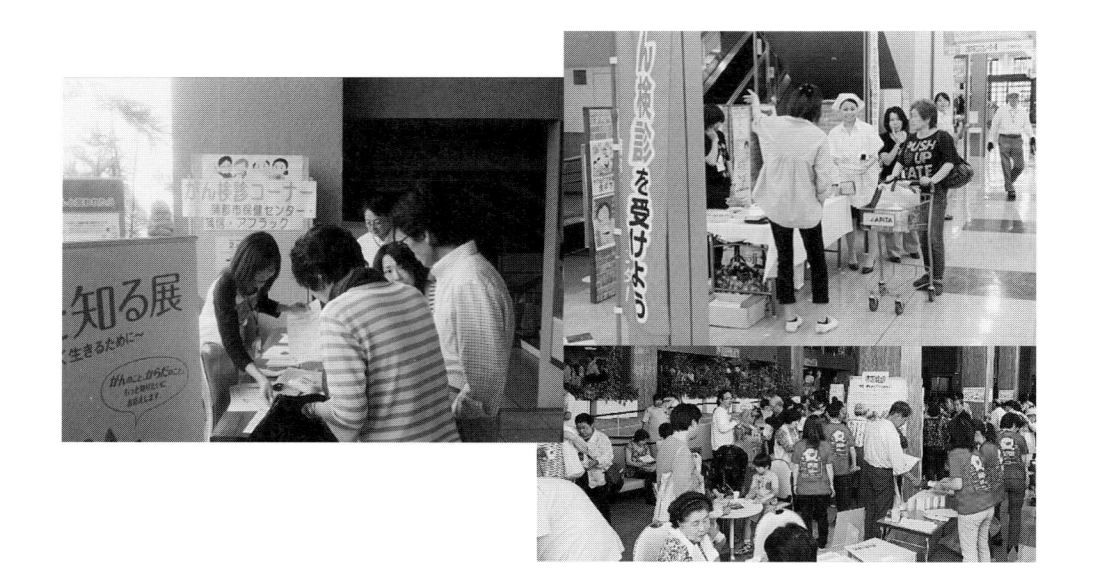

る医師会と連携して，各医療機関での受診者へ特定保健指導の利用勧奨を行っています。

また，地域で活動する食生活改善推進員や健康づくり推進員などの市民団体を対象に，受診率を向上するためのワークショップを開催し，がん検診受診率向上プロジェクトと協働で受診率を向上するための市民活動の手法を考え，実践しました。市内のスーパーやイベントでの受診率向上キャンペーンや受診票の受付，その他各団体の活動のなかで市民から市民へ受診勧奨をしています（**写真**参照）。

健康に関する意識の向上

健康に関する市民の意識は，健診受診や保健指導利用にも影響をすることから，市民の健康に関する意識を向上させる取り組みを実施しています。

平成24年度に「健康がまごおり21計画」の見直し，評価のため，蒲郡市の健康に関するデータを収集し，地区別の特定健診受診率や健診結果をまとめました。地区別で示すことにより，「自分の地区はどうか？」「ほかの地区と比較してどうなのか？」という意識が働き，競争心にもつながってくるようです。広報や講演会などで地区別のデータを公表し，意識を高めるよう努めています（**図表6−28**）。

さらに，生活習慣病治療や人工透析にかかる医療費なども示しながら，社会保障制度と健康保持との関係の観点から健康の大切さや健診の必要性を周知しています。

知識の普及により健康意識を高め，生活改善に結びつけ健康寿命を延ばす取り組みとして，講演会や教室なども実施しています。

図表6-28　特定健診受診率の地区別データ（平成23年度）

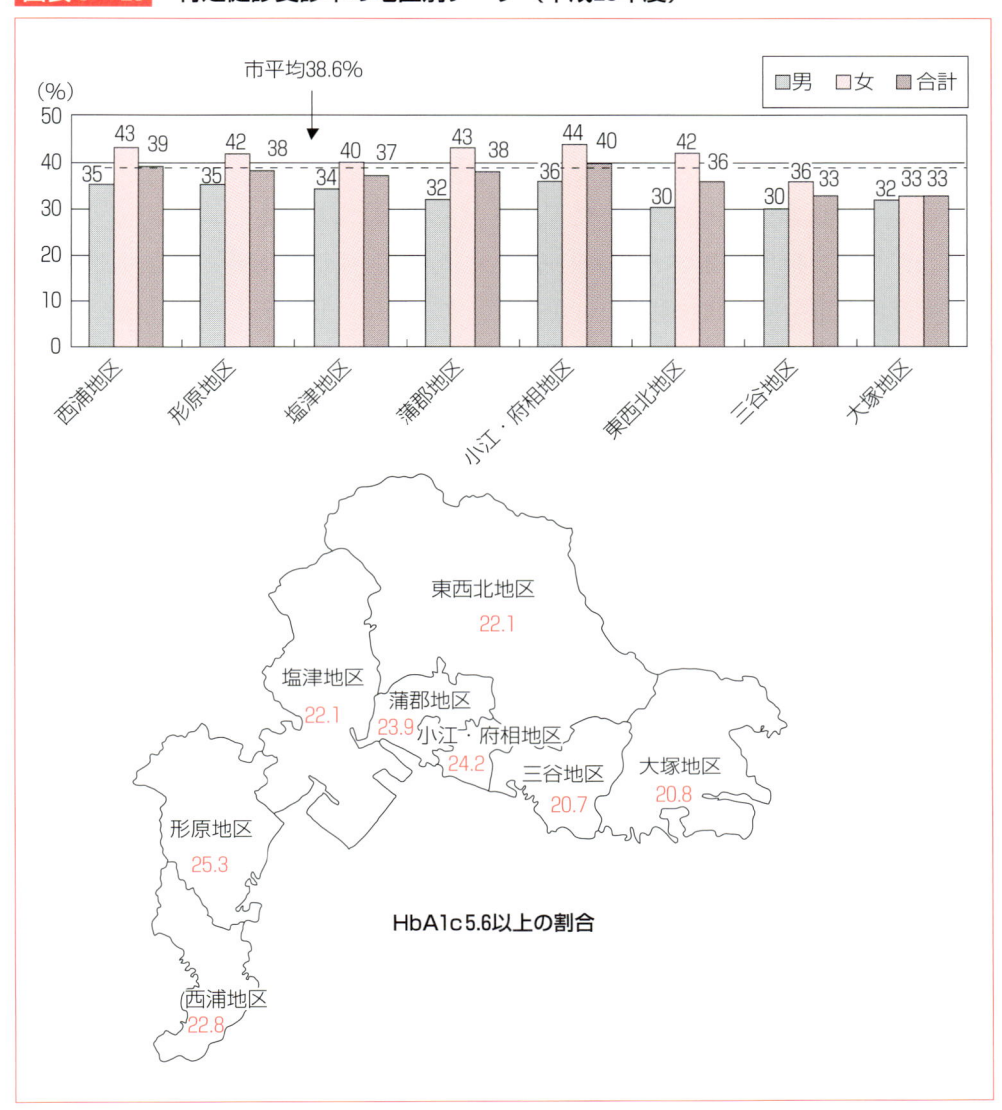

市平均38.6%

地区	男	女	合計
西浦地区	35	43	39
形原地区	35	42	38
塩津地区	34	40	37
蒲郡地区	32	43	38
小江・府相地区	36	44	40
東西北地区	30	42	36
三谷地区	30	36	33
大塚地区	32	33	33

HbA1c 5.6以上の割合

- 東西北地区　22.1
- 塩津地区　22.1
- 蒲郡地区　23.9
- 小江・府相地区　24.2
- 三谷地区　20.7
- 大塚地区　20.8
- 形原地区　25.3
- 西浦地区　22.8

- いきいき市民健康づくり講演会
- 蒲郡市健康大学糖尿病予防学部（通学コース全9回と通信コース）
- 筋トレ脳トレ実践教室（毎月1回）
- 出前講座（「メタボをよせつけないで」「がんをよせつけないで」）
  各講座のなかでも，健診の必要性を伝え，受診勧奨をしています。

関係機関の連携・市全体での健康施策の取り組み

　特定健診がスタートした平成20年度は，縦割りの組織として業務を行っていま

したが，より効率的，効果的な健診となるよう，平成24年度に特定健診，がん検診同時実施に向けての検討や，受診率向上プロジェクト，第2期特定健康診査実施計画の策定にあたっての会議など，国保分野と保健衛生分野が特定健診や健康づくりについて話し合いの場をもち，協働で取り組みをしています。関係課が連携して実施することにより，受診勧奨だけでなく，健診後の事後フォローや予防，健康づくり全体を一緒に考える体制づくりにもつながっていけると考えています。

また，健康は担当部署だけでの取り組みではなく，生活を支える行政の役割として，全庁的，市全体で取り組むことが重要です。2013（平成25）年2月8日に，市役所職員，市議会議員，市内企業を対象に「健康に関する研修会」（講師：あいち健康の森健康科学総合センター長，津下一代氏）を開催し，健康長寿のまちづくりに市全体で取り組む重要性を認識しました。

今後は全庁横断的なメンバーで構成される健康化政策全庁的推進プロジェクトチームを核に，健康施策は担当部署だけという考え方でなく，市役所各課の取り組みとして健康を取り入れた施策を実践することにより，健診受診者を増やし，蒲郡市の健康課題である，糖尿病予防，メタボ予防に取り組み，市民の健康寿命を延ばし，元気で活気のある町になるよう推進していきたいと考えています。

第7章

保健指導の評価と改善

1 よりよい保健指導を実施するための仕組み
　　——PDCA サイクル
2 計画を練る——Plan から Do へ
3 評価——Do から Check, Action へ
4 生活習慣病対策の展望
　　——健康日本21（第2次）と特定健診・特定保健指導の有機的な推進

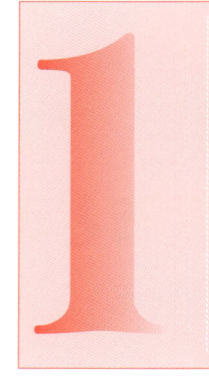

1 よりよい保健指導を実施するための仕組み
──PDCAサイクル

　特定保健指導は生活習慣病による個人ならびに社会の損失を未然に防ぐため，目的，内容，対象者，方法，評価，実施主体を明確にした介入プログラムです（**図表6－1参照**）。生活習慣病に起因する本人の身体的・経済的負担を軽減するだけでなく，増え続ける社会保障費（医療，介護）の高騰に歯止めをかけることを狙いとしています。自発的に健診や保健指導を受けにくる「健康関心層」だけを対象としていては，社会全体として重大疾病の発生を食い止められませんし，健康格差は広がるばかりです。本制度は「未受診者を減らすこと」「健診結果を理解し，健康に関心をもつ人を増やすこと」「適切な対応をとる人を増やすこと」を狙いとした，政策的な保健事業です。

　医療保険者は実施主体として，加入者一人ひとりの健康状態を把握し，必要な保健サービスを受けてもらう役割を担います。重大疾病発症は医療保険者として経済的な損失が大きいので，予防的な投資を行うものです。積極的な予防的アプローチにより，加入者の健康管理意識を高めることが求められています。保健指導の実施にあたっては，加入者の特性を考えるだけでなく，利用できる保健指導資源（委託先等）を調査し，できるだけ効果の上がる事業を計画していく必要があります。保健指導効果を高めるために，委託する保健指導機関，保健指導者と調整を重ね，評価をしつつ，改善していくことが大切です。未受診者に対する働きかけも保険者の役割です。健診・保健指導を受けやすい体制づくりや，未受診者に対する受診勧奨などを行います。

　市町村国保においては衛生担当との連携，企業健保においては産業保健との連携が重要なポイントです。ほかの保健事業との関連性を整理することによって，効率のよい実施体制を組むことができるからです。協会けんぽや国保組合等では事業主への理解活動を行うとともに，地域の保健指導機関の情報を市町村等から得ることなどが重要です。逆に，保険者の動きが鈍いときには，市町村衛生担当，産業保健，事業主は積極的に保険者に話しかけることが重要で，このようなアクションをきっ

かけに動き出した事例も少なくありません。

　委託を受ける保健指導機関は，専門的な知識や技術を活用し，対象者特性に合わせた効果的な保健指導を実施することが求められます。保健指導の効果を評価する指標も第1期で確立されつつありますので，第2期は評価結果をもとに，対象者特性に合わせた保健事業ができるよう，人材育成やプログラム開発等を勧めていくことが大切です。

　このような保健事業を「うまく」実施していくためには，目的を達成するための仕組みが必要です。事業の目的に合わせ，計画を立てること（P：Plan），その計画に基づき実施マニュアルをつくること（標準化（S：Standardization）），事業実施（D：Do），評価（C：Check），改善策の検討（A：Action）とマニュアルへの反映（S）のサイクルを絶えず回転させることにより，担当者間のばらつきを減らす，問題発生時に速やかに対応できる，実施状況を反映してマニュアルを改善できる，などの効果が得られます。**図表7-1**はそのイメージを示したものです。

　「標準的な健診・保健指導プログラム【改訂版】」ではこの考えに基づき，質の高い保健指導を加入者に提供すべく，保健事業（健診・保健指導）のPDCAサイクル（Plan—Do—Check—Action）の流れ図を提示しています（**図表7-2**）。

図表7-1　改善のサイクルをまわそう

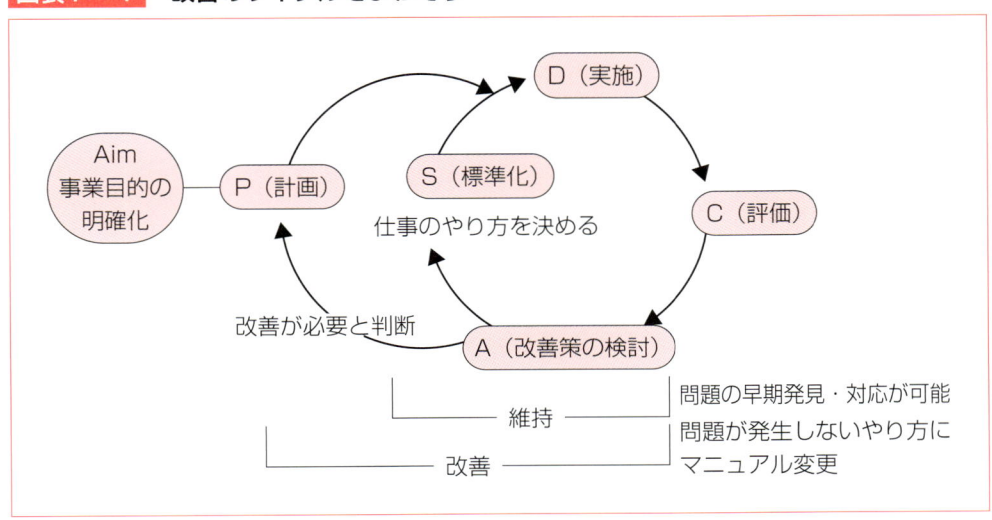

図表7−2　保健事業（健診・保健指導）のPDCAサイクル

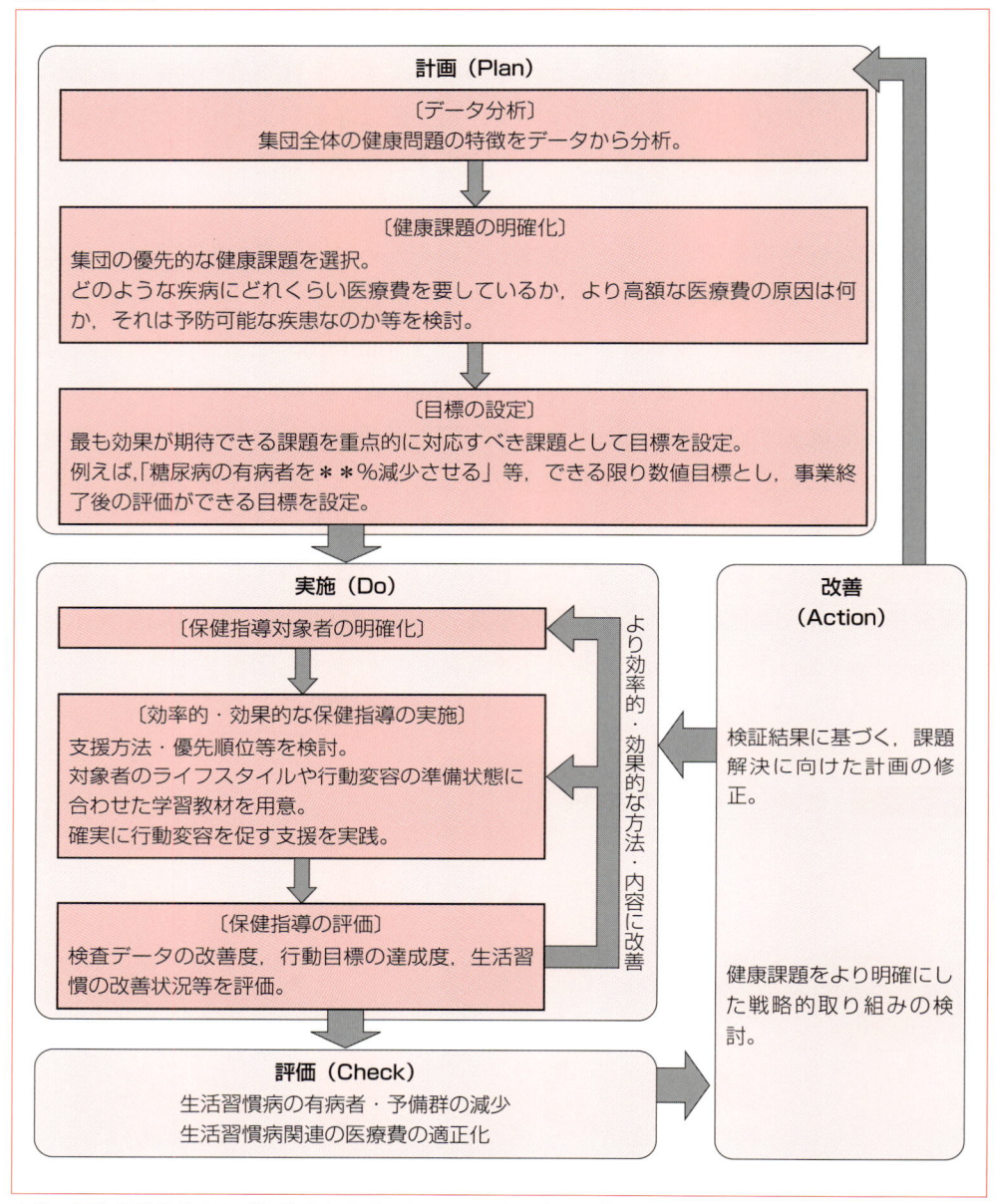

計画（Plan）

〔データ分析〕
集団全体の健康問題の特徴をデータから分析。

〔健康課題の明確化〕
集団の優先的な健康課題を選択。
どのような疾病にどれくらい医療費を要しているか，より高額な医療費の原因は何か，それは予防可能な疾患なのか等を検討。

〔目標の設定〕
最も効果が期待できる課題を重点的に対応すべき課題として目標を設定。
例えば，「糖尿病の有病者を＊＊％減少させる」等，できる限り数値目標とし，事業終了後の評価ができる目標を設定。

実施（Do）

〔保健指導対象者の明確化〕

〔効率的・効果的な保健指導の実施〕
支援方法・優先順位等を検討。
対象者のライフスタイルや行動変容の準備状態に合わせた学習教材を用意。
確実に行動変容を促す支援を実践。

〔保健指導の評価〕
検査データの改善度，行動目標の達成度，生活習慣の改善状況等を評価。

評価（Check）
生活習慣病の有病者・予備群の減少
生活習慣病関連の医療費の適正化

改善（Action）
検証結果に基づく，課題解決に向けた計画の修正。

健康課題をより明確にした戦略的取り組みの検討。

より効率的・効果的な方法・内容に改善

出典　厚生労働省健康局「標準的な健診・保健指導プログラム【改訂版】」平成25年4月，p.9

2 計画を練る
──Plan から Do へ

　医療保険者は加入者の性・年齢構成，健診受診率，健診での有所見率，生活習慣病医療発生状況を確認します。そのうえで，目標を達成するためにどのような保健事業を実施できるのか，具体的な計画を立てていきます。その際に，過去5年間に蓄積したデータを活用することが重要です。図表7－3は平成25年度からの第2期の目標値が記載されています。保険者別の目標値を意識しつつ，自らの地域，保険者の実態を確認し，改善方策を検討することが求められます。

図表7－3　平成20～22年度特定健診・特定保健指導の実施状況と目標

特定健診の保険者種別の実施率

		全体	市町村国保	国保組合	協会けんぽ	船員保険	健保組合	共済組合
実績値	平成20年度	38.9%	30.9%	31.8%	30.1%	22.8%	59.5%	59.9%
	平成21年度	40.5%	31.4%	36.1%	31.3%	32.1%	65.0%	68.1%
	平成22年度	43.3%	32.0%	38.6%	34.5%	34.7%	67.6%	70.9%
目標値	第1期	70%	65%	70%	70%	70%	80%	80%
	第2期	70%	60%	70%	65%	65%	85%	90%

特定保健指導の保険者種類別の実施率

		全体	市町村国保	国保組合	協会けんぽ	船員保険	健保組合	共済組合
実績値	平成20年度	7.7%	14.1%	2.4%	3.1%	6.6%	6.8%	4.2%
	平成21年度	12.3%	19.5%	5.5%	7.3%	5.8%	12.2%	7.9%
	平成22年度	13.7%	20.9%	7.7%	7.3%	6.6%	14.8%	10.4%
目標値	第1期	45%	45%	45%	45%	45%	45%	45%
	第2期	45%	60%	30%	30%	30%	60%	40%

1　加入者の性・年齢構成

　国保と被用者保険（健保，共済，協会等）では加入者の性・年齢構成が異なります。健保においてはその業態に応じて加入者の性・年齢構成に偏りがあることから，実施計画を立てる場合に地域や事業所別に加入者の状況を概観しておく必要があります。被扶養者については，地域性を考慮した健診・保健指導が必要なことから，居住地等のデータを取得，確実に連絡が届く方法を考慮しなければなりません。以下のデータを参考にするとき，自分の属する保険者の構成に合わせて換算してみると，ほかと比較したり，全体像を把握することができます。

2　健診受診率

　健診未受診者は本人の健康状態を把握することができず，重症化につながる可能性があることから，できるだけ未受診者を減らす方策を考えることが大切です。国としては，第2期では全体としては70％，保険者種別では市町村国保60％，協会けんぽ65％，健保組合85％，共済組合90％の目標を設定しています。被扶養者を含んだ実施率であることに留意しなければなりません。

　図表7－4に厚生労働省保険局が発表した特定健診受診率の年次推移を示します。受診者数，受診率ともに年々向上しており，平成23年度には40～74歳の45％

図表7－4　特定健診の実施状況

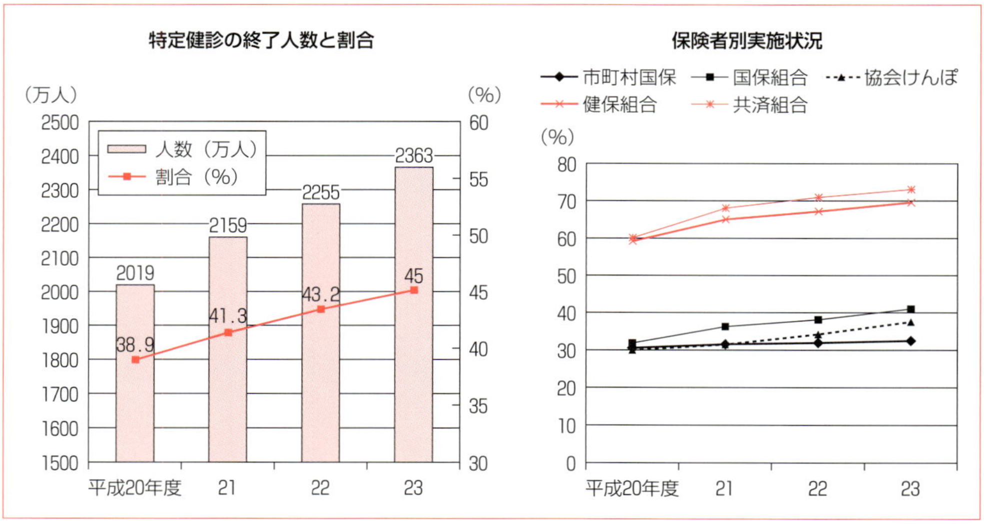

出典　厚生労働省保険局総務課医療費適正化対策推進室資料（平成25年3月1日発表）

が受診しています。逆にいえば，55％が未受診の状態にあります。このなかには特定健診以外の健診を受けたがデータを提供していない場合や，医療機関受診中のために健診を受けていない場合が含まれますので，事業主やかかりつけ医の理解のもと，データ統合を進めていくことが必要です。一方で，健診も医療機関受診もしていない対象者も少なからず存在していることから，健診を受けやすい方策の検討が必要です。

図表7－4右のように，保険者による受診率の格差もみられます。共済組合，健保組合などの被用者保険では比較的高い受診率である一方，職場からの働きかけが弱い協会けんぽ，国保では受診率が低い傾向がみられます。共済，健保組合においては被扶養者の受診率向上を目指した対策をとることが重要です。協会けんぽ，国保では事業主や地区組織，地域医師会等と連携した受診率向上策を図ることが必要と考えられます。

図表7－5は愛知県を例に，性，年齢階級別の特定健診受診状況を示したものです。全国の都道府県データについてこのようなグラフ作成が可能となっています（地方自治体による効果的な健康施策展開のための既存データ（特定健診データ等）活用の手引き）。健診データは保険者を通していったん国に集められナショナル・データ・ベース（NDB）として整理された後，居住地別に受診者数や有所見者数，各検査の平均値が還元されています。愛知県では平成22年度に139万人が受診し

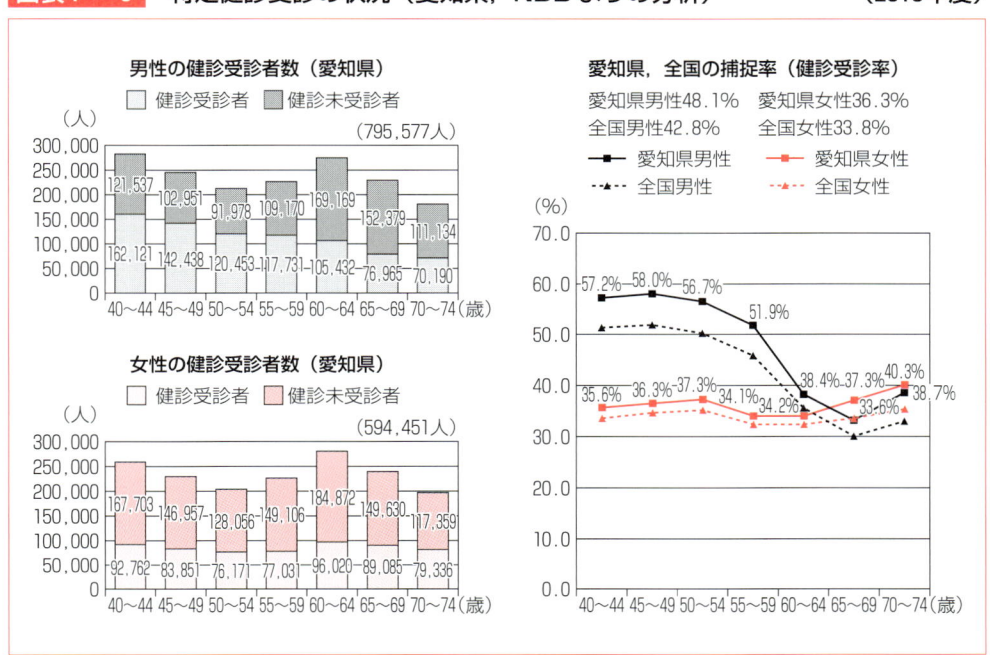

図表7－5　特定健診受診の状況（愛知県，NDBよりの分析）　　　　　（2010年度）

注　愛知県の40～74歳，329万人中139万人のデータ（捕捉率42.2％），全国の40～74歳，5873万人中2245万人のデータ（捕捉率38.2％）

ており，図は性・年齢階級別の受診者数，受診率をグラフ化したものです。

　男性では40～54歳の年代の受診率は全国より高いものの，50歳代後半から低下し始め，60歳代になると急速に低下することがわかります。退職による保険者の切り替え，疾病発症などから健診を受診しなくなった可能性が考えられます。在職中の健診が義務的に行われているだけで，本人が主体的に健診を活用する姿勢が醸成されていないことも課題といえるでしょう。女性では特に40～50歳代の受診率が男性よりも低いことが課題です。60歳代以降では健康への意識の高まりから上昇傾向がみられます。女性ではパート等の労働形態が依然多く，職場での受診機会はあっても保険者が異なるために特定健診としてデータ集約されていないこと，健保等の被用者保険が被扶養者の健診まで配慮できていないことなどの可能性があります。誰がどこで，特定健診を受けられるのか，そのデータをどのように集約していくのかを整理し，仕組みづくりにつなげる必要があります。

　性・年齢階級で受診率が異なることから，年齢調整をして全国の受診率を比較したのが**図表7－6**のマップです。男女とも東京，新潟，富山，宮城，山形，岡山，長野，山梨では受診率が高く，男性ではそれに加えて愛知，静岡が，女性では島根，石川で高い傾向がみられます。逆に，北海道，奈良，和歌山，青森，鳥取，山口が男女とも低く，男性ではそれに加えて高知，秋田，宮崎が，女性では広島，福岡，大阪，愛媛で低い傾向がみられます。地域における保険者構成が異なることが影響していると考えられますが，住民の意識の向上を図ることも重要ではないかと考えられます。

図表7－6　特定健診受診率（男女別年齢調整済み）　　　　　　　　　　（2010年）

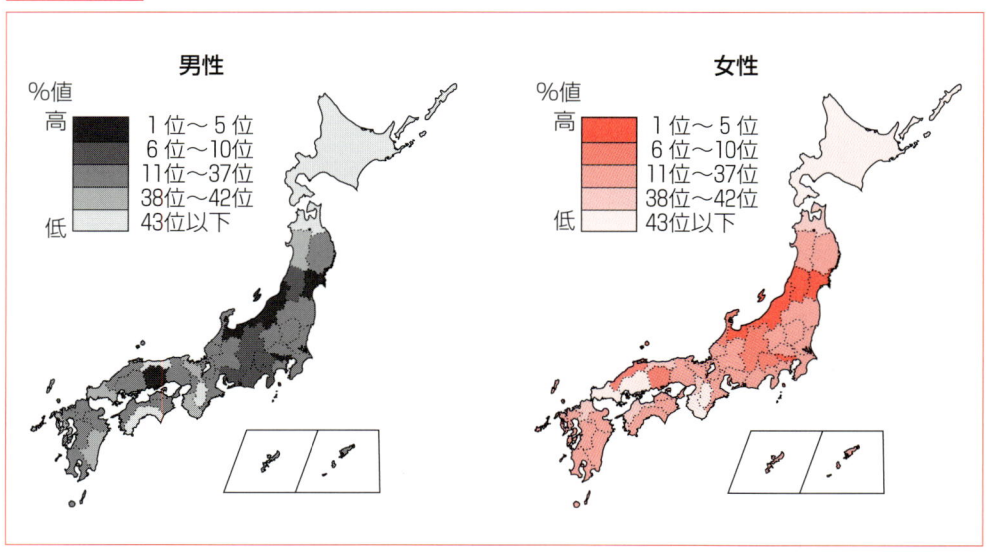

出典　厚生労働省「特定健康診査・特定保健指導の実施結果に関するデータ」の各階級受診者数と「平成22年国勢調査」の都道府県別性・年齢階級別人口を用いて，年齢調整受診率を算出

3 有所見率，特定保健指導対象者の割合

　メタボリックシンドローム（以下，メタボ）該当者，予備群の人数・割合，特定保健指導対象者，服薬中の人数，割合を押さえておきます。**図表7-7**に示したように，メタボ（該当，予備群）であっても薬剤服用者は特定保健指導対象者とはならないこと，階層化基準がメタボ診断基準とは異なることに留意する必要があります[注]。

> 注　以下の理由により両者の該当数は異なります。
> ・メタボ診断基準では，服薬中であれば検査値が正常でもリスクとカウントします。
> ・メタボ基準ではBMIを考慮しませんが，階層化基準では腹囲で基準値内でもBMIが25以上の場合には対象になる可能性があります。
> ・空腹時血糖はメタボ基準では110mg/dL，階層化基準では100mg/dL
> ・階層化基準では，喫煙の有無を考慮して判定します。

図表7-7　メタボ該当者および予備群と特定保健指導対象者の関係（イメージ図）

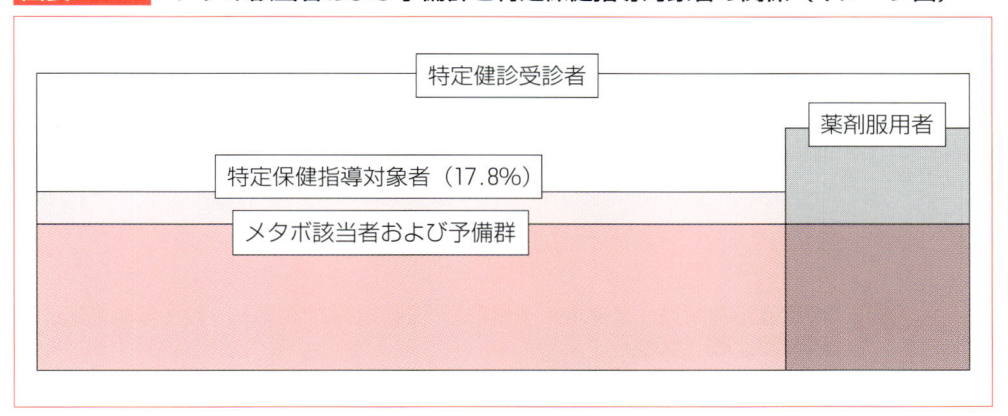

図表7-8　平成22年度特定健診データによるメタボの状況

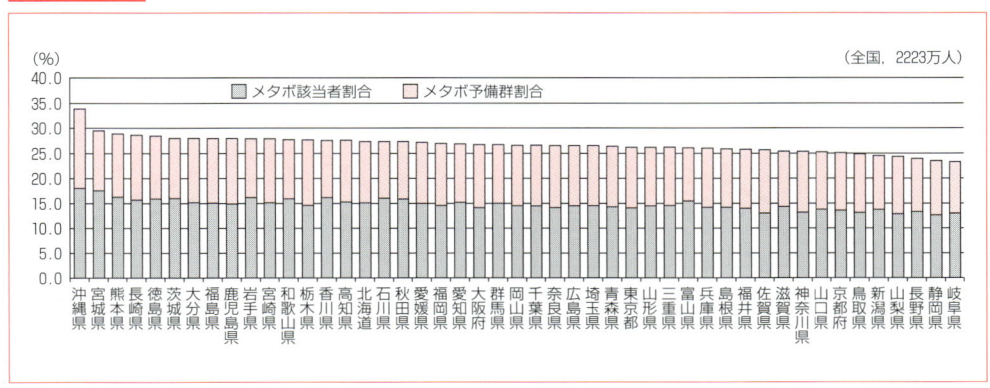

出典　厚生労働省NDB（National Data Base）より作図

特定健診のデータから都道府県別のメタボ状況をみると，男女合わせた有所見率は，最も高い沖縄県の33.9％から最も低い岐阜県の23.4％と広く分布しており，特に高い地域ではメタボ対策を重点課題として，特定保健指導やポピュレーションアプローチの充実に力を注ぐ必要があります（**図表7－8**）。

　性・年齢階級別，保険者別にメタボ＋予備群該当率，特定保健指導該当率を比較したのが，**図表7－9，7－10**です。男女ともメタボ＋予備群該当率は年齢が高くなるにつれ高くなっていきます。保険者別にみると，市町村国保の該当率が若年者

図表7－9 特定健診有所見（メタボ＋予備群），保健指導対象者——性・年齢階級，保険者間比較（男性）

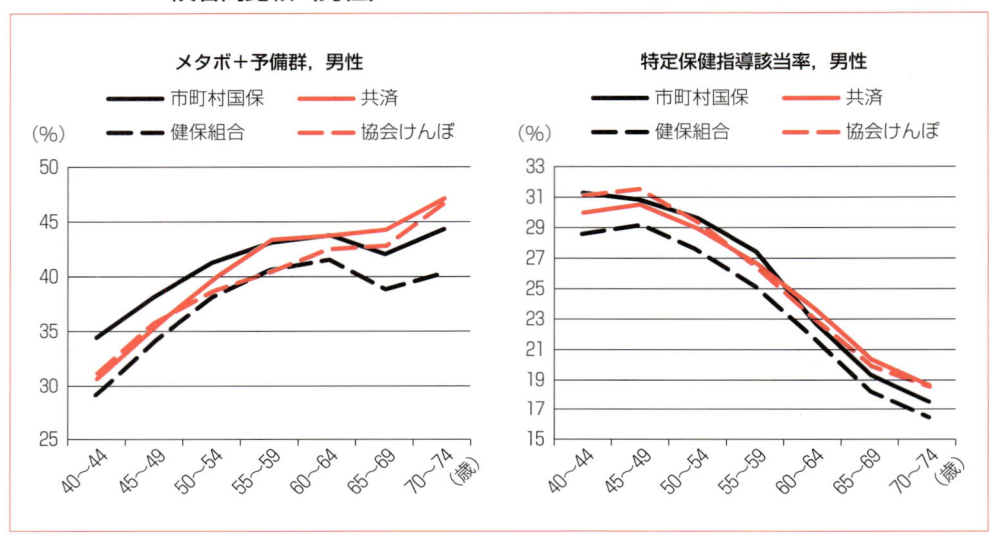

図表7－10 特定健診有所見（メタボ＋予備群），保健指導対象者——性・年齢階級，保険者間比較（女性）

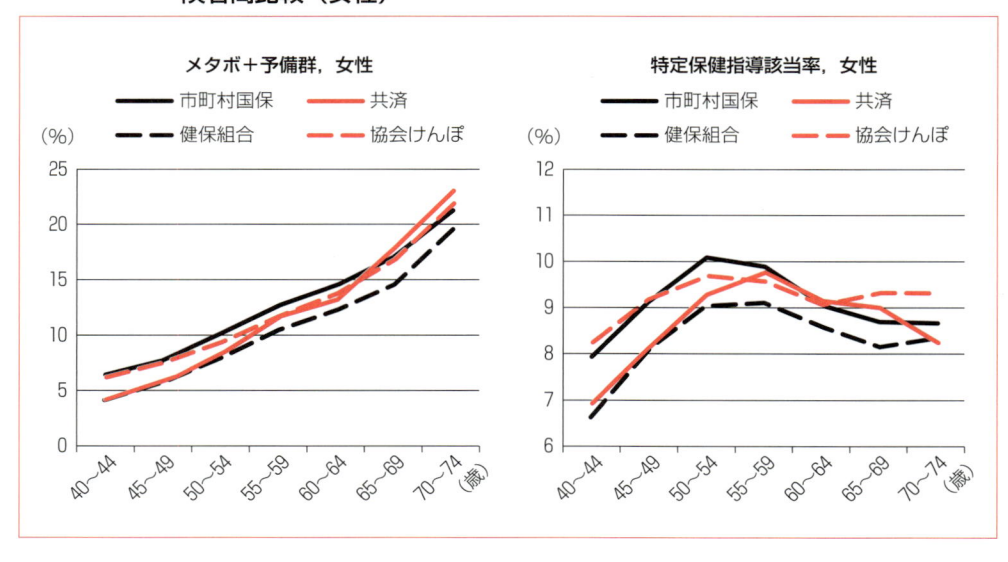

図表7−11　通院中の病気

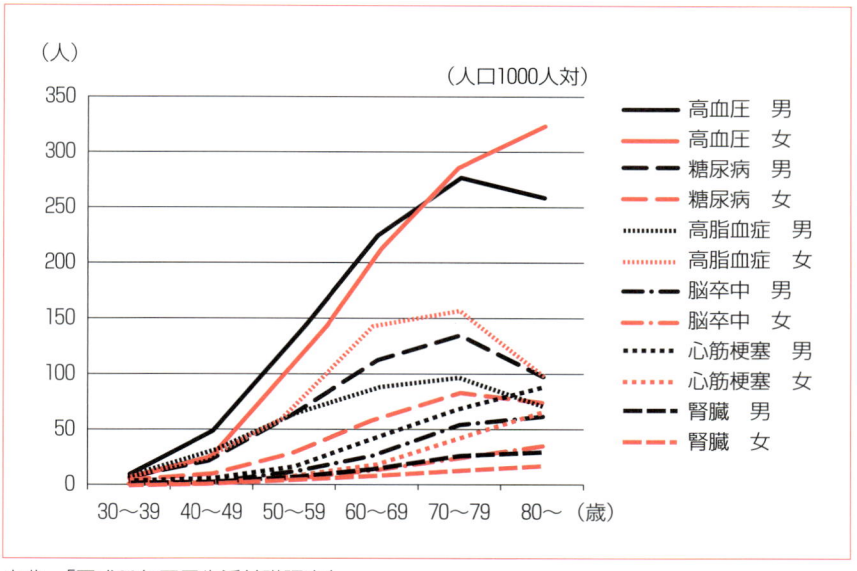

（人）　　　　　　　　　　　　（人口1000人対）
350
300
250
200
150
100
50
0
　　30〜39　40〜49　50〜59　60〜69　70〜79　80〜（歳）

凡例：高血圧　男／高血圧　女／糖尿病　男／糖尿病　女／高脂血症　男／高脂血症　女／脳卒中　男／脳卒中　女／心筋梗塞　男／心筋梗塞　女／腎臓　男／腎臓　女

出典　「平成22年国民生活基礎調査」

で高く，健保は全体を通じて低い傾向にあります。共済組合では40歳代は低いものの，50歳代以降で高くなる傾向がみられます。その理由については，職務内容，健康管理に対する意識，環境，啓発の状況など，多様な要因が関係していそうです。

　特定保健指導該当率（階層化での動機づけ支援，積極的支援を合計した割合）は男性では40歳代をピークとして年齢とともに低下傾向がみられます。**図表7−11**に示すように，50歳代以降，薬剤服用者が増加することと関連しています。特定保健指導では薬剤使用前の人に重点的に保健指導を行う事業であることから，50歳代以降に該当率が低下する結果になっているものと考えられます。女性では40歳代から50歳代にかけていったん増加の傾向がみられるものの，その後は服薬者の増加に伴い，一定レベルで維持しています。

　図表7−12，7−13には，全国の共済組合を例として，さらに詳しく内訳を示したものです（男女でのスケールの違いに注意）。男性では積極的支援該当者の割合が高いこと，女性では動機づけ支援の割合が高いことに留意します。積極的支援では6か月間の継続支援を，脱落せずに実施していく必要がありますので，実施場所や支援ツールについて十分な検討が必要です。

4　メタボ・特定保健指導対象以外の健康課題の抽出

　医療保険者としては，特定保健指導以外の保健事業についても検討していかなけ

図表7-12 共済組合のメタボ＋予備群率，特定保健指導対象者割合
（男性，平成22年度）

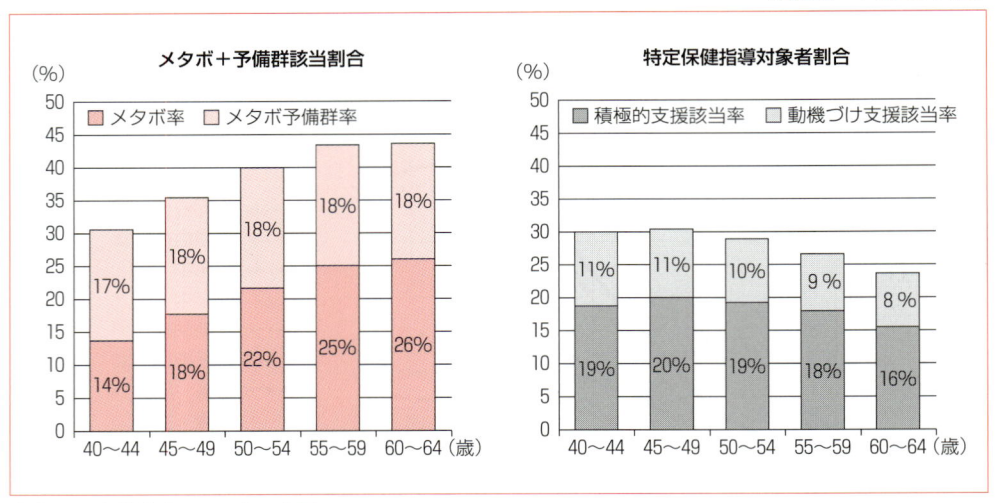

メタボ＋予備群該当割合

年齢	メタボ率	メタボ予備群率
40～44	14%	17%
45～49	18%	18%
50～54	22%	18%
55～59	25%	18%
60～64	26%	18%

特定保健指導対象者割合

年齢	積極的支援該当率	動機づけ支援該当率
40～44	19%	11%
45～49	20%	11%
50～54	19%	10%
55～59	18%	9%
60～64	16%	8%

出典　厚生労働省NDBより作図

図表7-13 共済組合のメタボ＋予備群率，特定保健指導対象者割合
（女性，平成22年度）

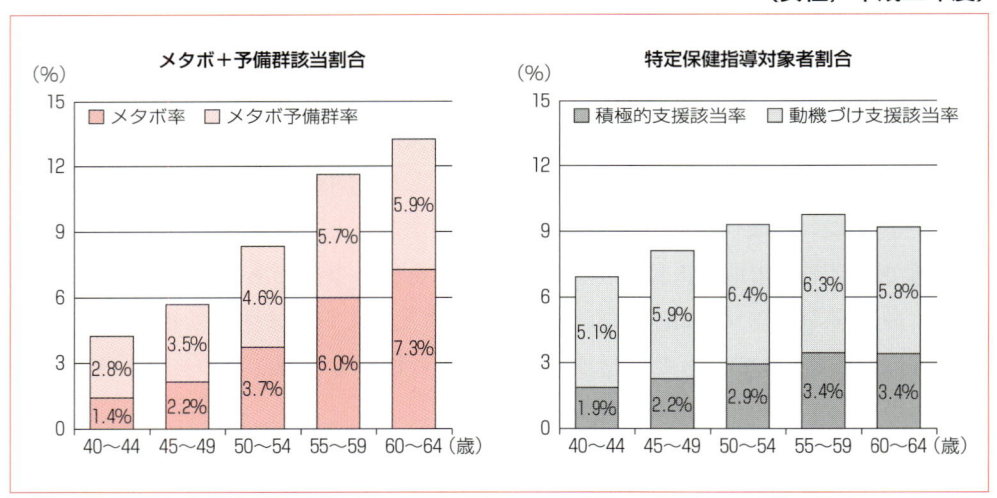

メタボ＋予備群該当割合

年齢	メタボ率	メタボ予備群率
40～44	1.4%	2.8%
45～49	2.2%	3.5%
50～54	3.7%	4.6%
55～59	6.0%	5.7%
60～64	7.3%	5.9%

特定保健指導対象者割合

年齢	積極的支援該当率	動機づけ支援該当率
40～44	1.9%	5.1%
45～49	2.2%	5.9%
50～54	2.9%	6.4%
55～59	3.4%	6.3%
60～64	3.4%	5.8%

出典　厚生労働省NDBより作図

ればなりません。肥満のない人の有所見の状況や，治療中の人のコントロール状況についても実態を把握する必要があります。

　加入者の健康状態を総括的に把握する目的で，保健指導対象肥満者や有所見者の発生状況，肥満者と非肥満者における有所見者数・割合を**図表7-14**の表に書き込んでみましょう。リスクの判定については，血糖，血圧，脂質等について第1章の対応の表（**図表1-31，1-33，1-35，1-39，1-40**）を参考にしてください。非肥満者についても，受診勧奨判定値を超える人が放置されていないかを確認し，

図表7-14 肥満，血糖，血圧，脂質の測定値および喫煙に応じた対応

リスクの大きさ \ リスク	危険因子（肥満・血糖・血圧・脂質・喫煙）を評価する		
	肥満あり		肥満なし
	＋リスク2つ以上	＋リスク1つまで	──
異常なし		肥満改善，生活習慣病予防に関する情報提供	一般的な健康づくり情報の情報提供
保健指導判定値あり	特定保健指導＜積極的支援＞	特定保健指導＜動機づけ支援＞	当該疾患についての情報提供
受診勧奨判定（軽度）	特定保健指導＜積極的支援＞（6か月評価時に該当項目について再確認が望ましい）	特定保健指導＜動機づけ支援＞（6か月評価時に該当項目について再確認が望ましい）	当該疾患にかかわる生活習慣改善指導（面接），医療機関受診
受診勧奨判定（中等度以上）	すぐに受診または，医師と連携して特定保健指導＜積極的支援＞を実施後医療機関管理	確実な受診勧奨または，医師の判断で積極的支援相当の保健指導をすることも可	確実な受診勧奨，受診の確認，医療機関管理

図表7-15 平成22年度特定健診受診者のHbA1c（NGSP）と糖尿病治療の状況（K市）

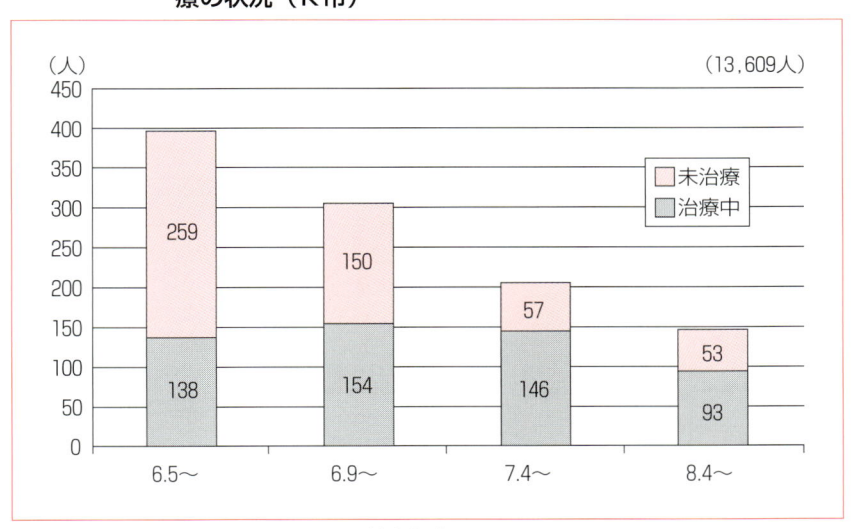

(13,609人)

HbA1c	治療中	未治療
6.5〜	138	259
6.9〜	154	150
7.4〜	146	57
8.4〜	93	53

愛知県K市特定健診データベースより著者作成

受診勧奨などの保健事業につなげる必要があります。

　治療中の加入者においても，良好な管理ができているとは限りません。**図表7-15**にある自治体（K市）における特定健診データを糖尿病について分析した結果を

図表 7—16　年齢区分別にみた HbA1c 7.4％以上のうち治療中の人の割合

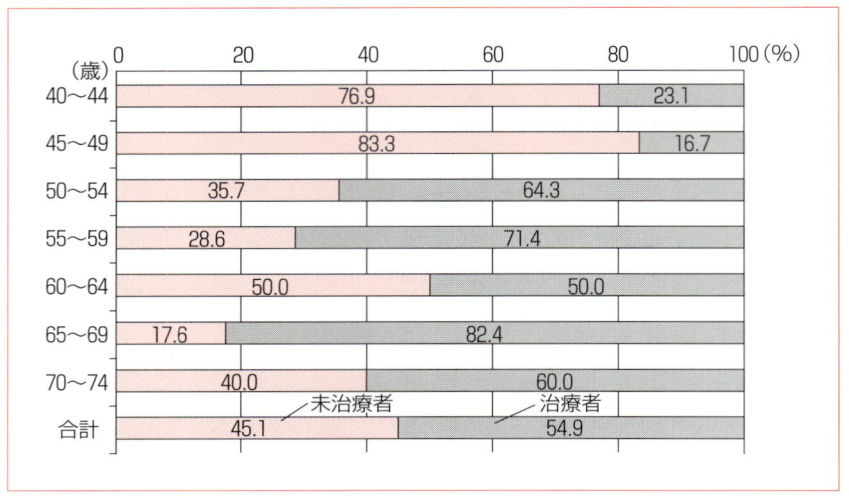

年齢（歳）	未治療者 (%)	治療者 (%)
40～44	76.9	23.1
45～49	83.3	16.7
50～54	35.7	64.3
55～59	28.6	71.4
60～64	50.0	50.0
65～69	17.6	82.4
70～74	40.0	60.0
合計	45.1	54.9

愛知県K市特定健診データベースより著者作成

図表 7—17　特定健診データからみた性・年齢階級別平均値
（全国2245万人，愛知県139万人）

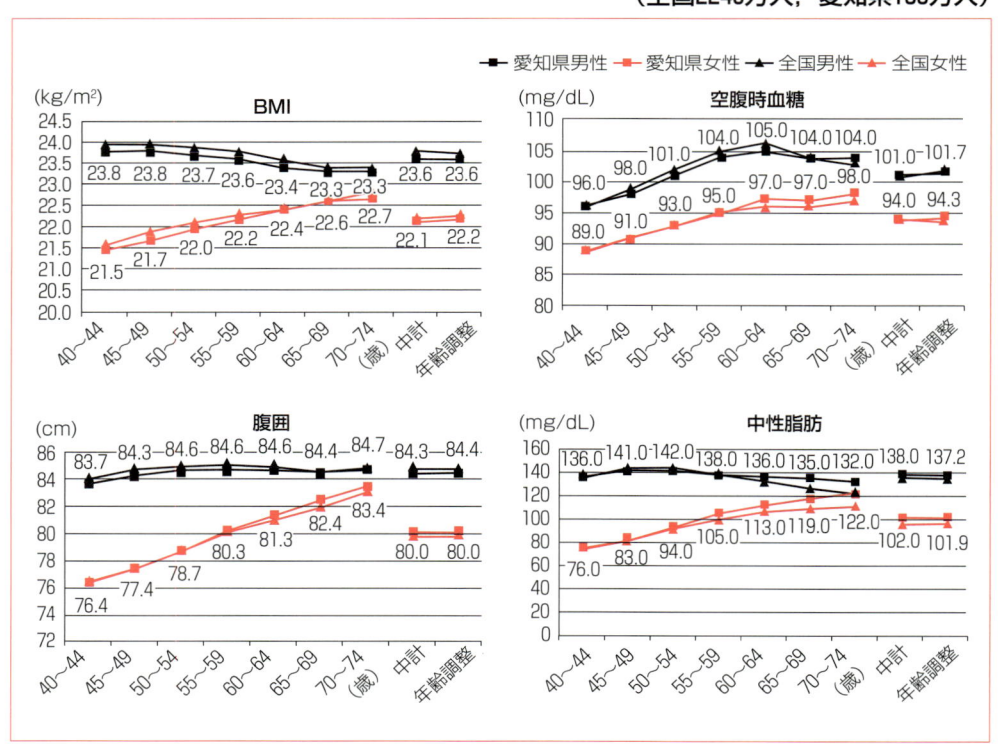

凡例：愛知県男性　愛知県女性　全国男性　全国女性

BMI (kg/m²)

年齢	愛知県男性	愛知県女性
40～44	23.8	21.5
45～49	23.8	21.7
50～54	23.7	22.0
55～59	23.6	22.2
60～64	23.4	22.4
65～69	23.3	22.6
70～74	23.3	22.7
中計	23.6	22.1
年齢調整	23.6	22.2

空腹時血糖 (mg/dL)

年齢	男性	女性
40～44	96.0	89.0
45～49	98.0	91.0
50～54	101.0	93.0
55～59	104.0	95.0
60～64	105.0	97.0
65～69	104.0	97.0
70～74	104.0	98.0
中計	101.0	94.0
年齢調整	101.7	94.3

腹囲 (cm)

年齢	男性	女性
40～44	83.7	76.4
45～49	84.3	77.4
50～54	84.6	78.7
55～59	84.6	80.3
60～64	84.6	81.3
65～69	84.4	82.4
70～74	84.7	83.4
中計	84.3	80.0
年齢調整	84.4	80.0

中性脂肪 (mg/dL)

年齢	男性	女性
40～44	136.0	76.0
45～49	141.0	83.0
50～54	142.0	94.0
55～59	138.0	105.0
60～64	136.0	113.0
65～69	135.0	119.0
70～74	132.0	122.0
中計	138.0	102.0
年齢調整	137.2	101.9

出典　平成22年度 NDB データ活用

図表7-18　20歳代のBMI、その後20年間の体重変化と高血圧

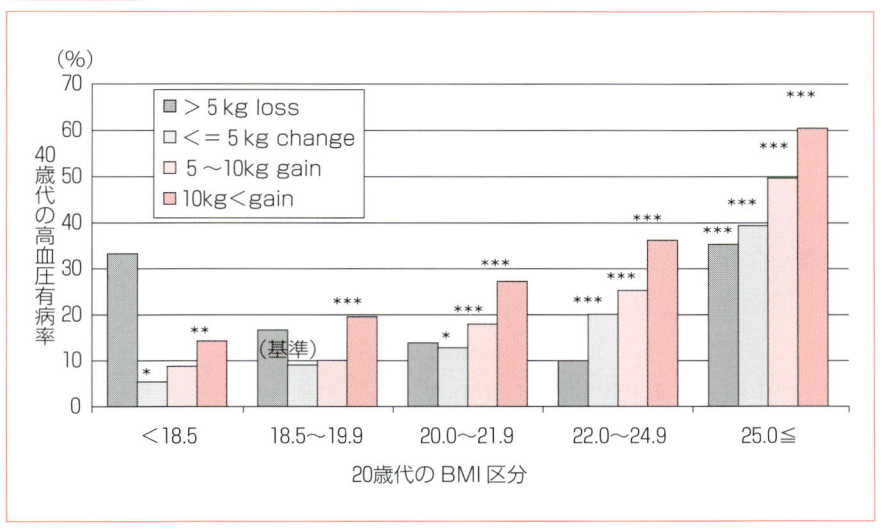

出典　畑中陽子・玉腰暁子・津下一代「20歳代男性のBMIならびにその後の体重変化が40歳代における高血圧・糖尿病有病率および医療費に及ぼす影響」『産業衛生学雑誌』54巻4号，pp.141-149，2012．

図表7-19　20歳代のBMI、その後20年間の体重変化と糖尿病

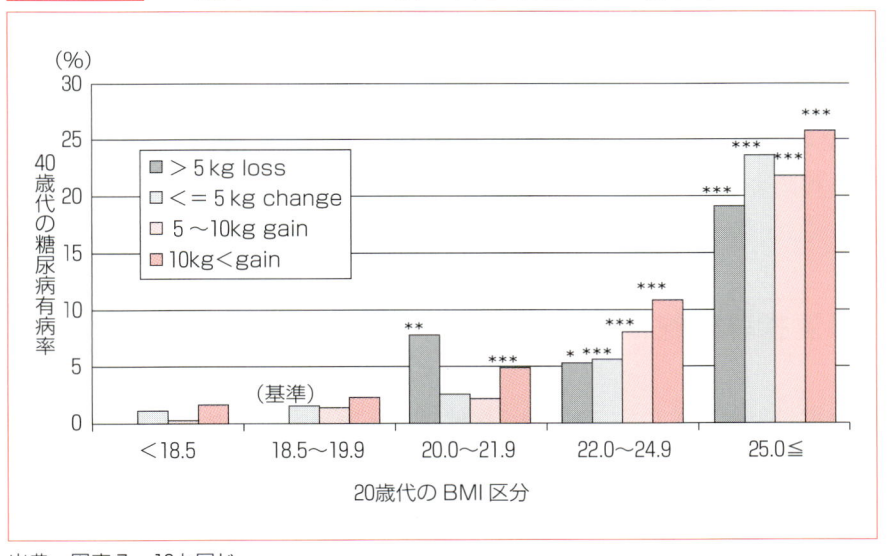

出典　図表7-18と同じ

示します。1万3609人の健診受診者のうち，糖尿病の可能性が高いHbA1c（NGSP）6.5％以上は1050人（7.7％）でした。このうち糖尿病で治療中と回答した人は531人と約半数にとどまり，半数は治療を受けていませんでした。うち，薬物治療も考慮する可能性が高いHbA1c 7.4％以上に限ってみても，約3割が治療を受けていないことが判明しました。年代別に未治療者割合をみてみると，65〜69歳は比較的良好であるのに対し，若年者では未治療者割合が高い結果が得られました。このような方々のなかから，合併症が進んでしまってから病院受診となる人が発生すると予測されます（**図表7−16**）。特定健診のデータは重症化防止策を行うべき対象者を選定できることから，積極的な活用が期待されます。

さらに，特定健診・特定保健指導は40歳代以上の制度であることから，若年者の状況についても把握しておくとよいでしょう。**図表7−17**は性・年齢階級別のBMI，腹囲，空腹時血糖，中性脂肪の平均値のグラフです。女性では40歳代前半の平均値は低く加齢とともに平均値が高くなっていくことがわかります。40歳代以降のデータ悪化時期をとらえることができていると思われます。それに比べて男性では，40歳代で肥満度が最も高く，検査の有所見率も高いことから，40歳代以前に対策を打つ必要性が高いと思われます。某健保組合のデータでは入社後40歳までに平均8kgの体重増加があることが判明しています。20歳代のBMI，およびそれ以降の5kg以上の体重増加が40歳代の高血圧，糖尿病の有病率や医療費に関連しているという研究報告もあることから（**図表7−18，7−19**），40歳未満の対策にも力を入れたいものです。実際，特定保健指導を行って保健指導の対象者は改善しても，40歳未満から次々にメタボ該当者が流入してくる現状から，若年者対策を強化し始めた保険者も少なくありません。

5　保健指導実施目標

保健指導対象者に対して，効果的な保健指導を実施することが求められています。国としては，第2期では全体としては45％，保険者種別では市町村国保，健保組合は60％，共済組合は40％，協会けんぽは30％を目標値として設定しています（**図表7−3参照**）。

第1期の実施状況をみると，年々保健指導終了率は上昇，特に市町村国保や健保組合での取り組みが強化されていることがわかります（**図表7−20**）。性・年齢階級別，保険者別に保健指導実施率を比較したのが**図表7−21**です。同じ被用者保険でも，単一健保と比較して共済組合，総合健保の実施状況が低いことがわかります。保健指導については平成20年度からの新規事業だったため，保健事業に関する戦

図表7-20　特定保健指導実施率の年次推移

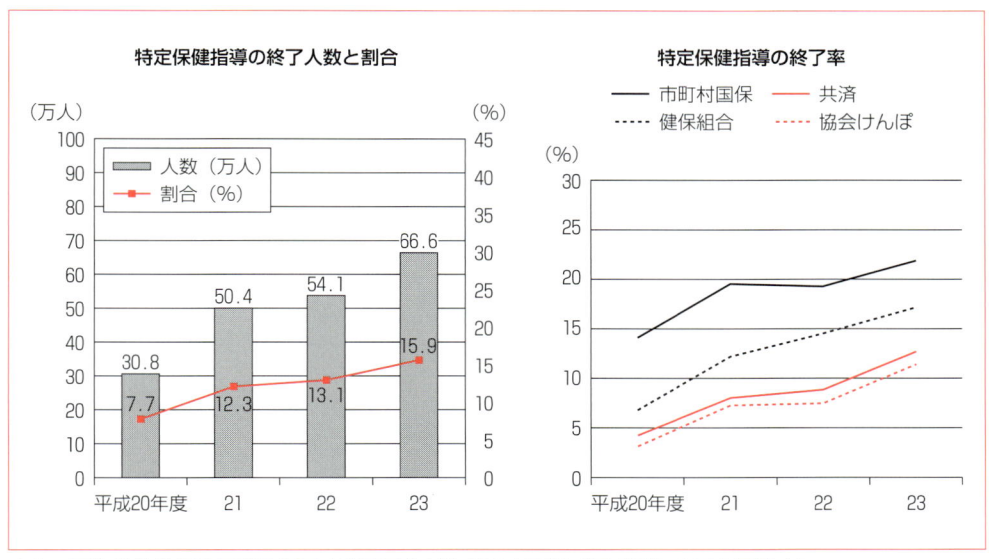

特定保健指導の終了人数と割合

年度	人数（万人）	割合（％）
平成20年度	30.8	7.7
21	50.4	12.3
22	54.1	13.1
23	66.6	15.9

特定保健指導の終了率（市町村国保、共済、健保組合、協会けんぽ）

出典　厚生労働省保険局総務課医療費適正化対策推進室資料（平成25年3月1日発表）

図表7-21　特定保健指導実施率（医療保険者間比較）

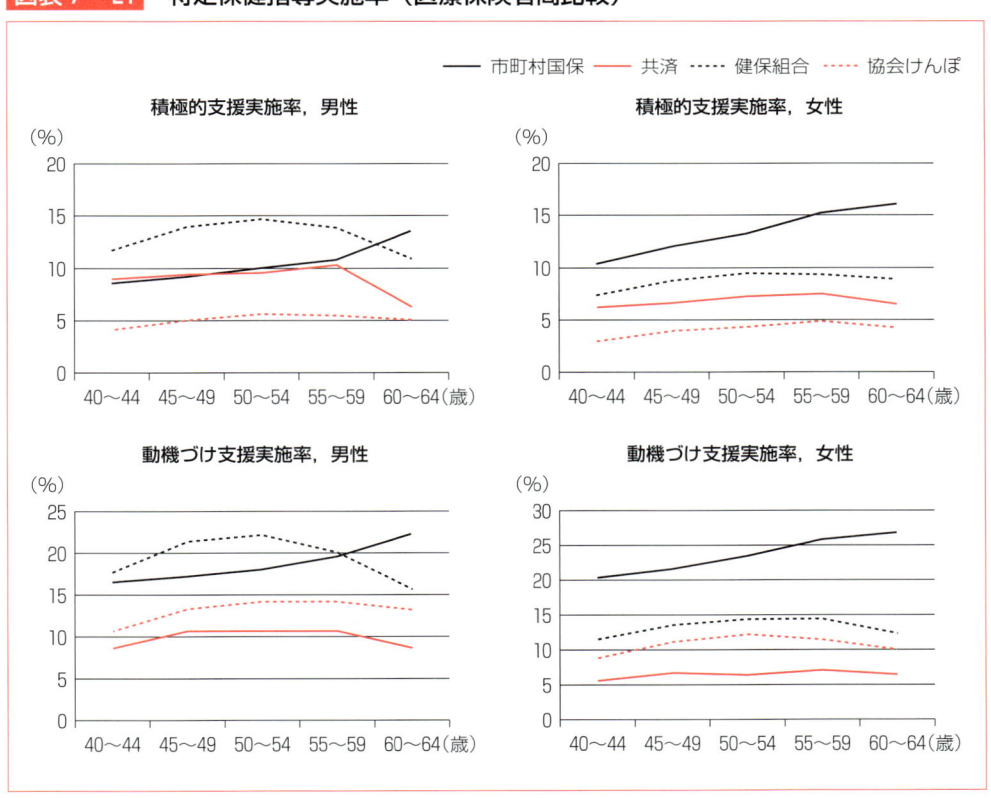

積極的支援実施率，男性／積極的支援実施率，女性／動機づけ支援実施率，男性／動機づけ支援実施率，女性（市町村国保、共済、健保組合、協会けんぽ）

図表7−22　全医療保険者総計：都道府県別保健指導実施率　　　（平成22年度）

（特定保健指導実施率）宮崎県23.5%、全国13.3%、神奈川県9.8%

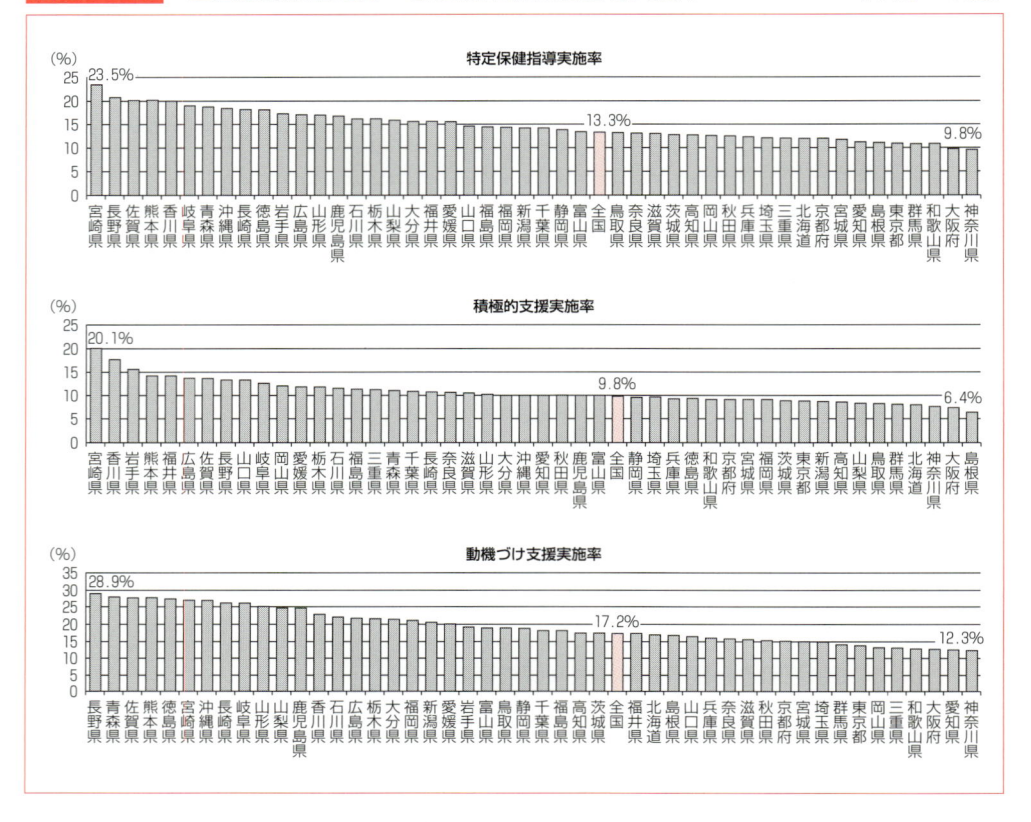

（積極的支援実施率）宮崎県20.1%、全国9.8%、島根県6.4%

（動機づけ支援実施率）長野県28.9%、全国17.2%、神奈川県12.3%

略の立て方，実施体制の組み立て方が結果に影響したものではないかと考えられます。

　NDBから各都道府県別の実施率をランキングにしたのが**図表7−22，7−23**です。全体では宮崎県，長野県，佐賀県の実施率が高く，神奈川県，大阪府，和歌山県の実施率が低いことがわかります。都道府県レベルの保険者協議会，医療保険者の熱意だけでなく自治体・企業等の担当者の熱意，保健指導機関の実施体制，住民の健康に対する意識など，多様な要因が関係する結果と考えられます。このようなデータにより課題を「見える化」し，高い自治体が実施している方法を学ぶことから始めてもよいのではないかと考えます。

　第2章に取り上げたように，保健指導によりメタボ改善効果が明らかにみられていることから，実施体制を整備していくことが求められます。国のNDBにおいても，2年連続健診受診者において保健指導実施群においてはメタボからの脱出，非該当者の増加がみられている（**図表7−24，7−25**）ことから，第1期は様子見をしていた保険者も動いてくることを期待したいところです。

　各保険者においては，保健指導対象者数を算出し，予算を確保します。対策を打

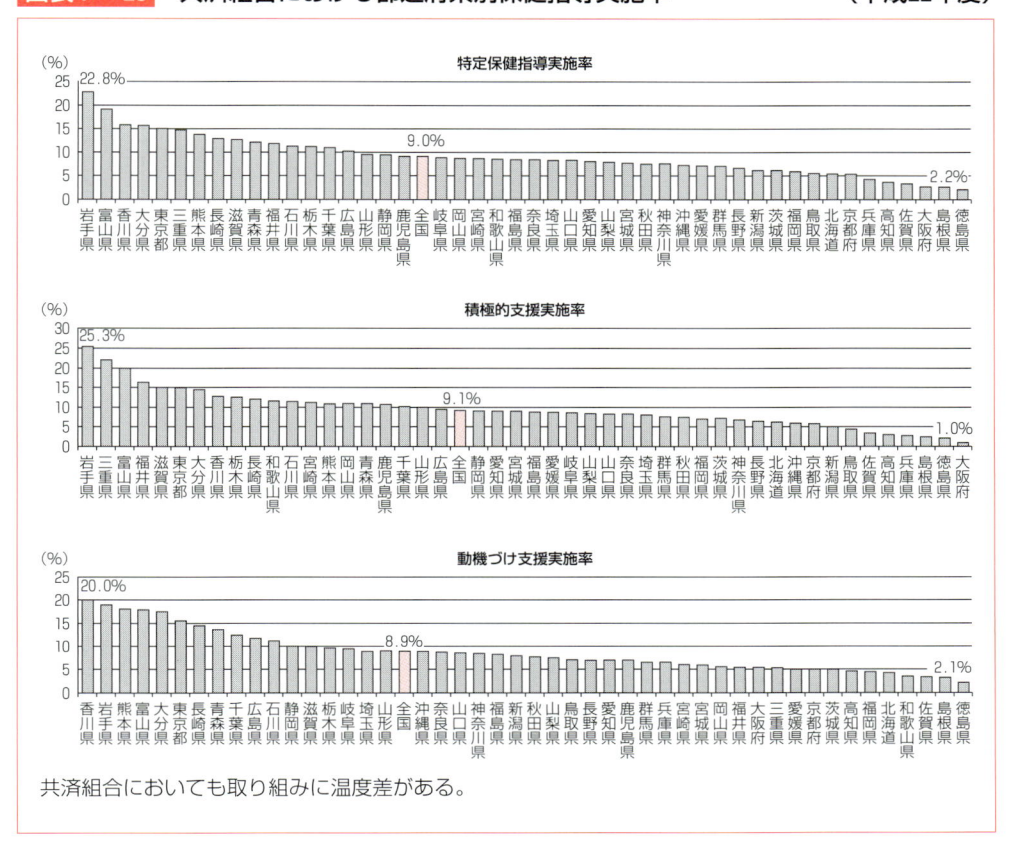

図表7-23　共済組合における都道府県別保健指導実施率　　　　（平成22年度）

特定保健指導実施率：岩手県22.8%〜徳島県2.2%、全国9.0%
積極的支援実施率：岩手県25.3%〜大阪府1.0%、全国9.1%
動機づけ支援実施率：香川県20.0%〜徳島県2.1%、全国8.9%

共済組合においても取り組みに温度差がある。

たなければ、生活習慣病1人当たりの医療費（年間10万〜30万円程度）が義務的に支出されることになりますから、予防により疾病発症を防げる対象者を慎重に検討すべきです。

　保健指導の実施計画を策定するとき、どの方法で実施するのが質・量ともに要求を満たせるのかを検討します。効果性の高い保健指導を実施するためのマンパワーを保険者内で確保できない場合、または効果性・効率性の高い保健指導機関に委託が可能な場合、アウトソーシングを検討します。

　アウトソーシングにあたっては、保険者の特性（職制、勤務体系、社会環境等）や属性（対象者の性・年代、疾病の程度）に合わせて、目的に合った保健指導を実施できるよう、医療保険者と保健指導機関が相談します。保健指導機関の選定にあたっては、費用だけでなく、これまでの指導実績や指導体制、指導者研修プログラム、参加者の声等を確認のうえ、質の高い保健指導事業者を選定するよう、注意しなければなりません。

図表7－24 平成20年度特定保健指導終了者（積極的支援）の平成20・21年度メタボの状況

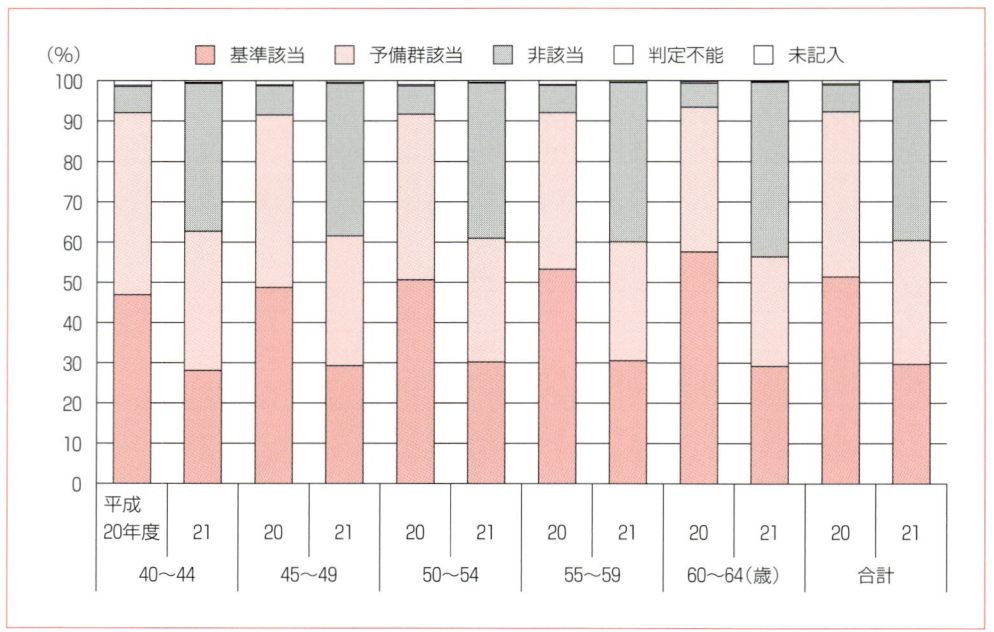

出典　厚生労働省保険局検討会資料

図表7－25 平成20年度特定保健指導終了者（動機づけ支援）の平成20・21年度メタボの状況

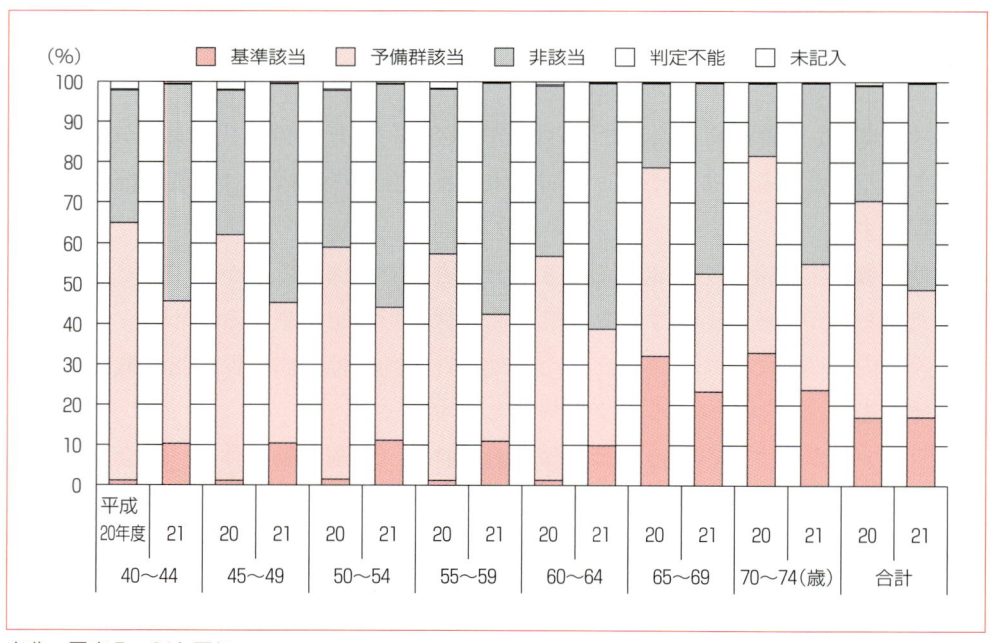

出典　図表7－24と同じ

3 評価
——Do から Check, Action へ

1 評価の考え方

　評価の目的は，計画したとおりに保健事業が実施できているのか，目標とした効果が出ているのかを確認することです。評価の結果，目標を達成しているのであれば，「目標の立て方，事業の進め方はよかった」ということになるので，このまま続けるか，さらに目標を高くして事業を拡大する，という方向で考えていきます。目標に達していないようであれば，どこに問題があったのかを検討して改善につなげていきます。目標の立て方が高すぎたのか，保健指導プログラムに改善すべき点があるのか，対象者の選定方法を工夫すべきなのか，保健指導者の資質向上が必要なのか，保健指導自体はうまくいったけれど（職場）環境の変化等のために継続が困難であったのか，などの課題がみえてくるでしょう。現状を客観的に見つめ，一歩目標に近づくためにはどこを修正するとよいのか，建設的に考えていかなければなりません。評価とは「悪いところを見つけて非難する」ことではなく，「変えるべき点，変えなくてもよい点を見つける」「よりよい仕事を楽にする」ために重要なプロセスなのです。

　評価をすることが自信につながったという保健指導者も少なくありません。主観的に考えると，うまくいかなかったことばかりに気をとられることがあります。一人の対象者に文句をつけられただけで，落ち込んでしまうこともあるかもしれません。しかし「保健指導を受けてよかった」と思っている人がどれだけいるのかをアンケート等で客観的に把握すると，「喜んでくれる人がいるんだ」と自信につながりますし，「効果が出る人を増やすために，どう工夫したらよいのだろう」と前向きに考えることができます。うまくいかない人の割合を減らすためにはどうしたらよいのかを冷静に考え，作戦を立てることによって，一段階スキルアップできるでしょう。

一方,「相手が悪かった」「運がなかった」と考えるだけなら,保健指導技術を高めることにはつながりません。相手がどういう点に対して抵抗感を示したのか,不快な思いの理由は何なのかを考え,「保健指導の方法として,変えられるところはないか」という視点をもつことも大切です。

　4000本安打を達成したイチローさんは「8000回以上の悔しい思い」という表現をしました。どんな打者でも100％打てるわけではなく,7割は打てない。苦手な相手を分析して攻略法を考えたり,フォームを変えてみたり,体調を常にベストに近い状態へもっていくための工夫をしたり,などの連続によって,打率を高めることができるのです。「保健指導の打率(うまくいった人の割合)」を高めるために,どこを強化すべきか,研究することが大切なのです。

2　立場によって変わる評価の目的と指標

　保健事業を行うときには,計画段階から評価指標について考えておくことが大切です。仕事の一部として,ルーチンワークとして評価指標を組み込んでおくと,いつの間にか事業の改善につながっていきます。

　評価方法の基本は,5W1Hです。誰が(Who),何の目的で(Why),誰を(Whom)または何を(What),いつ(When),どのように(How)評価するのかを,事前に決めておくことです。立場と目的が異なれば,評価指標は変わってくるわけです。

　医療保険者は事業の実施主体として,効果的・効率的に保健事業が進み,加入者の健康状態に改善をもたらしたか,医療費に好影響をもたらしているのか,を達成すべき最終評価とします(**図表7－26**,第1段階)。効果として,医療費や健診データの変化だけでみていく(直接的な効果)場合が多いのですが,それによる波及的な効果,たとえば治療のための欠勤が少ない,作業効率がよい,看護・介護等家族の負担が軽減されるなどの間接的な効果を評価に含める考え方もあります(**図表7－27**)。

　特定保健指導制度においては,保険者自身が評価を受ける指標として,健診受診率,保健指導実施率,メタボ改善率などが定められています(**図表7－26**,第2段階)。このような指標について,前年度実績や全国,またはほかの同種の保険者と比較しつつ,改善を目指すことが大切です。委託している場合には,適切な委託先を選択できているのかも重要なポイントです。

　保健指導機関は保険者に委託され,期待された効果を出していくことが求められます。①予定していた人数の保健指導がスケジュールどおりできたか,②脱落率を低くすることができたか,③保健指導参加者のデータが改善したのか(6か月後4

図表7−26　保健事業評価の段階

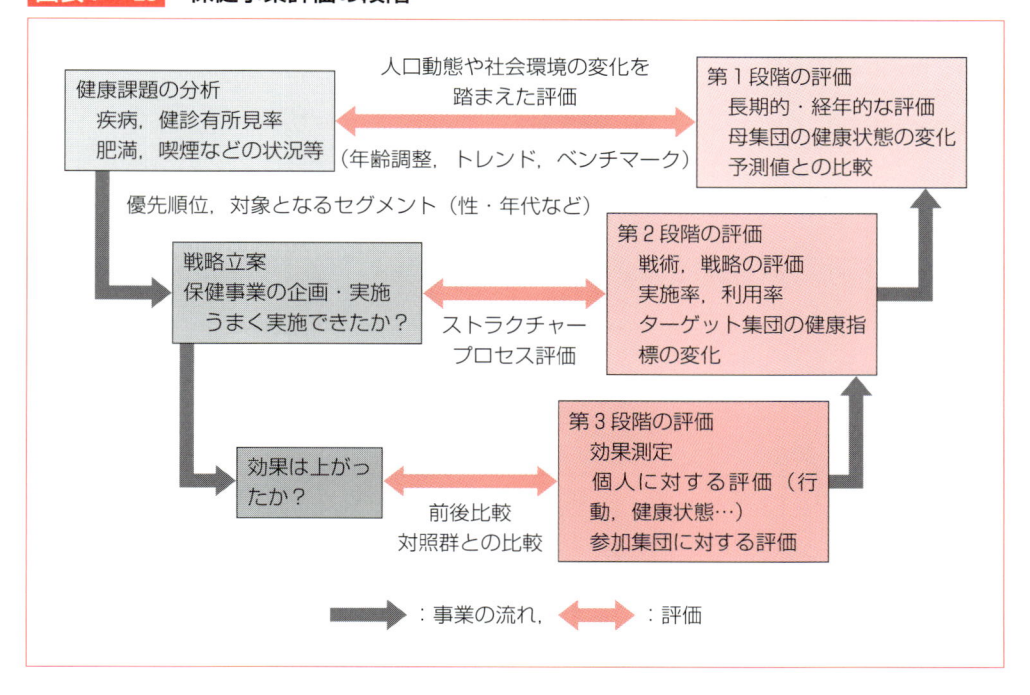

健康課題の分析
　疾病，健診有所見率
　肥満，喫煙などの状況等

↕ 人口動態や社会環境の変化を踏まえた評価（年齢調整，トレンド，ベンチマーク）

第1段階の評価
　長期的・経年的な評価
　母集団の健康状態の変化
　予測値との比較

優先順位，対象となるセグメント（性・年代など）

戦略立案
　保健事業の企画・実施
　うまく実施できたか？

↕ ストラクチャー
　プロセス評価

第2段階の評価
　戦術，戦略の評価
　実施率，利用率
　ターゲット集団の健康指標の変化

効果は上がったか？

↕ 前後比較
　対照群との比較

第3段階の評価
　効果測定
　個人に対する評価（行動，健康状態…）
　参加集団に対する評価

➡：事業の流れ，↔：評価

図表7−27　保健事業における経済的評価

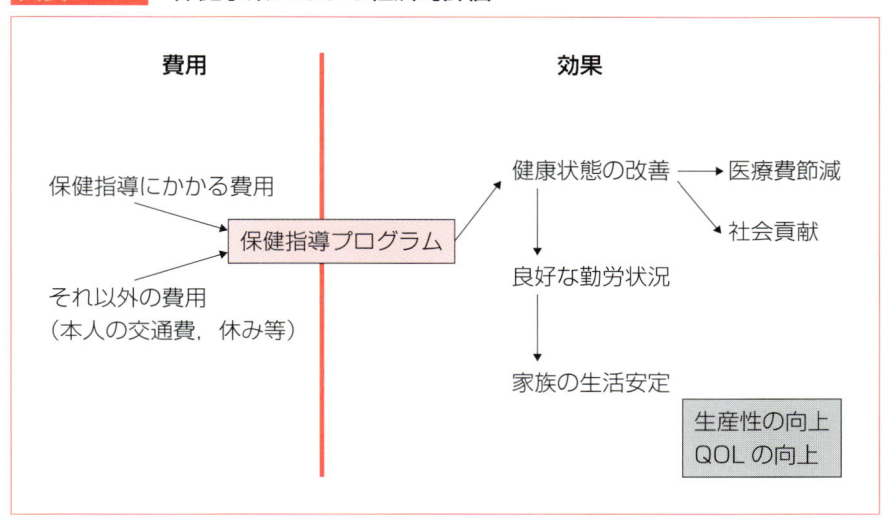

費用 | **効果**

保健指導にかかる費用 → 保健指導プログラム
それ以外の費用（本人の交通費，休み等） → 保健指導プログラム

保健指導プログラム → 健康状態の改善 → 医療費節減
　　　　　　　　　　　　　　　　　　　→ 社会貢献
　　　　　　　　　　↓
　　　　　　　　良好な勤労状況
　　　　　　　　　　↓
　　　　　　　　家族の生活安定

生産性の向上
QOLの向上

％減量達成率，1年後健診データ改善率等），④保健指導者による効果のばらつきは大きすぎないか（当たりはずれがないか），⑤保健指導者の定着率は？　保健指導者が意欲的にスキルアップに取り組んでいるか，などの観点で評価するとよいでしょう。保険者ごとに効果評価をした報告書の作成をルーチン化することで，改善すべきポイントが浮かび上がります。**図表7−28**は特定保健指導実施報告書の例です。保健指導完了率，保健指導対象者のモチベーションの変化，体重の変化等の客観的

図表7－28　平成24年度〇△市の特定保健指導報告書（例）

1．保健指導プログラム

積極的支援：①しっかりコース：300P，②お手軽コース：220P
●支援実施期間：平成24年8月〜平成25年3月末

プログラム	初回	2週間	1か月	1.5か月	2か月	中間	4か月	5か月	6か月
しっかり	グループ	通信	運動実技	通信	通信	栄養講義	通信	通信	グループ＋効果測定
お手軽	グループ	通信	通信		通信	通信	通信	通信	グループ＋効果測定

2．参加者の状況

	初回支援人数								継続率(%)
	40歳代		50歳代		60歳代		合計		
	男	女	男	女	男	女	男	女	
しっかり	3	0	2	1	5	2	10	3	100
お手軽	1	0	1	1	1	2	3	3	100
合計	4	0	3	2	7	3	13	6	100

3．アンケート結果

- 参加動機として，周りからの勧めや，健診結果を気にされての参加が多く，初回支援終了時の教室満足度は「ためになった」42.1％，「大変ためになった」57.9％と全員に満足いただいた。
- 教室参加前の生活習慣改善のステージモデルは「実行期・維持期」が全体の約2割であったが，初回支援終了後には約8割が，「実行期・維持期」へ移行し，生活習慣の改善意欲が高まった。
- 半年間の支援終了後には約7割が「実行期・維持期」となり，生活習慣改善の取り組みを実行中であった。

●教室への参加目的（アンケートより）
（N＝19，複数回答可）

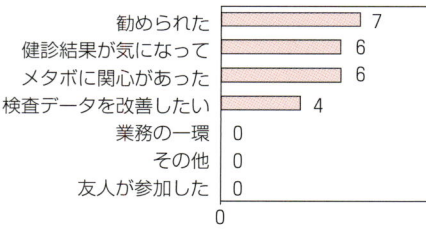

勧められた	7
健診結果が気になって	6
メタボに関心があった	6
検査データを改善したい	4
業務の一環	0
その他	0
友人が参加した	0

●教室満足度（N＝19）

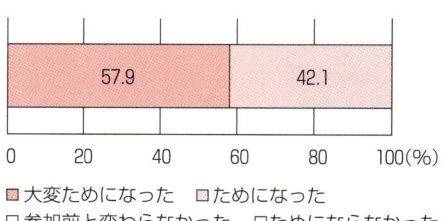

大変ためになった 57.9　ためになった 42.1
□大変ためになった　□ためになった
□参加前と変わらなかった　□ためにならなかった

●生活改善への意識（N＝19）

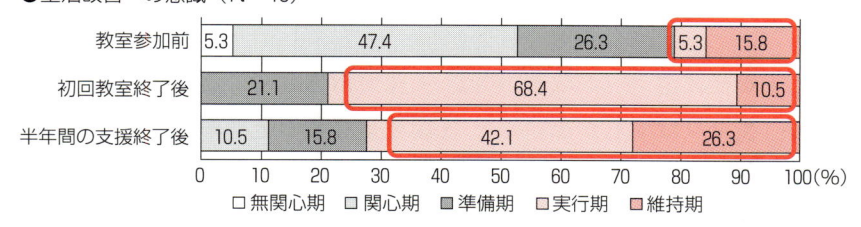

	無関心期	関心期	準備期	実行期	維持期
教室参加前	5.3	47.4	26.3	5.3	15.8
初回教室終了後		21.1		68.4	10.5
半年間の支援終了後	10.5	15.8		42.1	26.3

□無関心期　□関心期　□準備期　□実行期　□維持期

4. 保健指導結果

●体重変化の状況（効果測定時）
健診時の体重より何％減量したか

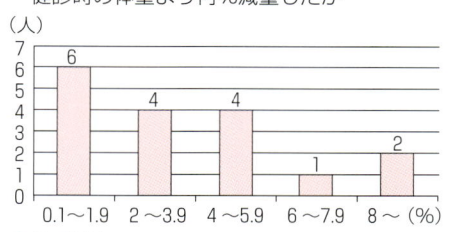

（人）グラフ：0.1〜1.9：6、2〜3.9：4、4〜5.9：4、6〜7.9：1、8〜（％）：2

●メタボリックシンドロームの状況

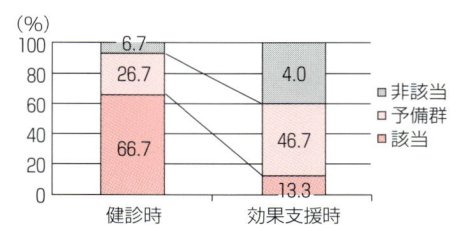

（%）グラフ：
健診時　該当66.7、予備群26.7、非該当6.7
効果支援時　該当13.3、予備群46.7、非該当4.0（※非該当の残り）

●体重減少
　平均−3.9kg
●腹囲減少
　平均−3.9cm

すべての人が健診時より体重が減少し，メタボ改善に有効と考えられる「健診時体重の4％以上の減量」成功者も多くみられた。

●メタボリックシンドローム該当者は10人→2人で，メタボリックシンドローム改善率は80.0％と大変高かった。

●各検査データの有所見率の変化

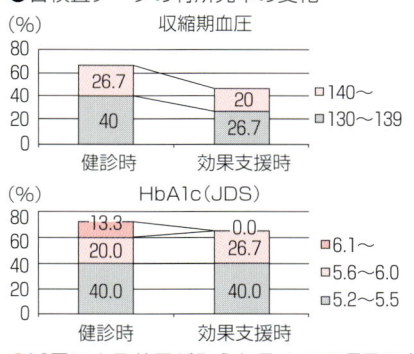

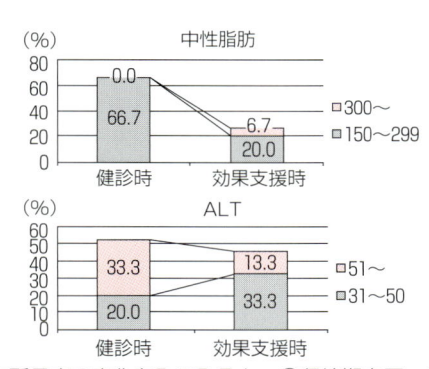

収縮期血圧（%）：
健診時　130〜139：40、140〜：26.7
効果支援時　130〜139：26.7、140〜：20

中性脂肪（%）：
健診時　150〜299：66.7、300〜：0.0
効果支援時　150〜299：20.0、300〜：6.7

HbA1c（JDS）（%）：
健診時　5.2〜5.5：40.0、5.6〜6.0：20.0、6.1〜：13.3
効果支援時　5.2〜5.5：40.0、5.6〜6.0：26.7、6.1〜：0.0

ALT（%）：
健診時　31〜50：20.0、51〜：33.3
効果支援時　31〜50：33.3、51〜：13.3

●減量による効果がみられる4つの項目の有所見率の変化をみてみると，①収縮期血圧・②中性脂肪では有所見率は減少し，減量による効果がみられた。
血糖値の状態を示す③HbA1c，肝機能の数値を示す④ALTにおいては，受診勧奨判定値の割合が減り，改善傾向に向かっている人が多い傾向にあった。

5. 保健指導終了時（半年後）のアンケート結果

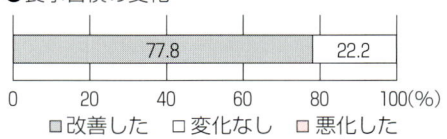

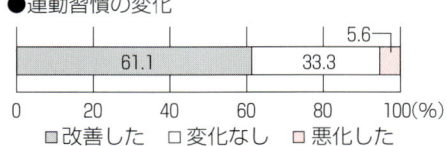

●食事習慣の変化
改善した：77.8　変化なし：22.2　悪化した：−
（□改善した　□変化なし　□悪化した）

●運動習慣の変化
改善した：61.1　変化なし：33.3　悪化した：5.6
（□改善した　□変化なし　□悪化した）

●食習慣については80％近くの人が，運動習慣については約60％の人が改善したと回答。
なお，運動習慣が悪化したと回答した人は，途中入院により運動ができなかった方である。

●初回支援時喫煙状況

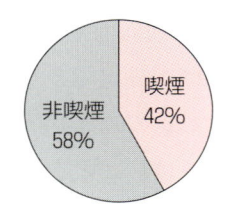

円グラフ：喫煙42％、非喫煙58％

3　評価

- ●参加時,全体の約4割が喫煙者という状況だった。
  喫煙者のうち,1名が禁煙に挑戦され,現在も禁煙を継続している。
- ●ここまで取り組んできたこと
- ●食事面
  ・野菜を多く食べるようになった
  ・若干ビールの量が減った
  ・ビールは土日だけにした
  ・果物のとりすぎには注意している
  ・ご飯の大盛やお代わりはしない
- ●運動面
  ・少しでも歩くようにした
  ・午前中にウォーキングができなかった場合は夕方にするようになった
  ・水中ウォーキング
  ・健康体操教室を週1回から週2回にした
  ・ウォーキングの実践
  ・毎日階段を使って降りるようにした
- ●その他
  ・呼吸が楽になった
  ・歩数や食べ物や飲み物のカロリーを意識した

6.まとめ

- ●周りからの勧めやご自身で検査データの改善を目的に参加された方が多かったが,今回の教室参加者のほぼ全員が教室前より体重の減量に成功された。
  メタボリックシンドローム改善率は80.0％と非常に良好な結果であった。
- ●また,グループ支援による,中間教室や栄養講義などでのグループワークをとおして,ほかの対象者が行っている取り組みについても話し合うことができ,お互いの意見交換の場として有効であったように感じた。

データ,生活習慣アンケートの推移,参加者の声などを掲載する書式を作成,一集団終了時に整理することをルーチン化しています。このようなまとめをルーチンワークとして作成することにより,保健指導者が達成すべき目標を明確にできるだけでなく,問題となるケースを早期発見し,保健指導者のフォローなどを的確に行うことにつながります。保健指導効果の分析時には初回参加者とリピーターの効果を区別して評価するなどすると,リピーター向けに必要な支援のあり方を検討することができます。

　保健指導者は,初回面接を担当した対象者について,継続率,行動変容の状況,体重や検査値等の変化を確認します。保健指導は,①理解,意欲の変化→②生活習慣の変化→③体重の減量等の効果→④検査データの変化,が順に引き起こされることを期待して実施するものです(**図表7－29**)。初回面接当日にも,対象者のみせた意欲の変化や,本人が実行できそうな行動目標が設定できたかなど,評価できるポイントがあります。継続支援のなかでは行動目標の達成状況を確認しつつ,サポートにつなげます。うまくいかない状況に対しては,どのような状況に対してどのように修正可能なのかを本人と話し合うなど,常に評価結果を活かした支援を行うこ

図表7-29　保健指導事業を評価するための指標

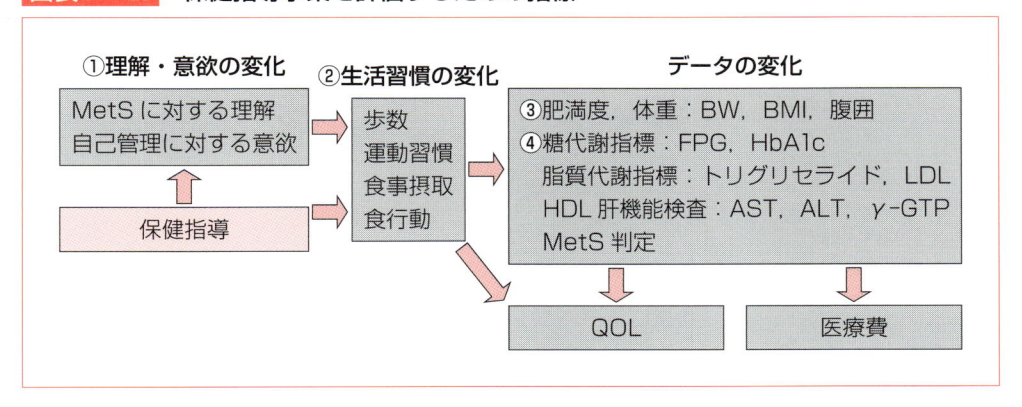

①理解・意欲の変化
- MetS に対する理解
- 自己管理に対する意欲
- 保健指導

②生活習慣の変化
- 歩数
- 運動習慣
- 食事摂取
- 食行動

データの変化
- ③肥満度，体重：BW, BMI, 腹囲
- ④糖代謝指標：FPG, HbA1c
- 脂質代謝指標：トリグリセライド，LDL, HDL 肝機能検査：AST, ALT, γ-GTP
- MetS 判定

QOL　　医療費

図表7-30　目標を修正していく流れ

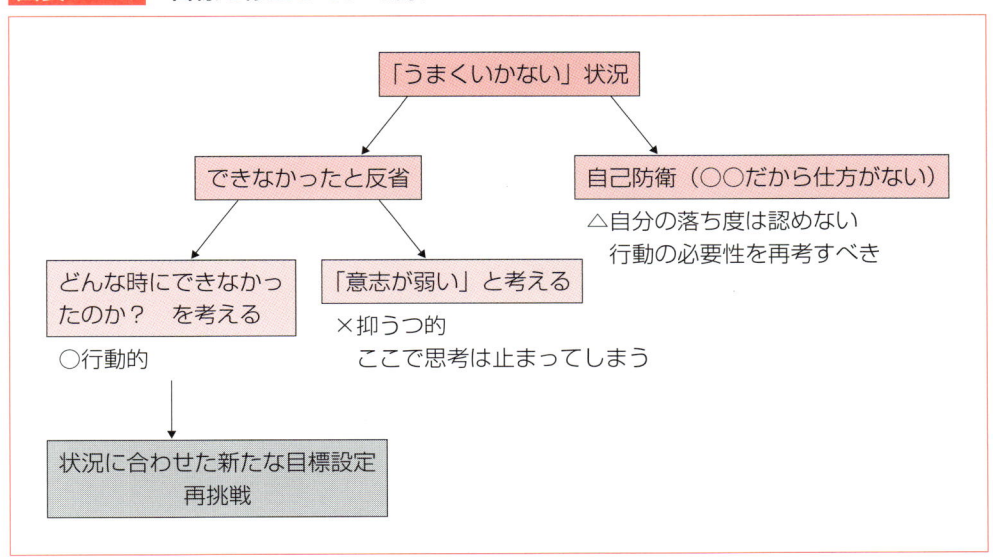

「うまくいかない」状況
- できなかったと反省
  - どんな時にできなかったのか？ を考える　○行動的
    - 状況に合わせた新たな目標設定　再挑戦
  - 「意志が弱い」と考える　×抑うつ的　ここで思考は止まってしまう
- 自己防衛（○○だから仕方がない）　△自分の落ち度は認めない　行動の必要性を再考すべき

とで，よりよい結果を生み出すことにつなげます（**図表7-30**）。

　以上を個人，集団，事業，最終評価の視点でまとめたのが**図表7-31**です。保健指導者は個人，担当した集団の評価を，保健指導機関は集団，事業の評価を，医療保険者は事業，最終評価を主に行うこととなります。

図表7-31　保健指導の評価方法（例）

対象	評価項目 （S）ストラクチャー （P）プロセス （O）アウトカム	評価指標	評価手段 （根拠資料）	評価時期	評価責任者
個人	（P）意欲向上 （P）知識の獲得 （P）運動・食事・喫煙・飲食等の行動変容 （P）自己効力感	行動変容ステージ（準備状態）の変化 生活習慣改善状況	質問票，観察 自己管理シート	6か月後，1年後	保健指導実施者（委託先を含む）
	（O）健診データの改善	肥満度（腹囲・BMIなど），血液検査（血糖・脂質），メタボリックシンドロームのリスク個数 禁煙	健診データ	1年後 積極的支援では計画した経過観察時（3～6か月後）	
集団	（P）運動・食事・喫煙・飲食等の行動変容	生活習慣改善状況	質問票，観察 自己管理シート	1年後，3年後	保健指導実施者（委託先を含む）および医療保険者
	（O）対象者の健康状態の改善	肥満度（腹囲・BMIなど），血液検査（血糖・脂質），メタボの有病者・予備群の割合，禁煙 （職域）休業日数・長期休業率	健診データ 疾病統計	1年後，3年後，5年後	
	（O）対象者の生活習慣病関連医療費	医療費	レセプト	3年後，5年後	
事業	（P）保健指導のスキル （P）保健指導に用いた支援材料 （P）保健指導の記録	生活習慣改善	指導過程（記録）の振り返り カンファレンス ピアレビュー	指導終了後にカンファレンスをもつなどする	保健指導実施者（委託先を含む）
	（S）社会資源を有効に効率的に活用して，実施したか（委託の場合，委託先が提供する資源が適切であったか）	社会資源（施設・人材・財源等）の活用状況 委託件数，委託率	社会資源の活用状況 委託状況	1年後	医療保険者
	（P）対象者の選定は適切であったか （P）対象者に対する支援方法の選択は適切であったか （P）対象者の満足度（委託の場合，委託先が行う保健指導の実施が適切であったか）	受診者に対する保健指導対象者の割合 目標達成率 満足度	質問票，観察，アンケート	1年後	
	（O）各対象者に対する行動目標は適切に設定されたか，積極的に健診・保健指導を受ける	目標達成率 プログラム参加継続率（脱落率） 健診受診率	質問票，観察，アンケート	1年後	
最終評価	（O）全体の健康状態の改善	死亡率，要介護率，有病者，予備群，有所見率など	死亡，疾病統計，健診データ	毎年 5年後，10年後	医療保険者
	（O）医療費適正化効果	生活習慣病関連医療費	レセプト		

出典　厚生労働省健康局「標準的な健診・保健指導プログラム【改訂版】」平成25年4月

3　保健指導の評価指標

　評価の視点として，ストラクチャー（構造），プロセス（過程），アウトカム（結果）の3つの視点で分析していきます。保健指導の効果（アウトカム）を改善するためには，保健指導の各プロセスがうまく機能しているのか（プロセス）が重要ですし，プロセスが機能するためには，その基盤となる実施体制やマンパワー，予算，施設や機材などの条件が必要となるからです。どれが欠けてもよい結果（アウトカム）を生み出すことは難しくなるでしょう。

　アウトカム評価としては，短期的評価である体重減量や検査値改善などの客観的な指標のほか，参加についての満足度，意欲や生活習慣の変化，参加者の声などをアンケート等で確認しておきます。医療保険者等が行う長期的評価では，健診データの経年変化，医療費の状況，糖尿病や心血管疾患等の発症率などを追跡します。

　プロセス評価としては，対象者特性に合わせた保健指導プログラムや教材の準備，継続支援のツール，スケジュール管理，評価指標などの準備ができ，予定どおり保健指導が行えたかを評価します。

1　企画段階に対する評価
- 対象者特性に合った保健指導プログラムを作成しているか。
  初回参加者向け／リピーター向け，個別支援／グループ支援など，複数の支援方法を用意しているか。
- 継続的支援では，対象者の関心と利便性を考慮し，継続しやすい方法を選択できるようにしているか。
- わかりやすく具体的で，対象者のレベルや好みに合わせた教材を用意しているか。
- 保健指導対象者の選定方法を保険者と保健指導機関で決めているか。
- 個人情報保護に関するルールをスタッフに徹底したか。

2　実施段階に対する評価
- 保健指導利用者参加募集：積極的に参加したくなるような募集方法の工夫をしたか。
- 事前に対象者の健診データを確認，対象者に合った教材の選択ができたか。
- 初回面接：場所，時間，保健指導者の配置など，計画どおりに実施できたか。
- 積極的支援：対象者の利便性を考えた継続支援ができたか。
- スケジュール管理，ポイント管理を行い，脱落を防ぐことができたか。
- 記録：本人のセルフモニタリングシート様式，保健指導者の記録様式を活用できたか。
- 保健指導者間でカンファレンスを行うなどして，協力して継続支援にあたれたか。
- ヴァリアンス（順調ではない事態）への対応：欠席時，通信が来ないときの対応，クレームの対応方法，メンタル問題保有者[注]に対する対応は，適切にできたか。
- 評価終了後，保険者への報告ができたか。
- 適切なコストで運営できたか。

3　事業評価に対する評価
- 企画，実施，アウトカムの評価は適切にできたか。

- 保険者に対し評価結果を報告したか。次年度に向けての改善点について相談したか。
- 評価結果から改善すべき点を確認し，マニュアルの修正を行ったか。
- 修正点について，スタッフ間で情報共有したか。

注　国保ではうつ病等で自宅療養中の人が対象となることがある。精神科主治医の了解のもと，体重減量を目標にするのではなく，運動習慣などの目標を立てる，生活日記をつけるなどサポートを特定保健指導の機会に行い，功を奏したケースがある。

　ストラクチャー評価として最も重要なのが，マンパワーの確保，保健指導者の資質向上のための教育です。適切な資格を保有しているのか，必要な研修を定期的に受けているのか，職場でのOJTの状況，保健指導効果の分析などを通して，有能な人材を育成していくことが重要です。保健指導機関でコストを算定し，安定的な経営が行えることも重要な課題となります。

4 生活習慣病対策の展望
──健康日本21（第2次）と特定健診・特定保健指導の有機的な推進

　わが国の高齢化は急速に進みつつあり，社会保障制度の見直しが迫られています。**図表7－32**は愛知県の人口構成の変化を示したものですが，いわゆる団塊世代，団塊ジュニア世代が2つの山型となって右側へ移動していく様子がわかります。今後75歳以上の高齢者の急増期を迎えます。

　そのようななかで医療の状況をみると，生活習慣病服薬者，多剤服用者は加齢とともに増加していきます（**図表7－33**）。高齢化とともに医療費が増大するようにみえますが，60歳代で生活習慣病のない人の医療費は40歳代で3種重複している人よりも安価であることから，超高齢社会においては生活習慣病になるべく罹患しない人を増加させる努力が，今まで以上に重要となってくるでしょう（**図表7－34，7－35**）。高血圧などの服用が開始されるときに，ただ内服に頼るのではなく，生活習慣改善のきっかけとするような取り組みの強化が求められます。医療の場面での生活習慣指導を強化することもこれからの大きな課題といえるでしょう。

　健康日本21（第2次）では，10年後の人口動態を見据え，「目指す姿」について議論しました（**図表7－36，7－37**）。健康寿命の延伸と健康格差の縮小を達成するためには，健康課題を見える化し，対策の進捗状況をモニタリングしていくことが重要です。また，保健指導などの機会を通じて個人に行動変容を促す取り組みだけでなく，健康づくりを続けやすい社会環境をつくっていくことが重要です（**図表7－38**）。そのためには健康関係者だけでなく，社会一般を巻き込んだ動きが必要であることから，現状を客観視できるデータの活用が期待されています（**図表1－51**参照）。

　現在は2000（平成12）年の第1次スタート当時と比べて電子データの公表が進んでいます。人口動態統計，介護保険事業報告，国民健康栄養調査などの結果がエクセルデータでダウンロードできますので，自治体の健康状態を知ることに役立ちます。

　特定健診のデータは国に集約され，集計値が公表されるようになりました。平成

図表 7-32　愛知県の年齢別人口の推移

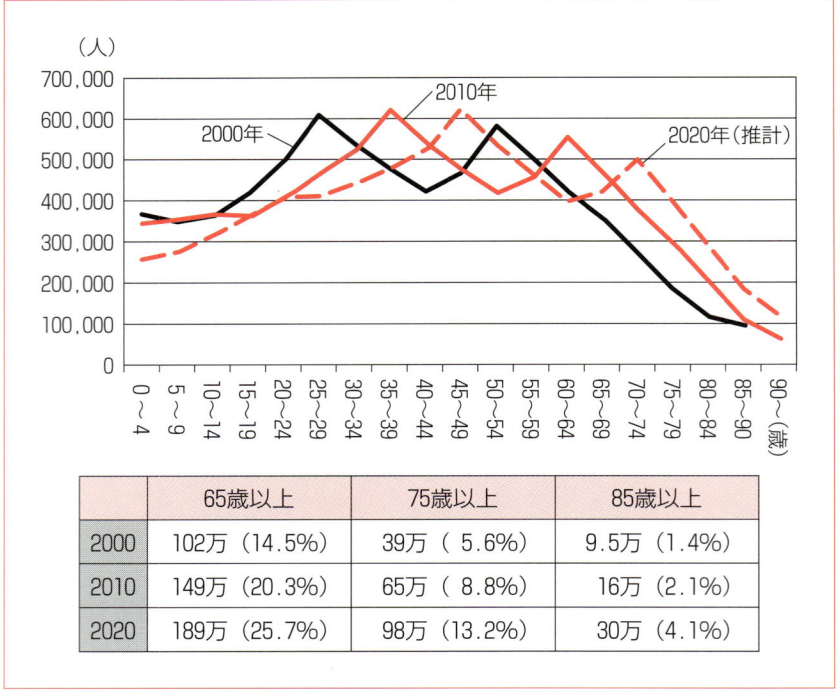

	65歳以上	75歳以上	85歳以上
2000	102万（14.5%）	39万（5.6%）	9.5万（1.4%）
2010	149万（20.3%）	65万（8.8%）	16万（2.1%）
2020	189万（25.7%）	98万（13.2%）	30万（4.1%）

出典　2000, 2010年は国勢調査，2020年（推計）は国立社会保障・人口問題研究所「日本の都道府県別将来推計人口」（平成19年5月推計）

図表 7-33　服薬状況

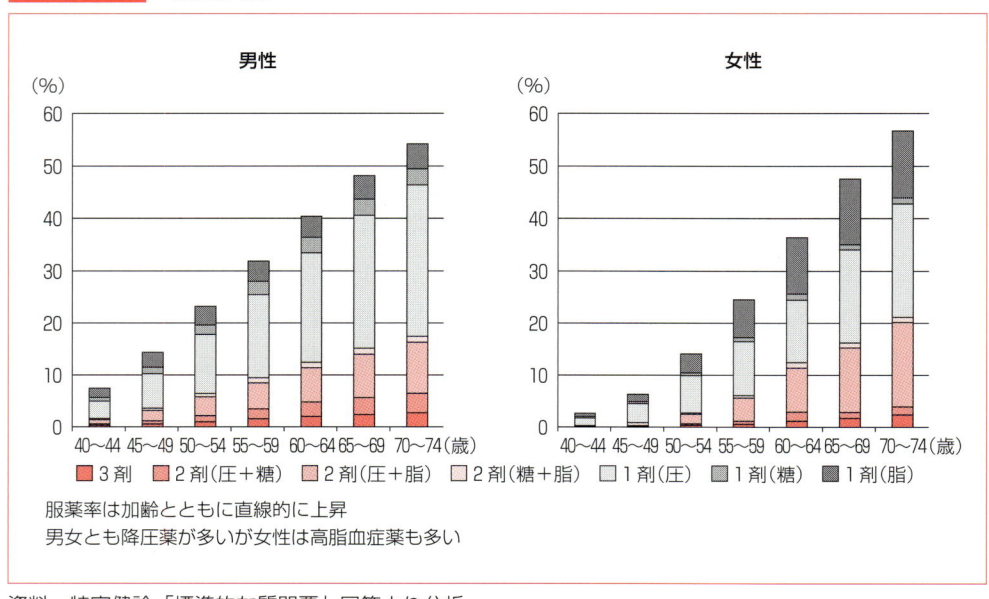

服薬率は加齢とともに直線的に上昇
男女とも降圧薬が多いが女性は高脂血症薬も多い

資料　特定健診「標準的な質問票」回答より分析

図表7−34　1人当たり医療費（点数），服薬状況別・年齢階級別（40〜64歳）

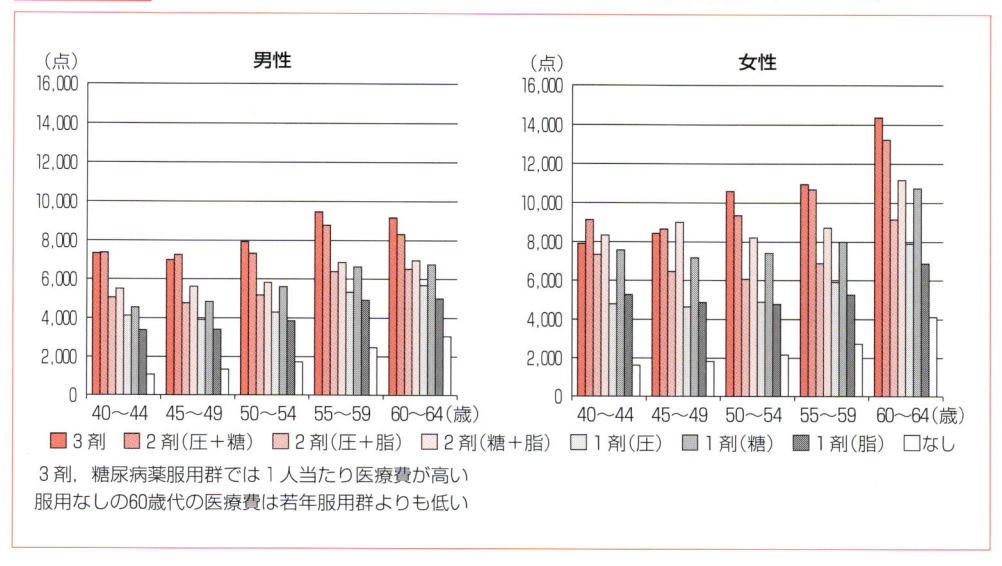

凡例：■3剤　■2剤(圧+糖)　■2剤(圧+脂)　■2剤(糖+脂)　■1剤(圧)　■1剤(糖)　■1剤(脂)　□なし

3剤，糖尿病薬服用群では1人当たり医療費が高い
服用なしの60歳代の医療費は若年服用群よりも低い

図表7−35　1人当たり医療費（点数），服薬状況別・年齢階級別（65〜74歳）

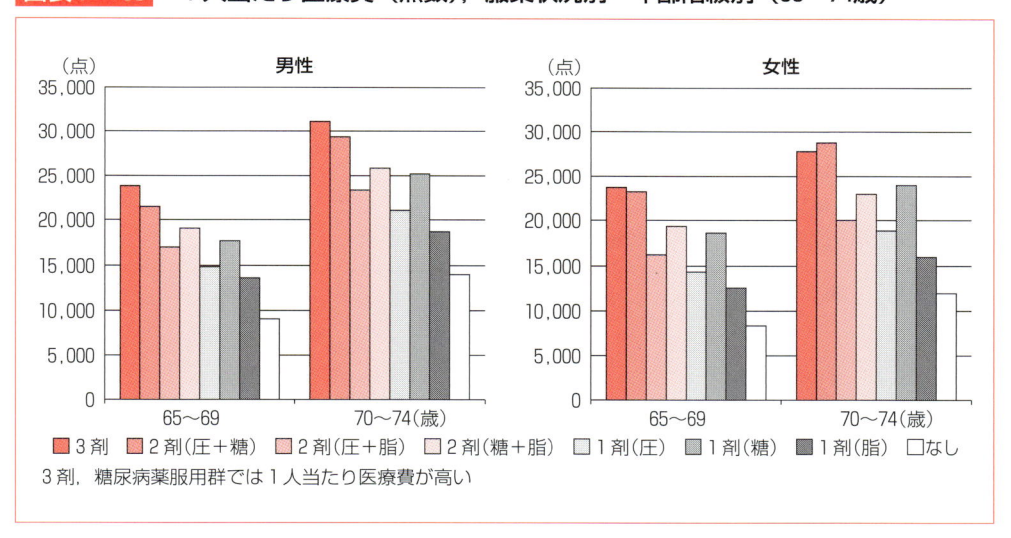

凡例：■3剤　■2剤(圧+糖)　■2剤(圧+脂)　■2剤(糖+脂)　■1剤(圧)　■1剤(糖)　■1剤(脂)　□なし

3剤，糖尿病薬服用群では1人当たり医療費が高い

4　生活習慣病対策の展望

図表7−36　現在の日本の状況

日本における近年の社会経済変化とともに，急激な少子高齢化が進むなかで，10年後の人口動態を見据え，「目指す姿」を明らかにする。
- 総人口は減少し，急速に高齢化が進行。
- 平均寿命，健康寿命ともに，世界のトップクラスを維持。
- 単身世帯が増加し，高齢者の単身世帯も増加。
- 出生数は減少。生涯未婚率の増加，離婚件数の増加
- 小中学校での不登校児童数は10万人を超える状況。
- 児童虐待相談対応件数は増加の一途をたどり，5万件を超える状況。
- がん等の生活習慣病が増加。医療費は30兆円を超える状況。
- 自殺者数は3万人程度で推移。
- 相対的貧困率は16.0％。生活保護受給者数は過去最高の205万人。
- 国民の7割が日常生活に悩みや不安を感じ，老後の生活設計や自分の健康についての悩みや不安が多い。

出典　「健康日本21（第2次）の推進に関する参考資料」平成24年7月

図表7−37　10年後に目指す姿

すべての国民がともに支え合い，健康で幸せに暮らせる社会
- 子どもも大人も希望のもてる社会
- 高齢者が生きがいをもてる社会
- 希望や生きがいをもてる基盤となる健康を大切にする社会
- 疾患や介護を有する方でもそれぞれに満足できる人生を送ることのできる社会
- 地域の相互扶助や世代間の相互扶助が機能する社会
- 誰もが社会参加でき，健康づくりの資源にアクセスできる社会
- 社会環境の改善を図り，健康格差の縮小を実現できる社会

出典　図表7−36と同じ

図表7－38　健康日本21（第2次）の概念図

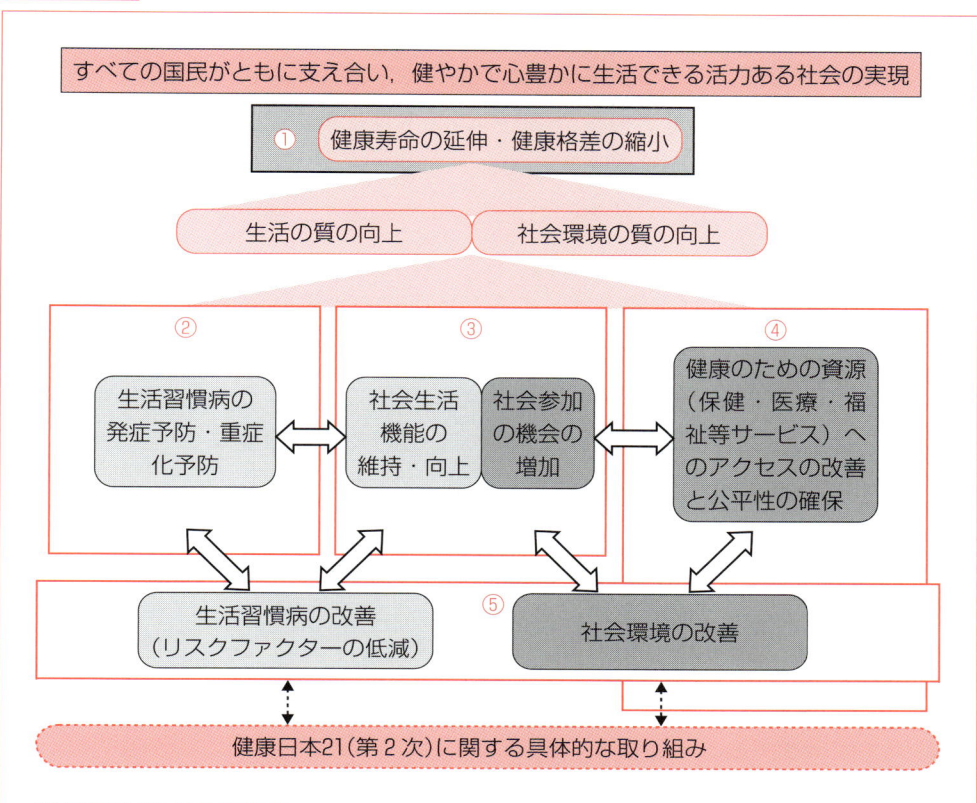

```
すべての国民がともに支え合い，健やかで心豊かに生活できる活力ある社会の実現
                    ①　健康寿命の延伸・健康格差の縮小
              生活の質の向上              社会環境の質の向上

②                        ③                              ④
生活習慣病の      社会生活    社会参加          健康のための資源
発症予防・重症    機能の      の機会の          （保健・医療・福
化予防            維持・向上  増加              祉等サービス）へ
                                                のアクセスの改善
                                                と公平性の確保

        生活習慣病の改善              ⑤
        （リスクファクターの低減）    社会環境の改善

        健康日本21（第2次）に関する具体的な取り組み
```

第2次に求められる視点

① 日本の特徴を踏まえ10年後を見据えた計画の策定
   10年後の人口動態を見据えた計画の策定。
   長期的計画のもとに，短期的な課題解決が可能な枠組とする。
② 目指す姿の明確化と目標達成へのインセンティブを与える仕組みづくり
   最終的に目指す姿から具体的な内容を位置づけていく構造に。
   自治体や企業，関係機関の長が積極的に進めようとする目的意識や目標達成へのインセンティブとなる仕掛けを組み込む。
③ 自治体等関係機関が自ら進行管理できる目標の設定
   既存データの活用により，自治体等が自ら進行管理できる目標の設定。
④ 国民運動に値する広報戦略の強化
   民間企業等を巻き込んだ強力な広報戦略が必要。
   健康に関する誤解を減らし，より理解しやすいメッセージとする。
⑤ 新たな理念と発想の転換
   これまでの9分野の分類設定や理念にとどまらない発想の転換。
   「一病息災アプローチ」や，「個人の健康設計への転換」等。

出典　図表7－36と同じ

22年度特定健診受診者数は2250万人であり，国民の健康状態をリアルタイムに知ることができる貴重な情報源です。性・年齢階級別の検査値の平均や有所見率だけでなく，統一的な問診票から治療中の人の割合や生活習慣の状況を把握することができます。生活習慣病治療者の割合やそのコントロール状況などを，地域ごと，性・年齢階級別に調べることができます。このようなデータは毎年の事業のなかで把握することが可能ですから，自治体等の予防対策の効果を評価することが可能となりました（**図表7－39**）。

　国民の健康寿命を延ばす戦略は，まるで糖尿病の治療のようです。血糖コントロールの状態を短期的（血糖値），長期的（HbA1c）にモニタリングすること，悪化すればその原因をさぐり解決に向けた方針を立てることになります。解決法としては本人が生活習慣改善に取り組むだけでなく，続けやすい環境づくりをすることや周りのサポートが欠かせません（**図表7－39，7－40**）。

図表7－39　健康寿命を延ばす戦略

- 健康で長生き，活躍する市民を増やしたい，という決意
- 敵を知る：健康寿命を縮める原因を知る
  　　　　　効果の出る対策法を確認する
- 己を知り，戦略を練る（戦力）
  　どんな社会資源，マンパワーが活用できるか？
  　　市，保健・医療サービス提供者，住民組織
  　どこまで巻き込めるか？（都市計画まで？？）
  　予算はどのくらいかけられるのか？
- 実戦する
  　いつ，だれが，どこから始めるか
  　全体像と個々のプロジェクトの進捗管理
- 効果検証➡外部に発信する

図表7－40　アプローチ法

- ミクロ的手法：個人への働きかけから
  　医療，健診・保健指導，健康教育
- マクロ的手法：高齢化の進展を予測，都市設計につなげる（高齢になっても自立・自律できるまち，健康的な環境）

- 短期的視点：ハイリスクアプローチ
  　現在問題のある人，困っている人から始める
- 長期的視点
  　子どもからの健康教育
  　健康な人が健康であり続ける対策

特定健診のデータを個人レベルでも集団レベルでも（もちろん国レベルでも！）活用し，手遅れにならないように対策を打つことによって，明るい未来を迎えることができると考えます。

第 1 章・第 2 章・第 7 章　参考文献

（厚生労働省指針等）
- 厚生労働省健康局「標準的な健診・保健指導プログラム【改訂版】」平成 25 年 4 月
- 厚生労働省保険局「特定健康診査・特定保健指導の円滑な実施に向けた手引き」平成 25 年 4 月
- 厚生労働省「健康づくりのための身体活動基準 2013」平成 25 年 3 月
- 「国民の健康の増進の総合的な推進を図るための基本的な方針」（平成 24 年 7 月厚生労働省告示第 430 号）
- 「健康日本 21（第 2 次）の推進に関する参考資料」平成 24 年 7 月
- 「今後の特定健診・保健指導の在り方について（健診・保健指導の在り方に関する検討会 中間とりまとめ）」平成 24 年 4 月

（学会ガイドライン）
- メタボリックシンドローム診断基準検討委員会「メタボリックシンドロームの定義と診断基準」『日本内科学会雑誌』94，pp. 794-804，2005.
- 日本糖尿病学会『科学的根拠に基づく糖尿病診療ガイドライン 2013』（http://www.jds.or.jp/modules/information/index.php?page=article&storyid=100）
- 日本高血圧学会『高血圧治療ガイドライン 2009』2009.
- 日本動脈硬化学会『動脈硬化性疾患予防ガイドライン 2012 年版』2012.
- 日本肥満学会『生活習慣病改善指導士ハンドブック』2013.
- 「肥満症の診断基準」『肥満研究』17 臨時増刊号，pp. 9-28，2011.
- 日本腎臓病学会『エビデンスに基づく CKD 診療ガイドライン 2013』（http://www.jsn.or.jp/guideline/ckdevidence2013.php）
- 日本痛風・核酸代謝学会『高尿酸血症・痛風の治療ガイドライン第 2 版』2010.

（調査）
- 厚生労働省「特定健康診査・特定保健指導の実施結果に関するデータ」（http://www.mhlw.go.jp/bunya/shakaihosho/iryouseido01/info02a-2.html）
- 「平成 22 年国民生活基礎調査」（http://www.mhlw.go.jp/toukei/saikin/hw/k-tyosa/k-tyosa10/）
- 全国労働衛生団体連合会保健指導研究会「特定保健指導に関する特別調査結果報告書」2011.
- IDF DIABETES ATLAS 6th edition, 2013（http://www.idf.org/diabetesatlas）
- Prabhat Jha, M. D et. al., 21st-Century Hazards of Smoking and Benefits of Cessation in the United States, *N Engl J Med*, 368 ; 341-50, 2013. DOI：10.1056/NEJMsa1211128

（厚生労働科学研究）
- 津下一代他「生活習慣病予防活動・疾病管理による健康指標に及ぼす影響と医療費適正化効果に関する研究」2013.
- 津下一代他「健康日本 21（第二次）地方計画推進のために地方自治体による効果的な健康施策展開のための既存データ（特定健診データ等）活用の手引き」2013.（http://www.ahv.pref.aichi.jp/hp/menu000000800/hpg000000786.htm）
- 門脇孝他「特定健診・保健指導におけるメタボリックシンドロームの診断・管理のエビデンス創出に関する横断・縦断研究」2013.
- 今井博久他「特定健診保健指導における地域診断と保健指導実施効果の包括的な評価および今

後の適切な精度運営に向けた課題克服に関する研究」2012.

（著作）
- 津下一代『初回面接〜心を動かす言葉とその伝え方』サンライフ企画，2009.
- 津下一代『相手の心に届く保健指導のコツ』東京法規出版，2007.

（総説）
- 津下一代「巻頭解説：改正のポイントと活用アドバイス」『標準的な健診・保健指導プログラム』社会保険出版社，2013.
- 津下一代「特定健診・特定保健指導と糖尿病」『月刊糖尿病』5(10)，pp. 79-88，2013.
- 津下一代「特定健康診査・特定保健指導――5年間の評価と見直し」『臨床栄養』122(1)，pp. 65-70，2013.
- 村本あき子・津下一代「特定保健指導の効果検証」『肥満研究』19(2)，pp. 75-81，2013.
- 津下一代「第二期の特定健診・特定保健指導の在り方について」『人間ドック』27(3)，pp. 535-546，2012.
- 津下一代「地域における多様な分野の連携による生活習慣病の発症及び重症化予防」『保健の科学』54(10)，pp. 694-698，2012.
- 津下一代「特定健診と特定保健指導」『日本内科学会雑誌』100，pp. 903-910，2011.
- 津下一代「特定健診・特定保健指導」『日本医師会雑誌』139（特別号2），S338-42，2010.
- 津下一代「肥満者への保健指導のとりくみ」『公衆衛生』74(6)，pp. 469-473，2010.
- 津下一代「特定健診・保健指導から見た運動の継続因子・阻害因子」『日本臨床スポーツ医学会誌』21(2)，pp. 343-345，2013.
- 津下一代「糖尿病の運動療法：メディカルチェックとリスク管理」『臨床スポーツ医学』27(5)，pp. 499-506，2011.
- 宮地元彦他「健康づくりのための運動基準2006の改定の手順とその方向性」『体育の科学』62(9)，pp. 644-650，2012.
- 中村正和「メタボリックシンドローム対策，特定保健指導における禁煙サポート」『成人病と生活習慣病』40(5)，pp. 502-506，2010.
- 中村正和「喫煙と代謝の関係――糖代謝，脂質代謝，基礎代謝を中心に」『臨床栄養』120(5)，pp. 514-515，2012.
- 中村正和他編「特定健康診査・特定保健指導における禁煙支援から始めるたばこ対策」日本公衆衛生協会，2013.
- 川渕孝一他「特定健診・特定保健指導の費用対効果」『日本臨牀』69（増刊号1），pp. 737-742，2011.

（原著論文）
- Muramoto, A., Tsushita, K. et al., Three percent weight reduction is the minimum requirement to improve health hazards in obese and overweight people in Japan, *Obes Res Clin Pract*, 2013. (http://dx.doi.org/10.1016/j.orcp.2013.10.003)
- Muramoto, A., Tsushita, K. et.al., Angiopoietin-like protein 2 sensitively responds to weight reduction induced by lifestyle intervention on overweight Japanese men, *Nutr Diab*, 1;e20;doi:10.1038/nutd.2011.
- 中村誉・津下一代他「特定保健指導による運動量・エネルギー摂取量の変化と体重減少・検査値変化との関連」『東海公衆衛生学会雑誌』1(1)，pp. 64-70，2013.

- 仲下祐美子・中村正和他「特定保健指導の積極的支援における4％以上減量成功と生活習慣改善との関連」『日本健康教育学会誌』21(4)，pp. 317-325，2013.
- 村本あき子・津下一代他「市町村国保におけるメタボリックシンドローム対策のための積極的支援型保健指導プログラムの1年後の効果評価」『日本健康教育学会誌』18(3)，pp. 175-185，2010.
- 村本あき子他「特定健診・特定保健指導における積極的支援の効果検証と減量目標の妥当性についての検討」『肥満研究』16(3)，pp. 182-187，2010.
- 松永里香・小池城司他「多理論統合モデルに基づく行動変容ステージ別特定保健指導プログラムの開発とその妥当性の検討」『日本循環器病予防学会誌』45，pp. 169-179，2010.
- 沼田健之他「メタボリックシンドロームおよびその予備群に対する人間ドックの効果」『日本予防医学会雑誌』6(3)，pp. 143-147，2011.
- 林芙美他「特定保健指導対象の職域男性における減量成功の条件とフロー 個別インタビューによる質的検討」『日本公衆衛生雑誌』59，pp. 171-182，2012.
- 赤松利恵・武見ゆかり「減量成功者が取り組んだ食行動の質的研究――特定保健指導を受診した男性勤労者の検討」『栄養学雑誌』71，pp. 225-234，2013.
- 富永典子「働く世代の男性における減量意識〜前熟考期から熟考期，準備期，行動期／維持期に移行する要因〜」『肥満研究』16(3)，pp. 175-181，2010.
- 玉腰暁子・中沢あけみ・西垣良夫・津下一代「軽度尿酸値異常者に対するセルフケア型保健指導の効果」『人間ドック』25(1)，pp. 84-89，2010.
- 畑中陽子・玉腰暁子・津下一代「20歳代男性のBMIならびにその後の体重変化が40歳代における高血圧・糖尿病有病率および医療費に及ぼす影響」『産業衛生雑誌』54(4)，pp. 141-149，2012.

第3章 参考文献

- 厚生労働省「特定健康診査・特定保健指導に関するデータ」(http://www.mhlw.go.jp/bunya/shakaihosho/iryouseido01/info02a-2.html.)
- 厚生労働省「今後の特定健診・保健指導の実施率向上に向けた方策について（第10回保険者による健診・保健指導等に関する検討会資料」(http://www.mhlw.go.jp/stf/shingi/2r9852000002e0cn-att/2r9852000002e0hh.pdf.)
- 厚生労働省保険者による健診・保健指導等に関する検討会「第二期特定健康診査等実施計画期間に向けての特定健診・保健指導の実施について（とりまとめ）」平成24年7月 (http://www.mhlw.go.jp/stf/houdou/2r9852000002f66b-att/2r9852000002f6a1.pdf.)
- 甲州市「第二期特定健診等実施計画書」平成25年4月（HPにて公開準備中）
- 周南市「国民健康保険特定健診等実施計画 第二期計画」平成25年4月（http://www.city.shunan.lg.jp/data/open/cnt/3/4066/1/keikaku2.pdf.)
- 下松市「ケンシンへGO!! くだまつケンシンファイブ＆ケンシンキング登場!!」(http://www.city.kudamatsu.lg.jp/kenkou/kenshinfive.html.)
- 福田吉治・田原浩子「くだまつケンシンファイブ＆ケンシンキング物語――がん検診と特定健診の受診率向上を目指して 第1回 アイデアが生まれるまで」『公衆衛生情報』41(11)，pp. 22-25，2012.
- 福田吉治・田原浩子「くだまつケンシンファイブ＆ケンシンキング物語――がん検診と特定健

診の受診率向上を目指して 第2回 ドタキャンからの復活」『公衆衛生情報』41(12), pp. 26-28, 2012.

第4章 参考文献

- ステファン・ロルニック，ピップ・メイソン，クリス・バトラー著，地域医療振興協会公衆衛生委員会PMPC研究グループ監訳『健康のための行動変容——保健医療従事者のためのガイド』法研，2001.
- ジェイムス・オー・プロチャスカ，ジョン・シー・ノークロス，カルロ・シー・ディクレメンテ著，中村正和監訳『チェンジング・フォー・グッド——ステージ変容理論で上手に行動を変える』法研，2005.
- 足立淑子『行動変容をサポートする保健指導バイタルポイント』医歯薬出版，2007.
- 足立淑子『行動変容のための面接レッスン』医歯薬出版，2008.
- 坂根直樹・佐野喜子編著『質問力でみがく保健指導』中央法規出版，2008.
- 坂根直樹・佐野喜子編著『説明力で差がつく保健指導』中央法規出版，2011.
- 佐野喜子・志村真紀子・福田洋「アウトソーシングによる特定保健指導の予備的評価第5報/保健指導の質の維持・向上のためのスタッフ研修会の概要と評価」『Japanese Journal of Health Education and Promotion』21 Suppl., 2013.
- 福田洋・志村真紀子・佐野喜子「アウトソーシングによる特定保健指導の予備的評価第6報/2010年までの評価と保健指導運用の課題」『Japanese Journal of Health Education and Promotion』21 Suppl., 2013.
- 奈良信雄『臨床栄養別冊 臨床検査値の読み方・考え方 Case Study』医歯薬出版，2004.
- 江口正信・川口祥司他『改訂・増補2版 検査値ガイドブック』医学芸術社，2006.
- 奈良信雄『検査値・数式ハンドブック』エクスナレッジ，2011.
- 日本糖尿病学会編『糖尿病学用語集 第3版』文光堂，2011.
- Karen Glanz・Barbara K. Rimer・Frances Marcus Lewis 編，曽根智史・湯浅資之・渡部基・鳩野洋子訳『健康行動と健康教育/理論，研究，実践』医学書院，2006.
- 厚生労働省「平成22年国民健康・栄養調査報告」(http://www.mhlw.go.jp/bunya/kenkou/eiyou/dl/h22-houkoku-01.pdf)
- 「標準的な健診・保健指導プログラム新旧対照表」(http://www.mhlw.go.jp/stf/shingi/2r9852000002qzev-att/2r9852000002qzln.pdf)
- 厚生労働省健康局「標準的な健診・保健指導プログラム【改訂版】」2013. (http://www.mhlw.go.jp/seisakunitsuite/bunya/kenkou_iryou/kenkou/seikatsu/dl/hoken-program1.pdf)

第5章 参考文献

- 石井直方『トレーニング用語辞典』森永スポーツ&フィットネスリサーチセンター，2001.
- 長谷川裕・戸苅晴彦・尾縣貢『公認スポーツ指導者養成テキスト 共通Ⅰ』日本体育協会，2007.
- Mittleman, M. A., Maclure, M., Tofler, G. H., et al., Triggering of acute myocardial infarction by heavy physical exertion. Protection against triggering by regular exertion. Determinants of Myocardial Infarction Onset Study Investigators, *N Engl J Med*, 329 ; 1677-1683, 1993.

- Willich, S. N., Lewis, M., Lowel, H., et al., Physical exertion as a trigger of acute myocardial infarction. Triggers and Mechanisms of Myocardial Infarction Study Group, *N Engl J Med*, 329 ; 1684-1690, 1993.
- Albert, C. M., Mittleman, M. A., Chae, C. U., et al., Triggering of sudden death from cardiac causes by vigorous exertion, *N Engl J Med*, 343 ; 1355-1361, 2000.
- 津下一代「厚生労働省科学研究費補助金 生活習慣病予防活動・疾病管理による健康指標に及ぼす影響と医療費適正化効果に関する研究による事故事例から学ぶ特定保健指導における運動指導の安全対策」2012.
- 「AHA 心肺蘇生と救急心血管治療のためのガイドライン 2010」

索引

あ

アウトカム評価　255
アウトソーシング　83・245
Action　247
悪玉コレステロール　33
揚げもの　151
アセスメントシート　167
アディポサイトカイン　14
アディポネクチン　14
アドバイス　134
油料理　150
アプローチ法　262
尼崎市　192
アルコール　44・146
アルコール支援　110
アルコール使用障害スクリーニング　45・146
アンビバランス　109
eGFR　36
言い回し　134
維持期　41
意思の確認　120
一次救命処置　179
医療経済学的評価　203
医療制度改革　54
医療の状況　7
医療費適正化　190
医療費等分析事業　213
飲酒者　44
インターネット　199
インピーダンス　29
ウエスト周囲長　16
運動開始前のセルフチェックリスト　185
運動強度　183
運動指導　169
…の可否・留意事項　180
…のポイント　177
…のリスクマネジメント　178
運動中の事故　178
運動のメッツ表　173
衛生実施型　190
AED　179
AST　38
ALT　38
A支援　25
ABR方式　48
ABC方式　48
AUDIT　45・146
HDLコレステロール　33
HbA1c　33
NGSP値　25
NG対応　117
NCD　2
エネルギーコントロール　143
エネルギー消費量　170
エネルギー消費量換算表　171
エネルギー調整シート　175
LDLコレステロール　31
大人の食育　121

か

介護給付費　8
介護の状況　8
外食　153
階層化　22
可逆性　176
菓子類　144
蒲郡市　74・220
肝機能検査　38
缶コーヒー　145
間食　144
間食支援　114
関心期　41・114
眼底検査　38
γ-GTP　38
季節的要因　89
基礎代謝量　142
喫煙　46
救急発生時の対応　186
吸油率　151
空腹時血糖　33
下松市　74
果物　143
グリセリン・インデックス　144
グルコース濃度　161
クレアチニン・クリアランス　36
計画　231
継続支援　86・122
血圧　30
血圧高値　30
血清クレアチニン　37
血清脂質検査　31
血糖　33
血糖高値　34

健康寿命　262
健康診査　2
健康信念モデル　41
健康づくりのための身体活動
　　基準 2013　169
健康日本 21（第 2 次）　50・
　　261
検査結果の説明　104
検査項目　19
検査値の改善　59
検査データに対する対応　28
研修情報　93
健診　2
健診結果の理解　100
健診受診率　232・248
健診受診率向上の取り組み
　　221
健診等を受けなかった理由
　　65
減量効果と生活習慣変化の関
　　連　60
減量目標の設定　119
効果的な保健指導プログラム
　　66
高血圧　30
　…の予防　31
交互食べ　162
甲州市　73
行動計画の設定　119
行動体力　174
行動変容　13
行動変容ステージ　40・101
高齢化率　8
高齢者の医療の確保に関する
　　法律（高齢者医療確保法）
　　19・188
コーヒー　145
国保実施型　190
国保部門　190
国保連での取り組み　207
国民医療費　7

個別支援　98
　…の進め方　99
コレステロール　33

さ

GI　144
GFR　36
GOT　38
CKD　37
GTT　33
GPT　38
JDS 値　25
支援のタイミング　88
支援方法の組み合わせ　91
時間短縮　86
嗜好飲料　145
脂質異常　32
脂質を多く含む食品　154
自信度　120
静岡県　207
しずおか茶っとシステム
　　214
市町村国保　188
実行期　41
質問　109
指導者に求められる能力
　　169
指導者の教育　91
指導スキルの向上　91
自動体外式除細動器　179
死亡　5
脂肪　141・150
脂肪細胞　14
社会保障費の増大　2
習慣化　206
ジュース　145
周知媒体の工夫　222
周南市　74
主菜　141
主食　141

受診勧奨　223
受診勧奨判定値　19・33
受診期間の延長　222
受診しない理由　221
受診率向上への取り組み　73
熟考期　41
準備期　41
準備体操　183
情報収集　93
職域での取り組み　198
食塩の摂取　158
食材の選び方　141
食事・運動指導　138
食事記録　163
食事構成　141
食事指導　139
　…の基本　139
　…のポイント　167
食事調査　163
食事の質　150
食事のタイミング　160
食事の頻度　160
食事量　143
食生活のアセスメント　163
食物繊維　159
腎機能障害　36
身体活動強度　171
身体活動のリスクに関するス
　　クリーニングシート　182
身体活動の留意事項　183
身体活動量　170
心電図　38
心肺蘇生　186
診療報酬明細書　193
ストラクチャー評価　256
スポーツドリンク　146
生活活動のメッツ表　173
生活習慣改善の準備　100
生活習慣の改善に取り組んで
　　いない理由　100
生活習慣病　5

…の予防　138
生活習慣病予備群　178
性構成　232
生理活性物質　14
整理体操　183
積極的支援　19・23
　…のポイント数　24
摂食中枢　162
セルフモニタリング　119
前熟考期　42
善玉コレステロール　33
専門用語の言い換え　104
専用サイト　136

た

第1期特定健診・特定保健指導　4・54
第1期の成果　57
第1期の反省　65
体脂肪率　29
対象者のセリフ　101
第2期特定健診・特定保健指導　4
第2期の課題　196
第2期の変更点　25
体力　174
脱落率　88
食べ方のコントロール　160
食べる速さ　161
短時間支援　48
炭水化物　141
たんぱく質　141
　…の摂取　156
Check　247
茶　145
中性脂肪　32
　…の状況　58
中途脱落者　87
長期的な効果分析　69
調理法　144・150

TG　31
手紙　85
適時性　176
電話　85
電話支援　122
　…の算定ポイント　123
　…のメリット・デメリット　127
　…の目的　122
電話支援例　128
Do　231・247
動機づけ支援　19・23
同時受診　222
糖質の摂取　157
糖尿病　3・33
　…の治療状況　35
特異性　176
特定記録シート　126
特定健診　2
　…の結果説明　28
特定健診受診率　72
特定健診・特定保健指導　2
　…の骨格　2
　…の実施状況　55
　…のターゲット　191
　…の目標　55
特定健診未受診者対策等家庭訪問事業　207
特定保健指導　2・12・96
　…の狙い　12
　…を受けたくない理由　80
特定保健指導対象者　235
特定保健指導報告書　250
トリグリセリド　31
トレーニング　176
　…の原則　176

な

内臓脂肪面積　16
内臓脂肪量　16

ナショナルデータベース　57
2回目以降の保健指導　43
2回目以上の保健指導　67
肉の部位　155
日程調整　85
尿蛋白　36・37
年末年始　90
年齢構成　232
ノベルティー　83

は

ハザード比　26
バランスのよい食事　140
判定値　21
パンフレット　83
BMI　29
BLS　179
B支援　25
PDCAサイクル　229
非感染性疾患　2
日立健康管理センタ　198
ビタミン　159
必要量　143
肥満　29
肥満者の割合　57
評価　247
　…の視点　255
評価項目　92
評価指標　248
標準的支援　48
標準的な問診　20
フォロー　85
腹囲　16・29
　…の状況　58
副菜　141
服装　183
ブドウ糖負荷テスト　33
Plan　231
プリン体　159
プロセス評価　255

索引　271

ヘルスビリーフモデル　41
返答例　100
防衛体力　174
訪問記録票　210
保健衛生部門　190
保健指導実施目標　242
保健指導実施率　248
保健指導対象となっていない
　　例　68
保健指導脱落率　66
保健指導　43
…のコツ　39
…の専門用語　104
…の徹底　196
…の評価方法　254
保健指導判定値　19・33
保健指導・リピーター用振り
　　返りシート　103

ま

マーケティング　77
マクロ的手法　262

慢性腎臓病　37
満腹中枢　162
見える化　244
ミクロ的手法　262
未受診の理由　72
ミネラル　159
無関心期　42・110
メール　85
…の定義　130
…への返事　132
メール支援　130
…の構成　131
…の算定ポイント　130
…のメリット・デメリット
　　135
…の目的　130
…の留意点　133
メール送信前　133
メタボ改善率　248
メタボと食事　121
メタボリックシンドローム
　　14・59
メッツ　171

メッツ・時　170
メリット・デメリット　113
面接の目的・同意　98
面接例　110
面談日　85
問題・課題の把握　109

や

野菜　141
有所見率　235
4P　77

ら

リスクファクター　17
理想体重　29
リピーター対策　101
両価性　109
レセプト　193
レプチン　14
老人保健法　188

執筆者一覧

監修

津下一代（つした・かずよ）
あいち健康の森健康科学総合センターセンター長

編集

鈴木志保子（すずき・しほこ）
神奈川県立保健福祉大学保健福祉学部栄養学科教授

佐野喜子（さの・よしこ）
神奈川県立保健福祉大学保健福祉学部栄養学科准教授

執筆者 （執筆順）

津下一代（つした・かずよ） ………………………………… 第1章，第7章
あいち健康の森健康科学総合センターセンター長

村本あき子（むらもと・あきこ） ………………………………… 第2章
あいち健康の森健康科学総合センター健康開発部長

福田吉治（ふくだ・よしはる） ………………………………… 第3章1
山口大学医学部地域医療推進学講座教授

松澤一裕（まつざわ・かずひろ） ………………………………… 第3章2
株式会社ベネフィットワン・ヘルスケア

佐野喜子（さの・よしこ） ………………………………… 第4章
神奈川県立保健福祉大学保健福祉学部栄養学科准教授

鈴木志保子（すずき・しほこ） ………………………………… 第5章1・2・3
神奈川県立保健福祉大学保健福祉学部栄養学科教授

加藤綾子（かとう・あやこ） ………………………………… 第5章4
あいち健康の森健康科学総合センター健康開発部

野口緑（のぐち・みどり） ………………………………… 第6章1
兵庫県尼崎市市民協働局課長・大阪大学大学院医学系研究科公衆衛生学招へい准教授

中川徹（なかがわ・とおる） ………………………………… 第6章2
日立健康管理センタ副センタ長

髙塚祐子（たかつか・ゆうこ） ………………………………… 第6章3
静岡県国民健康保険団体連合会保健事業推進専門員

石黒美佳子（いしぐろ・みかこ） ………………………………… 第6章4
愛知県蒲郡市市民福祉部健康推進課長補佐

（所属・肩書きは執筆時）

成果につなげる 特定健診・特定保健指導ガイドブック

2014年3月20日 初版発行
2019年7月1日 初版第4刷発行

監　修　　津下一代
編　集　　鈴木志保子・佐野喜子
発行者　　荘村明彦
発行所　　中央法規出版株式会社
　　　　　〒110-0016　東京都台東区台東 3-29-1　中央法規ビル
　　　　　営　　業　TEL 03-3834-5817　FAX 03-3837-8037
　　　　　書店窓口　TEL 03-3834-5815　FAX 03-3837-8035
　　　　　編　　集　TEL 03-3834-5812　FAX 03-3837-8032
　　　　　https://www.chuohoki.co.jp/

装　幀　　　　　渡邊民人（TYPE FACE）
本文イラスト　　イオジン
印刷・製本　　　株式会社太洋社

ISBN978-4-8058-3981-2
定価はカバーに表示してあります

本書のコピー，スキャン，デジタル化等の無断複製は，著作権法上での例外を除き禁じられています。また，本書を代行業者等の第三者に依頼してコピー，スキャン，デジタル化することは，たとえ個人や家庭内での利用であっても著作権法違反です。

落丁本・乱丁本はお取り替えいたします